消化器看護
ケアマニュアル

編集

渡邊　五朗 虎の門病院副院長, 消化器外科部長
宗村美江子 虎の門病院副院長, 看護部長

中山書店

執筆者一覧

●編集

渡邊　五朗	虎の門病院副院長・消化器外科部長
宗村美江子	虎の門病院副院長・看護部長

●執筆（50音順）

■医師

今村　綱男	虎の門病院消化器内科医長
上野　正紀	虎の門病院消化器外科医長
黒柳　洋弥	虎の門病院消化器外科部長
佐々木一成	東京女子医科大学病院消化器外科
篠原　　尚	虎の門病院消化器外科医長
富沢　賢治	虎の門病院消化器外科
橋本　雅司	虎の門病院消化器外科部長
春田周宇介	虎の門病院消化器外科
松田　正道	虎の門病院消化器外科医長
山下　　聡	虎の門病院消化器内科

■看護師

犬童千恵子	虎の門病院管理看護師長
浦野　京子	虎の門病院分院チーフナース
江利山衣子	虎の門病院看護師長
大野木由美子	虎の門病院チーフナース
柿本　裕子	虎の門病院看護師長
木越　舞子	虎の門病院分院チーフナース
合澤　葉子	虎の門病院管理看護師長
長岡優紀子	虎の門病院がん化学療法看護認定看護師
長田ゆり子	虎の門病院チーフナース
西原美和子	虎の門病院看護師長
原　のぞみ	虎の門病院分院チーフナース（元）
藤橋　理美	虎の門病院分院チーフナース
松田　　明	虎の門病院チーフナース
諸橋　朋子	虎の門病院チーフナース

序 「知識と技術」——その先のために

　手術室のスタッフラウンジで一息入れているときに，何気なく壁に張りつけてある新入看護師の自己紹介メモを見ていました．そのなかの3枚に「知識・技術を学びたい，早く身につけたい」という言葉があり，思わず「それだけ？」と声をあげてしまいました．社会に出て仕事を始めるには，目の前にいる患者さんに対して実際に頭と身体を動かさなければなりません．確かに「知識と技術」がその基礎でありますが，私たち先輩が若い人に一番学んで身につけてもらいたいのは，プロの医療人としての「見識」です．「考え方・姿勢・立居振舞・倫理感」といったほうがわかりやすいでしょうか．「知識と技術の基本」は学校で学んでいるはずです．医療の現場においては，病態や患者さんに対する基本的な考え方がいかになされているか，プロとしての医療がどのような世界なのかを身をもって学んでいく必要があります．そこで自らの「知識と技術」を生きたものとして確立していくことができるわけです．初めの時期に基本的な知識・技術・考え方をしっかり身につけた人，さらには生涯学び続ける人は，自ずと立居振舞にも顕れ，それは患者さんにも伝わるでしょう．

　本書は，消化器系の患者さんをケアするにあたってのマニュアル本です．しかし単に知識・技術の羅列ではなく，実践に沿った記述を旨としています．ザーッと読み通すよりも，各ケースにあたってまず相当する項目や基礎編を一読みし，さらに一つひとつを確認しながら対処できるよう，かなり詳しい内容になっています．

　しかし，実際にそれを活かすには皆さん自らが体験していかなければなりません．たとえば「肝切除術術後の管理」について．肝切除の際の肝切離面にはたいていドレーンを留置しています．術後出血，胆汁漏などのチェックのためです．肝がんの患者さんの多くは肝硬変があって出血傾向もあり，特に手術直後は厳重な観察が求められます．肝切離面などからの出血で，再開腹が必要になるほどの時間単位の大量出血の場合は，留置ドレーンの周囲に凝固血塊が形成されて詰まり気味になり，体外に誘導されるはずのドレーンからの出血量が逆に少なくなる事態が起こることがあります．術後出血の管理は，ドレーンを見ているだけではだめで，患者さんの腹部膨満・頻脈・苦悶感を見てとり，そこで初めて血液検査，画像診断に至るべきなのです．

　本書では，看護師を中心にケアについての解説を記述していますが，その基本的な管理の考え方についても医師がすべて校閲を行っています．病態（術後も含め）の考え方をしっかりと身につけたケアを目指してもらいたいと思います．患者さんの一番近くにいる看護という仕事の醍醐味だとも思います．患者さんを何とかよくしてあげたいと思って一所懸命考え，患者さんからは多くのものを教えてもらい，その積み重ねの長い歴史のなかで，最後の「職業的倫理感」ができあがってくるものと思います．皆さんも楽しみにしてください．医療に携わる人間であったことに満足感を覚えることを約束します．

渡邊五朗

はじめに

消化器疾患は多種多様であり，各臓器の悪性腫瘍，良性腫瘍はもとより各臓器に特有の良性疾患，炎症性疾患などがあります．最近の消化器領域における診断法，治療法の進歩は目覚ましいものがあます．

内科領域では，高い確率で肝がんの発生につながるC型肝炎ウイルス感染に対して，新しい抗ウイルス薬の開発が急速に進み，また，炎症性腸疾患をはじめ，さまざまな消化器疾患でも効果の高い治療薬が登場しています．肝がんに対する経皮的局所治療においては，経皮的エタノール注入からラジオ波凝固療法へと進歩し，消化器がんについては内視鏡的粘膜切除術や内視鏡的粘膜下層剥離術などの内視鏡的治療が目覚ましい進歩を遂げています．

外科領域では，低侵襲治療がさらに進歩し，腹腔鏡下手術が消化器管のみならず肝疾患，膵臓疾患へも適応され，さらに食道がんについても胸腔鏡や腹腔鏡を用いた手術を行う施設が増えています．一方，進行がんや再発・切除不能がんに対する化学療法も進歩・拡大してきており，多くの分子標的薬も使用されるようになっています．

このような医療環境の変化のなかで，消化器疾患をもつ患者に看護を提供する場合にも当然，高度な知識と技術が要求されます．最新の知識をもったうえで栄養管理，輸液管理や感染症対策，術前術後の管理，抗がん剤投与法と副作用対策などの実施が求められることになります．他方，超高齢化を背景に増加の一途をたどる悪性腫瘍の過半が消化器がんであることから，緩和医療や看取りに遭遇することも多く，それらの事項に関しての深い理解と実践への期待も大きいものとなっています．

本書は，消化器看護にかかわる看護師に求められる疾患の知識とケアを網羅したケアマニュアルです．電子媒体の発達，普及により必要な情報がほぼ瞬時に取り出せるようになった時代にあっても，実践の場では必要なとき，すぐに手に取って開いて自分の知識や理解度を確認できるマニュアル本の存在意義は大きいと思います．

疾患別看護では，病態関連図を用いて病態⇒症状⇒治療・看護の流れを示し，最新の知識，技術によっておのずと変化する看護の内容や方法が一目でわかるようにしました．周手術期看護では，術式をわかりやすく図解するとともに，重要な看護のポイントについて，行うケアの目的や意味を理解できるよう，その根拠をできるだけ丁寧に記載しました．また全体に，見やすさ，使いやすさを重視し，本文は可能な限り箇条書き，あるいは表形式にし，知りたいことがすぐにチェックできるようにしました．

消化器領域において看護を実践している看護師のみならず，広く一般の看護師にも本書が活用され，患者に安全でよりよいケアが提供される看護現場の環境づくりに役立つことを期待します．

2014年10月

宗村美江子

CONTENTS

執筆者一覧──ii
序文──iii
はじめに──iv

1章 消化器の基礎知識

1　消化器の解剖　　　2
2　消化器の機能　　　18

2章 疾患別看護

1　食道がん　　　22
2　食道裂孔ヘルニア　　　29
3　胃・十二指腸潰瘍　　　35
4　胃がん　　　43
5　大腸がん　　　53
6　潰瘍性大腸炎　　　60
7　クローン病　　　69
8　腸閉塞（イレウス）　　　77
9　虫垂炎　　　84
10　痔核　　　90
11　急性肝炎　　　94
12　慢性肝炎　　　99
　　● B型慢性肝炎
　　● C型慢性肝炎
13　肝がん　　　106
14　胆石症・胆嚢炎　　　114
15　胆嚢がん・胆管がん　　　121
16　膵炎　　　127
　　● 急性膵炎
　　● 慢性膵炎

| 17 | 膵がん | 141 |
| 18 | 腹膜疾患 | 146 |

- 急性腹膜炎
- 鼠径ヘルニア

3章 周手術期看護

■ 外科的治療

1	食道切除術	156
2	喉頭切除術（喉摘術）	161
3	胃摘出術	165
4	結腸切除術	171
5	直腸切除術	175
6	人工肛門造設術（ストーマ造設術）	180
7	肝切除術	185
8	胆嚢摘出術	191
9	膵頭十二指腸切除術・膵体尾部切除術	196
10	膵全摘術	202

■ 内科的（インターベンション）治療

1	内視鏡的切除術（ポリペクトミー，EMR，ESD）	204
2	内視鏡的止血術	208
3	内視鏡的胆石切石術	211
	治療TOPICS 内視鏡的胆道ドレナージ	216
4	経皮経肝胆道ドレナージ	217
	治療TOPICS 経皮経肝胆嚢ドレナージ（PTGBD），経皮経肝胆嚢吸引穿刺（PTGBA）	221
5	経皮的肝がん局所治療	222
6	経動脈的塞栓術	228

4章 消化器がん化学療法における看護

1	消化器がん化学療法の基礎知識	236
2	消化器がん化学療法における有害事象とその対応	239
3	化学療法を受ける消化器がん患者の看護	247

5章 消化器疾患患者を支える看護（QOLを高める看護）

1 患者教育・指導 ……………………………………………………………………… 258
2 家族看護 …………………………………………………………………………… 263
3 地域や社会資源との連携・調整 …………………………………………………… 267
4 看取りの看護 ……………………………………………………………………… 271

付録●英略語一覧 ………………………………………………………………………… 278

索引 ……………………………………………………………………………………… 287

1章 消化器の基礎知識

1章 消化器の基礎知識

消化器の解剖

腹膜と後腹膜

腹膜と後腹膜の構造

　腹膜は腹壁の内面を覆う壁側腹膜と，腹部内臓や腸間膜の表面を覆う臓側腹膜とに分けられる．腹膜に取り囲まれた空間が腹腔で，その最下部は骨盤腔ともよばれる．後腹壁の腹膜を一般に後腹膜とよぶ（図1）．後腹膜の背側にある後腹膜腔には腎臓，副腎，尿管，膀胱などが存在する．

腸管とのかかわり

　腸管は腹部大動脈から立ち上がる脂肪ひだによって後腹壁とつながっている．これを腸間膜といい，動静脈，神経，リンパ管の通り道となる．胎生の過程にお

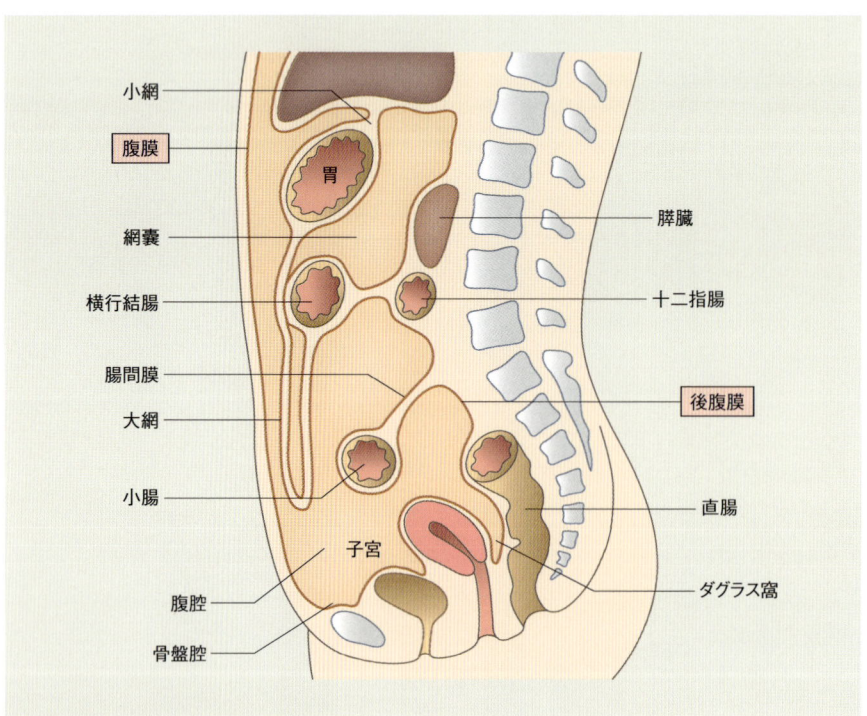

図1　腹膜と後腹膜の解剖（女性）

いて生じる腸回転によって腸間膜は複雑に変形し，さらに後腹壁に固定される．特に胃間膜の一部は大網，小網となって左側に大きく伸展し，網嚢とよばれる第二の腔を形成する．網嚢は，肝十二指腸間膜背側縁と後腹膜との間で腹腔と交通しており，その入り口を網嚢孔（ウィンスロー孔）という．

腸管のうち十二指腸，上行結腸，下行結腸は後腹壁に固定され，腸間膜は後腹膜と癒合して本来の膜様構造を失っている．これに対し小腸や横行結腸，S状結腸は，比較的明瞭な腸間膜を有する．

膵臓，肝臓とのかかわり

膵臓は十二指腸間膜内に発生し，胃間膜内に伸展する．また肝臓も同間膜内に発生する．そのため，胆管や膵管は十二指腸に開口している．

泌尿器とのかかわり

一方，後腹膜の背側に存在する腎臓，尿管，膀胱，子宮などの泌尿生殖臓器は後腹膜臓器とよばれる．直腸と子宮（男性では膀胱）との間の窪みは腹腔で最も低い位置にあたり，これをダグラス窩という．同部では腹腔内膿瘍やがんの腹膜播種（シュニッツラー転移という）が最初に顕在化する．またウィンスロー孔とダグラス窩は，腹部手術後にドレーンを留置する際，最も選択されやすい部位である．

（篠原　尚）

食道

食道は咽頭に連続して頸部に始まり縦隔から横隔膜の食道裂孔を通って胃の噴門に連続している．日本人成人の食道の長さはおよそ25 cmである．

図2のように，胸部食道は胸部上部では気管の後方に位置し，食道と気管は疎性組織と筋線維束で緩く結合している．気管分岐部以下では食道は心臓の背面に位置し，心囊とも疎性組織で連続している．大動脈弓から下行大動脈は食道左壁に接し走行する．胸膜を介して両肺にも近接している．このように食道は，縦隔内で重要臓器の間を走行する．食道は胃や大腸などと違い最外層に漿膜をもたないため，がんは容易に周囲臓器に浸潤しやすい．

食道の粘膜は熱や食物の刺激に傷つきにくい丈夫な扁平上皮で構成されている．粘膜下の食道腺が粘液を分泌し，食物の流れをよくするはたらきがある．食道壁は内輪筋，外縦筋の2層の筋肉で構成され，これらが順に収縮することで食物を胃に送り出す，雑巾を絞るような蠕動運動をする．また，ほかの消化管と異なる特徴として，上部食道の筋は横紋筋で構成されているという点がある．胃に近い下部食道はほかの消化管と同様，平滑筋で構成されている．

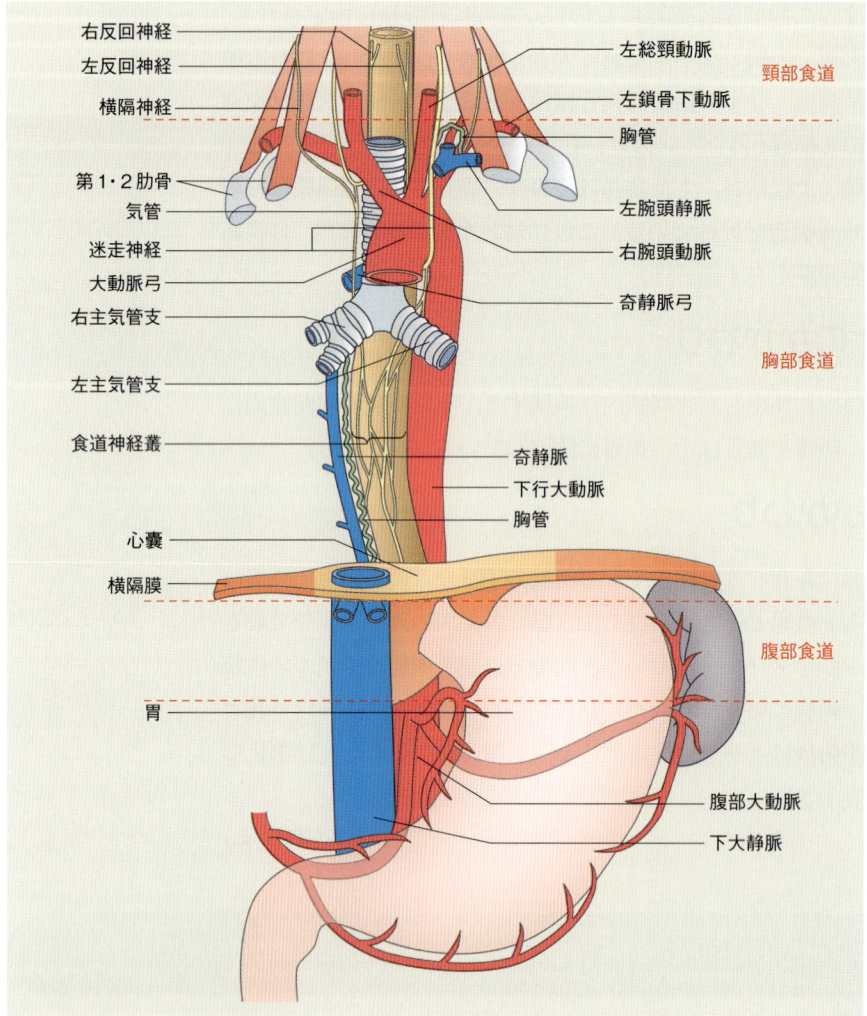

図2　食道とその周辺の解剖

食道のリンパ流

　食道壁内には豊富なリンパ管網があり，大部分は粘膜固有層・粘膜下層内にみられる．食道壁外（縦隔）にも豊富なリンパ管があり，食道・気管・血管の間隙がリンパ間の交通路となる．リンパ節が密に連鎖をつくるのは気管周囲である．特に上縦隔の反回神経沿いのリンパ節は食道がんにおいてリンパ節転移が最も多くみられる．下半身・腹部からのリンパ流の幹線道路である胸管は，食道に沿って走行し，左頸部で左鎖骨下静脈に流入する．

食道周囲の神経

　食道と腹部内臓とでは自律神経分布に大きな差がある．腹部では交感神経線維と副交感神経線維が絡み合って自律神経叢をつくり，これらが混ざり合って動脈

沿いの個々の器官に分配される．しかし，食道では2つの神経系が比較的独立し，血管と関係なく分布している．迷走神経（副交感神経）については反回神経への分岐の理解が大切である．右反回神経は右鎖骨下動脈を，左反回神経は大動脈弓を，それぞれ前から後ろに回り，気管と食道の間を走行する．反回神経は頸部食道に枝を出すだけでなく，声帯の動きをつかさどることが重要である．また，食道手術の手技上，周術期管理上のポイントとなる神経である．食道神経叢は主に迷走神経で構成される．

食道の血管支配

胃や大腸など，ほかの消化管と異なり，食道には大きな動静脈支配がないことが特徴で，細かな動脈が流入し，細かな静脈が流出する．

食道の動脈支配

頸部食道は下甲状腺動脈から，胸部食道は気管支動脈，大動脈，右肋間動脈からの分枝によって栄養される．

食道の静脈還流

頸部食道の血流は腕頭静脈，下甲状腺静脈に還流し，胸部食道の静脈は主に奇静脈，半奇静脈に還流する．

（上野正紀）

胃

胃の位置

消化管は口から肛門まで一続きになっているが，胃は食道と十二指腸の間の上腹部に存在し，胃の入口を噴門，胃の出口を幽門とよぶ．

胃の構造

胃は消化管の名のとおり管状の臓器だが，噴門と幽門はすぼんでおり，その他の部位は食物の流入に応じて袋状に膨らむ．これにより食物を貯留できる一方で，逆流しにくくなっている．噴門から幽門までの左側の長い縁を大弯，右側の短い縁を小弯，前方を前壁，後方を後壁とよぶ．また幽門側で胃が折れ曲がる部位を胃角部とよぶ．胃の部位分類にはいくつかの方法があるが，大弯と小弯を3分割して噴門側から胃上部，胃中部，胃下部と分ける方法，噴門より頭側を胃穹隆（胃底）部，噴門から胃角部までを胃体部，胃角部から幽門までを幽門前庭部とよび，さらに胃体部を3分割して胃体上部，胃体中部，胃体下部とよぶ方法な

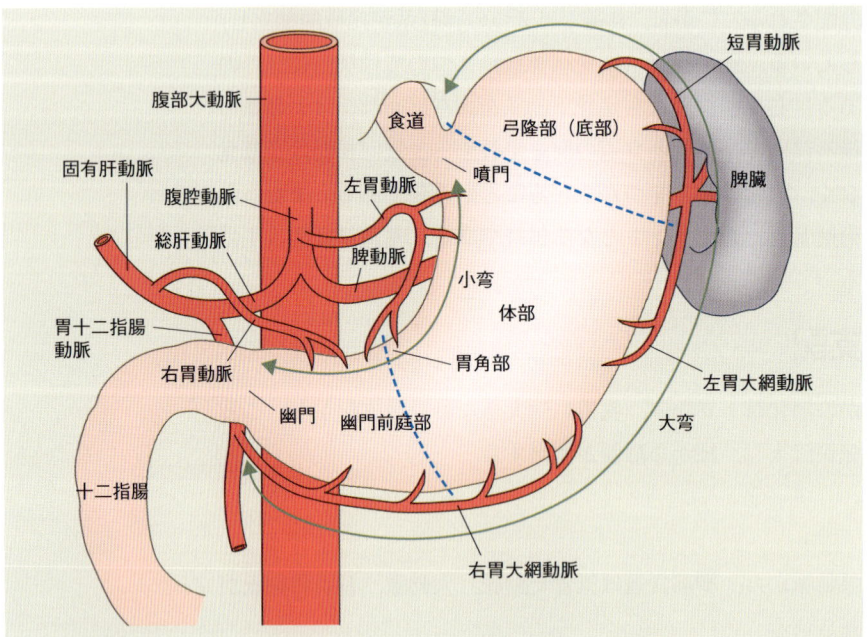

図3 胃の解剖

どがある（図3）．

胃の壁（胃壁）は4〜5mmほどの厚みで，大きく分けて5層からなる．内側から粘膜層，粘膜下層，筋層，漿膜下層，漿膜層である．粘膜層には胃底腺とよばれる管状の分泌腺が開口しており，塩酸やペプシノーゲンなどの消化酵素（胃液）を分泌している．粘膜は酸に強い性質をもっており，強酸でも耐えられるようになっている．粘膜下層には血管やリンパ管が存在している．筋層は胃の動きをつかさどっている．漿膜下層は筋層と漿膜の間の結合組織であり，漿膜は胃の外側の腹膜（臓側腹膜）である．

胃の脈管

胃は5対の伴走する大きな血管（動脈と静脈）により支配されている．胃の小弯側は右胃動静脈と左胃動静脈，胃の大弯側は右胃大網動静脈と左胃大網動静脈，短胃動静脈により胃の血流は保たれている．胃のリンパ管は粘膜下層を網目状に走行するが，胃壁から出ると主に上述の血管に沿って流れていく．

胃の神経支配

胃のはたらきは主に交感神経系である腹腔神経節からの神経枝と副交感神経系である迷走神経に支配されている．迷走神経は腹腔枝，胃枝，肝枝などに枝分かれする．一般に迷走神経がはたらくと胃の運動は亢進し，交感神経系がはたらくと胃の運動は抑制される．

（春田周宇介）

肝臓

肝臓の位置

肝臓は腹腔内の最も頭側に位置し，右側を中心に肋骨弓に隠れるように存在する．

肝臓の大きさと外観

重量は成人では1～1.5 kgであり下面には胆嚢が付着している．肝臓は間膜とよばれる膜で横隔膜などの周囲臓器に固定されており，呼吸とともに移動する．身体のほぼ正中に肝鎌状間膜がある．ただし，これが肝臓の左右葉の境界ではない（図4）．

肝臓の血流

肝臓には肝動脈と門脈から2種類の血液が流入する．通常は門脈血流のほうが多い（門脈70 %，肝動脈30 %）．肝臓から流出する血液は肝静脈を経由し下大静脈に入る．肝静脈には3本の太い静脈（左肝静脈，中肝静脈，右肝静脈）と尾状葉から直接下大静脈に流出する何本かの短肝静脈がある（図4）．

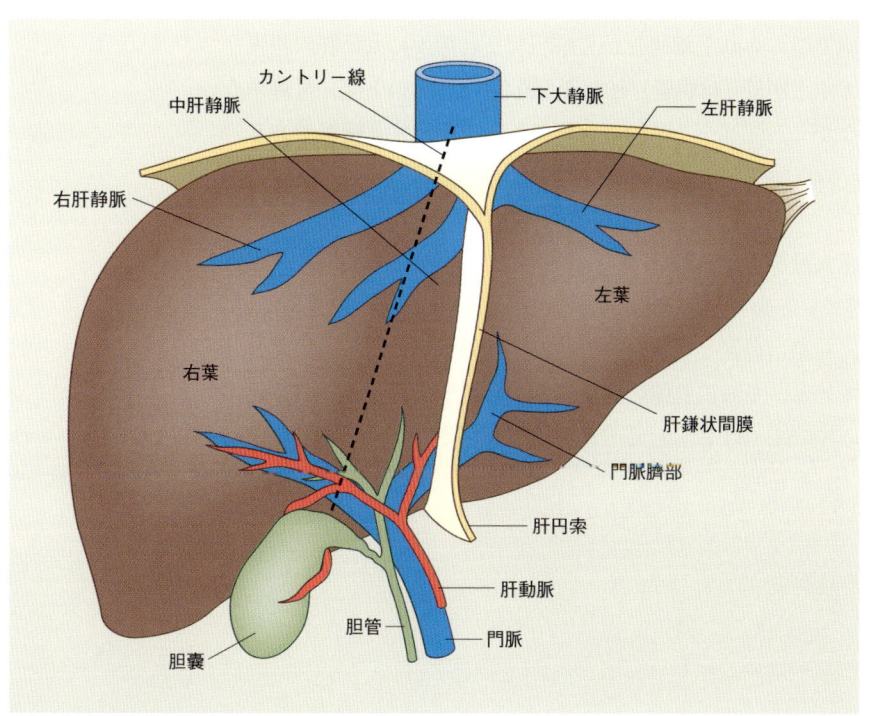

図4 肝臓の解剖

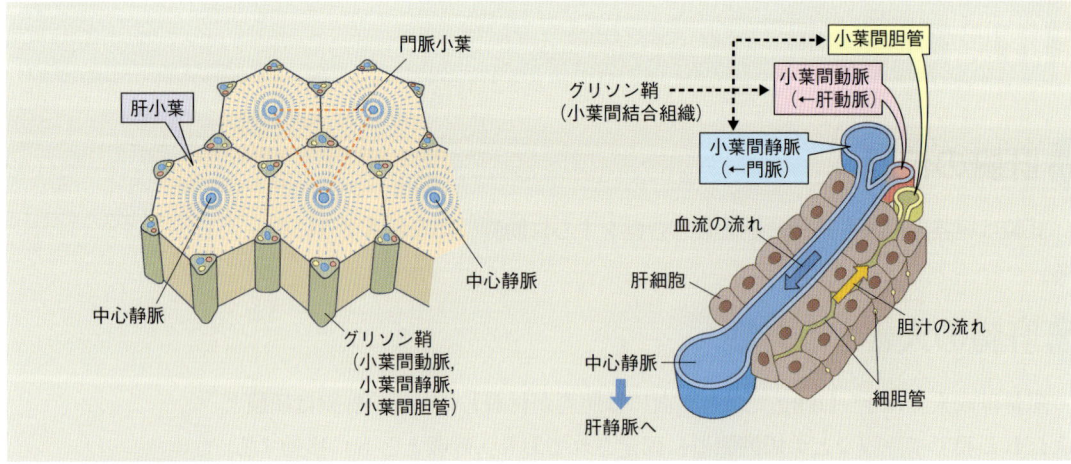

図5 肝臓の組織構造

肝臓の構造

　肝臓は肝細胞が集まった直径1〜2 mmの肝小葉からできている（図5）．その周辺には門脈域（グリソン鞘）が，中心には中心静脈がある．その間に肝細胞が放射状に並び肝細胞索を形成している．肝細胞索の間は類洞とよばれている．肝臓に流入した血管（門脈と肝動脈）と流出する胆管が鞘に包まれたグリソン鞘の末梢に門脈域があり，肝小葉の中心には中心静脈がある．すなわち，門脈から流入した血液は類洞に流れて肝細胞に至り，中心静脈から肝静脈に流れ出る．

　一方，胆汁は肝細胞でつくられ毛細胆管から細胆管など徐々に太い肝内胆管となり肝臓から出ると1本の胆管（総胆管）となる（図5）．肝臓の下面に付着する胆嚢はこの胆管とつながり，胆汁を一時的にためておいて濃縮する臓器である．

肝葉と肝区域

　肝臓は胆嚢付着と下大静脈を結ぶ線（カントリー線）で左葉と右葉に分けられる．肝臓は右葉が大きく，左葉：右葉は1：2程度である．両葉をさらに2区域（左葉は内側区と外側区，右葉は前区と後区）に分け，門脈の背側にある尾状葉と合わせて5区域に分けている．さらに肝臓の臨床では，各区域をクイノーの分類に従い亜区域（セグメント：S1〜8）に分ける分類が最も汎用されている（図6）．

(橋本雅司)

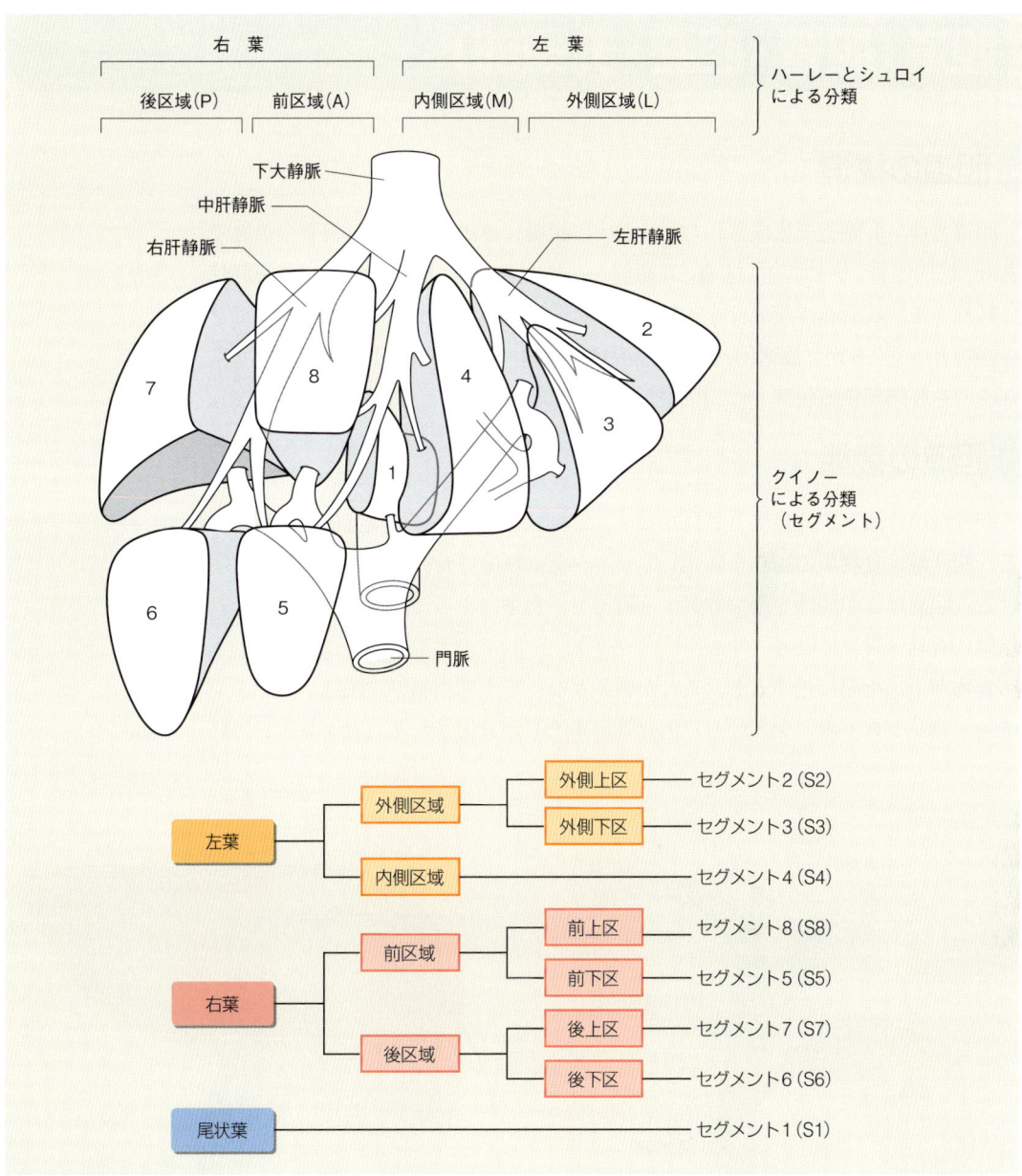

図6　肝臓の区域・亜区域
(上図は日本肝癌研究会：臨床・病理　原発性肝癌取扱い規約 2008年2月第5版．金原出版；2008より)

胆道（胆管・胆嚢・乳頭部）

胆道の構造

　胆道とは，肝細胞で生成された胆汁が十二指腸に流出するまでの導管のことであり，肝内胆管，肝外胆管，胆嚢，乳頭部から構成される．解剖学的には左右肝管分岐部から胆嚢管合流部までを総肝管，胆嚢管合流部から十二指腸乳頭部までを総胆管という．しかし臨床的（『胆道癌取扱い規約〈第6版〉』）には，胆嚢管合流部までを肝門部領域胆管，十二指腸壁貫入までを遠位胆管として取り扱う（図7）．

胆道の機能

　胆汁は胆汁酸と胆汁色素（ビリルビン）で構成されるが，主成分は胆汁酸である．胆汁酸は食物中の脂肪を乳化してリパーゼと反応させ，脂肪の消化吸収を助ける．胆嚢はこの胆汁を濃縮貯蔵する臓器で，食事によって収縮し，胆汁を十二指腸に有効に排出させる．

　食物が十二指腸に達すると，これが刺激となって十二指腸粘膜細胞からセクレチン，コレシストキニンといった消化管ホルモンが分泌される．セクレチンは肝

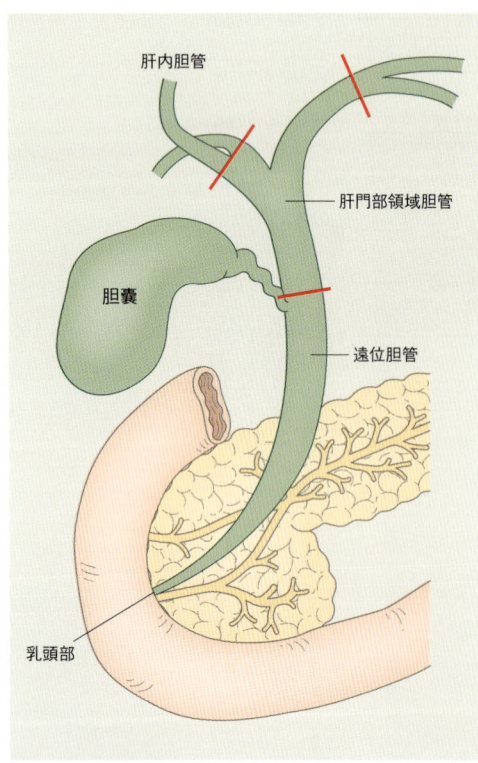

図7　胆道の解剖

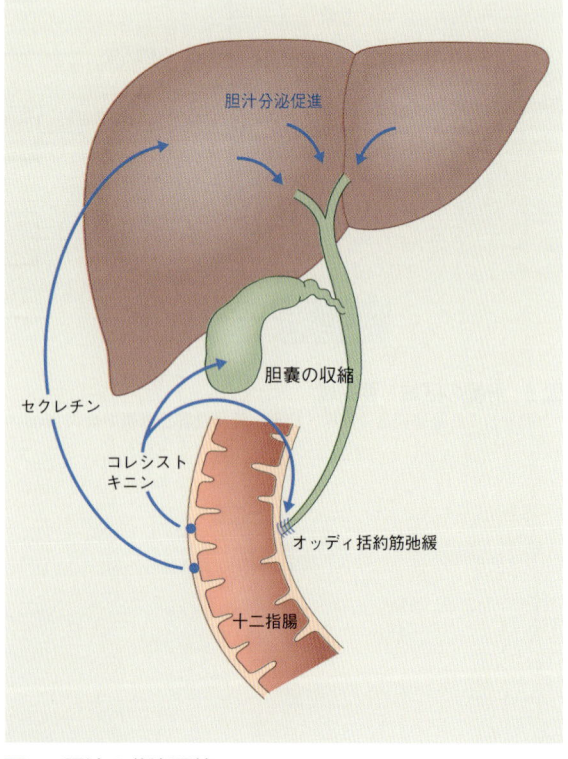

図8　胆汁の分泌調節

細胞からの胆汁の分泌を促し，コレシストキニンは胆嚢を収縮させ，同時に乳頭（オッディ〈Oddi〉）括約筋を弛緩させて胆嚢胆汁を十二指腸へ放出させる（図8）．

（松田正道）

膵臓

膵臓は消化酵素を含む膵液を分泌し，それを消化管へと導く外分泌腺である．また血糖の調節に関与するインスリン，グルカゴンなどのホルモンを血中へ分泌する内分泌腺でもある．

膵臓の構造

膵臓は頭部・体部・尾部に分けられる．頭体の境界は門脈（上腸間膜静脈）左縁，体尾の境界は体部右縁から尾部末端までの2等分面と定義されている．膵頭下部領域の上腸間膜静脈背側の部分は鉤部とよばれる（図9）．膵臓は胃の背側に位置し，頭部を十二指腸が取り囲んでおり，尾部には脾臓が存在する．

膵臓の体積の95％以上は膵液を産生する外分泌部であり，残りが内分泌部（ランゲルハンス島）である．膵液は消化酵素と重炭酸塩の混合物であり，膵管は膵液を十二指腸へ導く導管である．膵管は主膵管（ウィルズィング〈Wirsung〉管）と副膵管（サントリニ〈Santorini〉管）からなる．主膵管は膵体尾部の中央を頭側へ走行し主乳頭へ開口する．一方副膵管は，主膵管から分岐し膵頭部の上方を走行し副乳頭へ開口している（図10）．

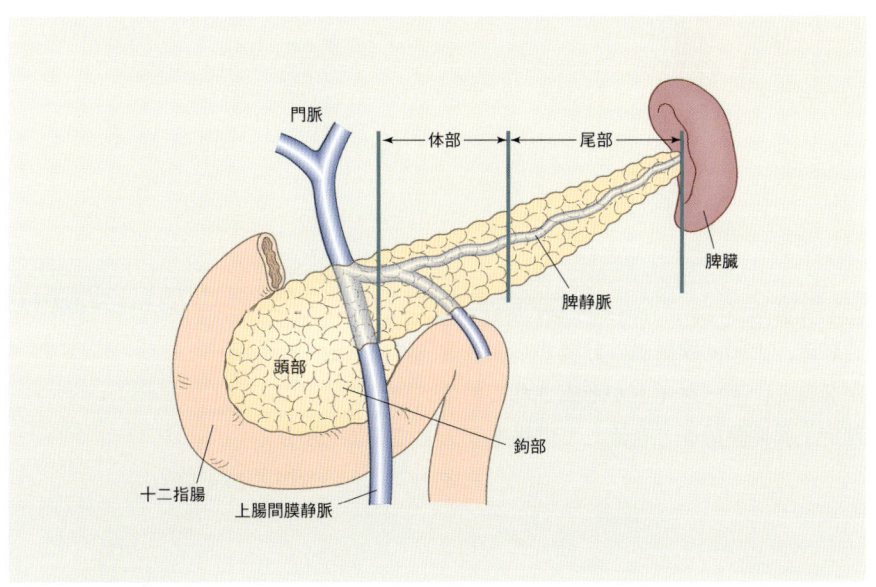

図9　膵臓の解剖

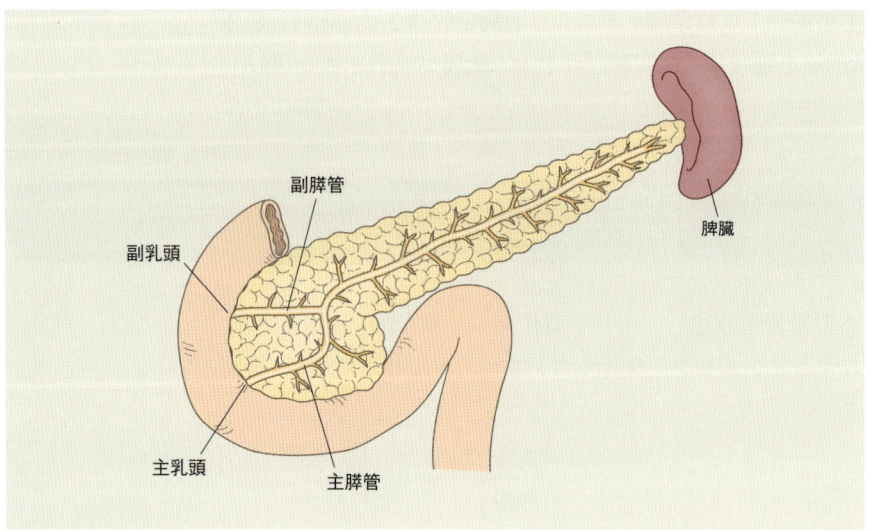

図10 膵管の解剖

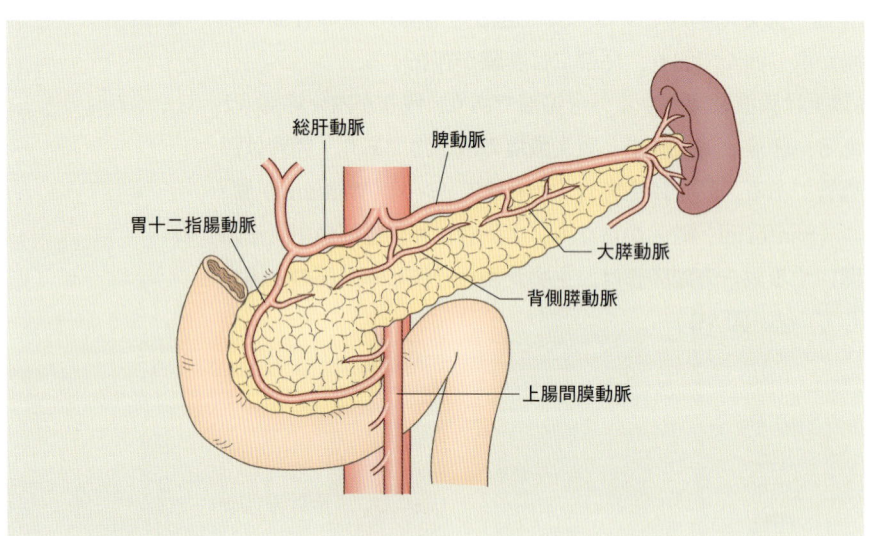

図11 膵臓の動脈

膵臓の血管

　膵臓は総肝動脈，脾動脈，上腸間膜動脈の分枝から血流を受ける（図11）．各膵動脈枝間には吻合が発達し，アーケイドが形成されている．一方，膵背側を脾静脈が走行し，膵頭部で上腸間膜静脈と合流して門脈を形成している（図9）．

（松田正道）

大腸(結腸・直腸), 肛門

大腸の位置 (図12)

　大腸は腹部全体に存在し, 長さは成人で約1.5 mで, その始まりは回腸末端(小腸)からバウヒン弁を介して続く結腸と直腸に分けられ, さらに肛門へと続く.

大腸(結腸・直腸)の構造 (図12)

　結腸は盲腸(C), 上行結腸(A), 横行結腸(T), 下行結腸(D), S状結腸(S)

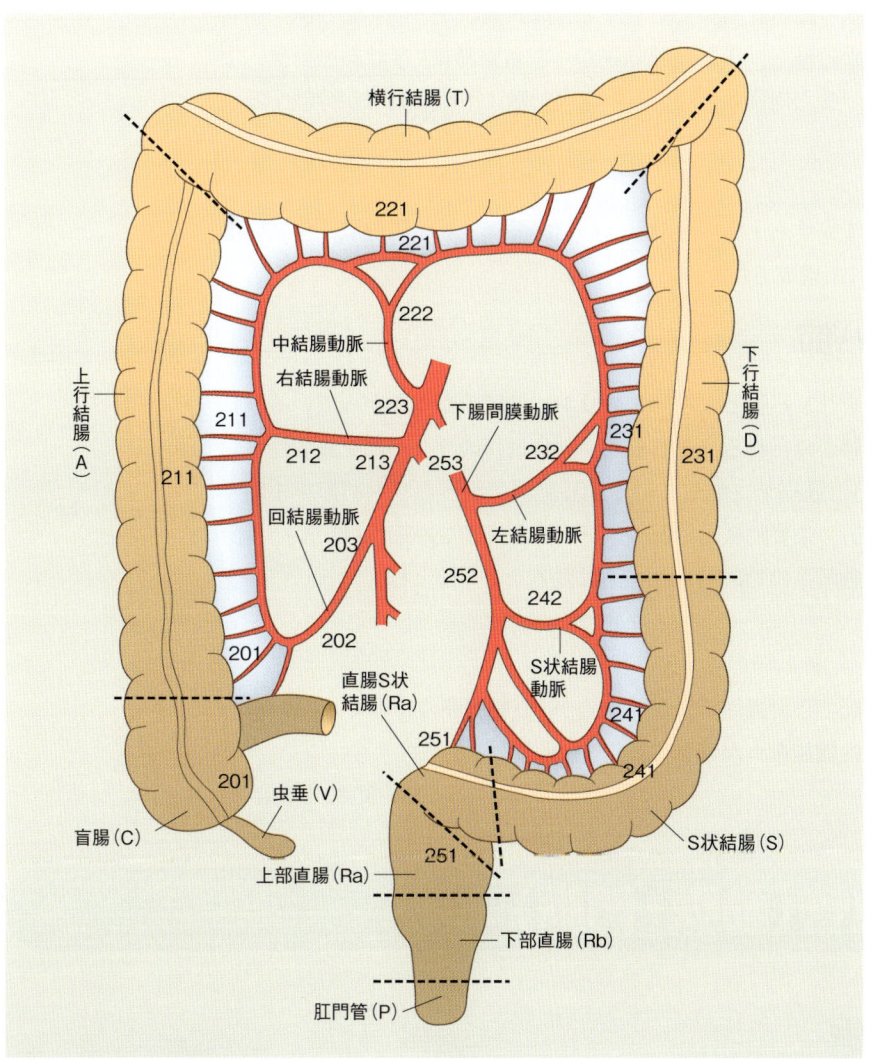

図12　結腸・直腸の解剖
図中の数字は『大腸癌取扱い規約』に対応したリンパ節番号.
(渡邊五朗, 宗村美江子編：消化器看護ポケットナビ. 中山書店；2008. p.5 より)

から成り立ち，直腸は直腸S状部（Rs），上部直腸（Ra），下部直腸（Rb）から構成されている．

大腸壁の構造

結腸の壁は，ほかの消化管と同様に，内腔から粘膜，粘膜下層，固有筋層，漿膜の順で構成される．

大腸に分布する血管

動脈系

大腸を栄養する動脈は腹部大動脈から分岐する上腸間膜動脈と下腸間膜動脈と総腸骨動脈から分岐する内腸骨動脈である．上腸間膜動脈から回結腸動脈，右結腸動脈，中結腸動脈が分岐し，下腸間膜動脈から左結腸動脈，S状結腸動脈，上直腸動脈が分岐する．また内腸骨動脈から中直腸動脈，下直腸動脈が分岐する．

静脈系

静脈は主に門脈に流入する上腸間膜静脈（回結腸静脈，右結腸静脈，中結腸静脈）と下腸間膜静脈にて構成されている．

大腸のリンパ節

リンパ液が通る管をリンパ管とよび，このリンパ管同士がつながっているリンパ節に大腸がんの転移がみられる．それぞれ，腫瘍近傍のリンパ節を腸管傍リンパ節（1群リンパ節），腫瘍を支配している栄養動脈に沿ったリンパ節を中間リンパ節（2群リンパ節），栄養動脈起始部のリンパ節を主リンパ節（3群リンパ節）と称す．また内腸骨動脈系の骨盤内リンパ節は側方リンパ節と称す．

大腸の神経

特に大腸の神経支配で手術操作時に重要なのが，直腸周囲の神経で，下腹神経，骨盤内臓神経が男性性機能をつかさどる．

（富沢賢治，黒柳洋弥）

腹部の血管（動脈・門脈）

腹腔内の動脈

食道を除く腹部消化器に関しては，腹部大動脈から直接分岐する腹腔動脈，上腸間膜動脈，下腸間膜動脈が重要である．手術の術式，切除範囲は血管，特に動

表1 腹腔動脈の栄養器官と枝

栄養器官	枝
胃	右胃動脈，左胃動脈，右胃大網動脈，左胃大網動脈，短胃動脈
十二指腸上半分	胃十二指腸動脈（正確にはその末梢の動脈）
肝臓	肝動脈（右，中，左に分岐）
胆嚢	胆嚢動脈（右肝動脈から分岐）
膵臓	胃十二指腸動脈（上腸間膜動脈と半分ずつ栄養），尾側は脾動脈

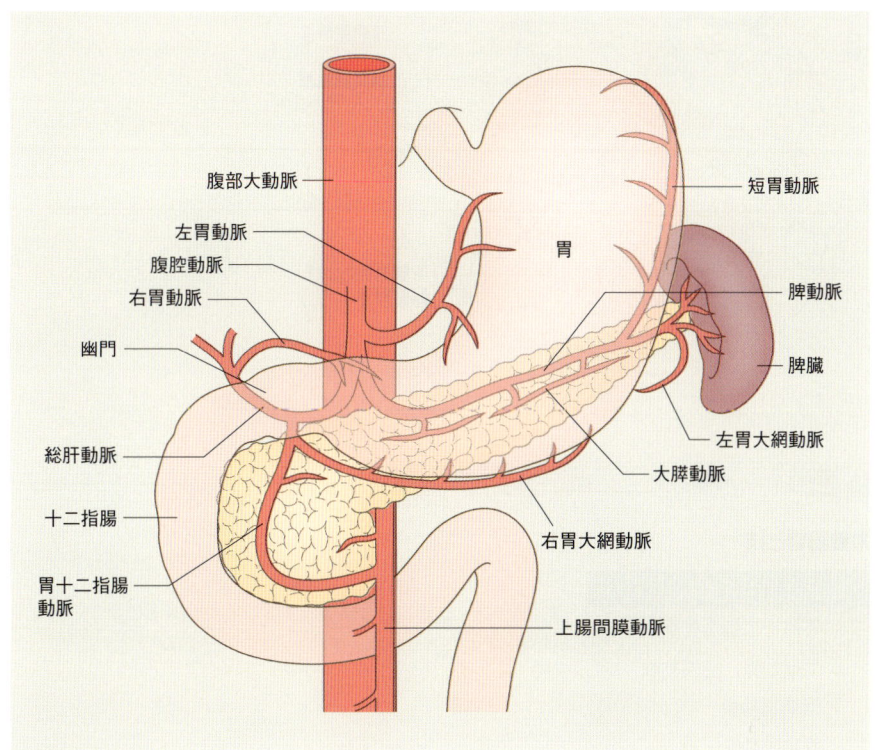

図13 腹腔動脈

脈の走行が規定因子となるためで，これらを理解することで手術の術式の理解が容易となる．

腹腔動脈

腹腔動脈は，主に上腹部の臓器，すなわち胃から十二指腸までの消化管，肝臓，胆嚢，膵臓，脾臓を栄養する（表1）．動脈の名称から，だいたいどの臓器を栄養しているか，判別可能である．

腹腔動脈の分岐はさまざまな形態があるが，6割程度の人は図13のような典型的な分岐をする．大規模な手術においては，術前に3DCTなどを用いて血管の走行を把握する必要がある．

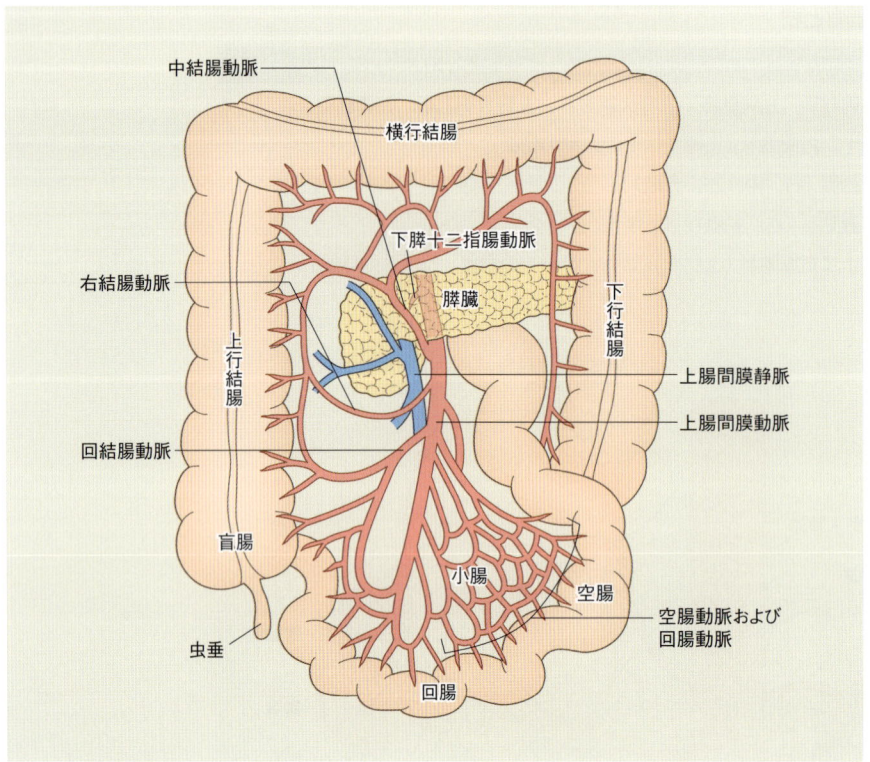

図14 上腸間膜動脈

表2 上腸間膜動脈の栄養器官と枝

栄養器官	枝
膵臓と十二指腸下半分	下膵十二指腸動脈
回腸，空腸	回腸動脈，空腸動脈
盲腸，虫垂	回結腸動脈
上行結腸	右結腸動脈
横行結腸の右2/3	中結腸動脈

上腸間膜動脈（図14）

　上腸間膜動脈は，膵臓と十二指腸下半分から横行結腸の右2/3までの腸管を栄養する（表2）．心房細動などにより根部で血栓性閉塞を起こすと，広範囲に腸管が壊死する．

　上腸間膜動脈から肝臓を栄養する右肝動脈が出る場合がある（術式や術中合併症に関連することがあり，外科医は気にしている）．

下腸間膜動脈（図15）

　下腸間膜動脈は，横行結腸の左1/3から上部直腸までを栄養する（表3）．

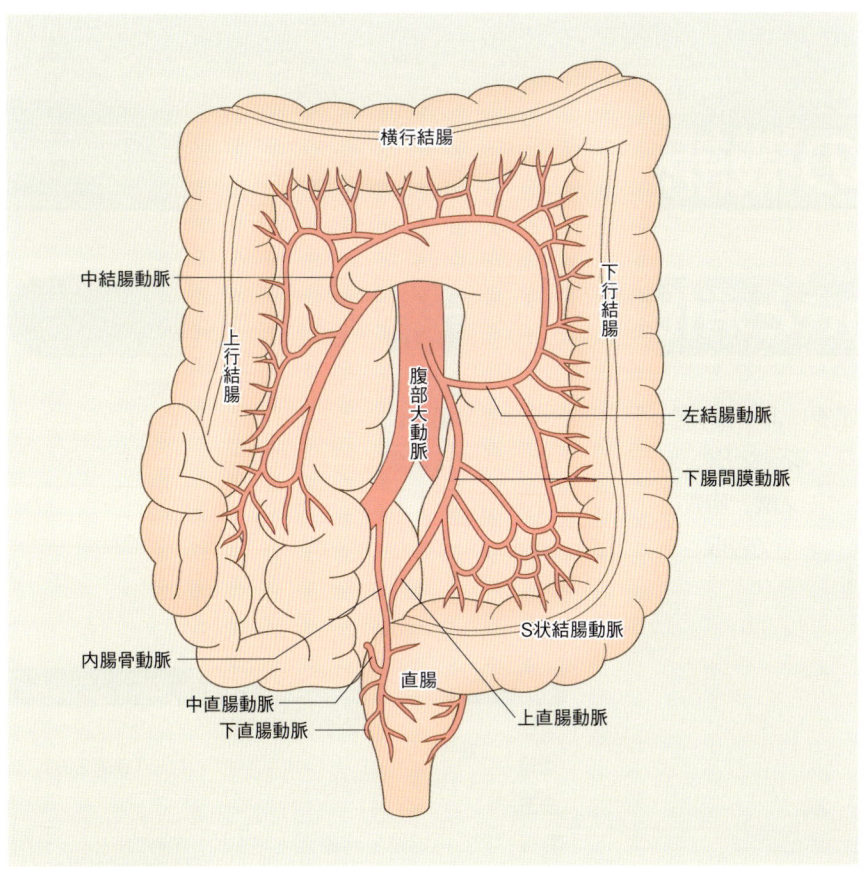

図15 下腸間膜動脈

表3 下腸間膜動脈の栄養器官と技

栄養器官	技
横行結腸の左1/3	左結腸動脈
下行結腸	左結腸動脈
S状結腸	S状結腸動脈
直腸上部	上直腸動脈
中・下部直腸	内腸骨動脈からの分枝

腹腔内の静脈

　基本的に消化管の血流は肝臓に戻り，肝臓で栄養などを取り出した後に心臓へとかえる．肝胆膵臓器以外，静脈は基本的に動脈に伴走している．

　腹部手術において頻繁に再建手術が行われるのは門脈もしくは上腸間膜静脈である．門脈は血管の太さが似ている（男性の親指くらいの太さ）大腿静脈，内頸静脈，左腎静脈などで再建される．

（佐々木一成）

2 消化器の機能

食物の動きと消化・吸収

　食べ物は口腔内で咀嚼により噛み砕かれ，胃内では蠕動運動によりさらに細かくされる．膵液，胆汁，腸液などの消化液には各種消化酵素が含まれ，炭水化物は単糖類，蛋白質はアミノ酸，脂質はグリセリンと脂肪酸にまで分解され（消化），その多くは小腸において吸収される（図1，表1）．

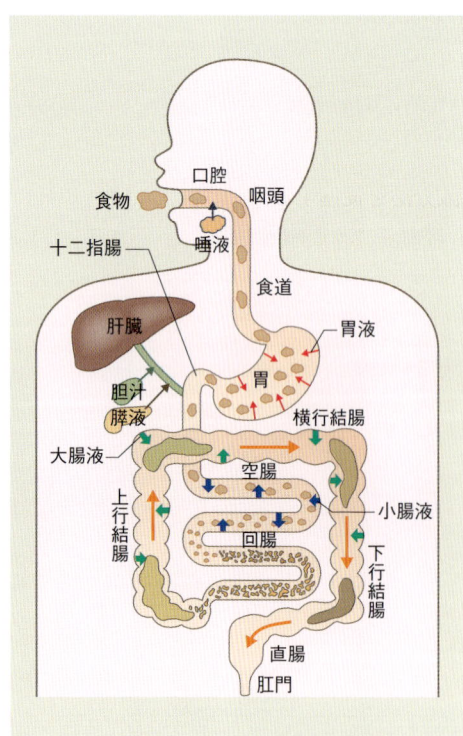

図1　消化管各部位における食物の動きと消化・吸収

表1　消化管各部位における消化・吸収

消化管	通過時間	分泌される消化液	吸収する栄養素
口腔	数秒〜1分以内	唾液（1.5 L/日）	なし（通過のみ）
咽頭		なし	
食道			
胃	3〜6時間	胃液（2 L/日）	アルコール
十二指腸	2〜3時間	膵液（1.5 L/日），胆汁（0.5 L/日）	Fe, Ca, Mg（十二指腸〜空腸上部）
空腸		小腸液（2 L/日）	水分（6〜8 L/日）電解質 糖質，蛋白質，脂肪 脂溶性ビタミン（A, D, E, K）水溶性ビタミン（B_1, B_2, B_6, ナイアシン, C）葉酸 ビタミンB_{12}, 胆汁酸（回腸末端）
回腸			
結腸	24〜72時間	大腸液（0.5 L/日）	残りの水分（1〜2 L/日），電解質
直腸		なし	なし（通過のみ）
肛門			

（山下　聡）

消化器の内・外分泌

　血液中に分泌されるもの（ホルモン）を内分泌，それ以外を外分泌という．膵臓は内分泌機能，外分泌機能の両者を併せもったユニークな臓器である．

消化器の内分泌機能

- 消化器系の内分泌機能は膵臓内のランゲルハンス島や消化管粘膜の内分泌細胞が担っている．
- インスリンはランゲルハンス島のB細胞から分泌される．インスリンは細胞内へのブドウ糖の取り込みなどによって血糖値を下げる．
- グルカゴンはランゲルハンス島のA細胞から分泌される．インスリンとは逆に血糖値を上げる作用がある．
- ソマトスタチンは膵臓のランゲルハンス島D細胞や消化管のD細胞などから分泌される．また，インスリン，グルカゴンなどのホルモン産生や胃液，膵液などの消化液産生など内・外分泌を強力に抑制する．類似化合物のオクトレオチド酢酸塩（サンドスタチン®）は胃液，膵液などの産生を強力に抑制するので，腸閉塞や術後膵液瘻などの治療に使用される．
- ガストリンは胃幽門前庭部のG細胞から分泌される．胃酸分泌を促進する．
- セクレチンは十二指腸と小腸のS細胞から分泌される．胃酸分泌を抑制するが膵液分泌は促進する．
- ホルモンは血液中に分泌されるため，消化器機能の調節だけでなく全身に影響する．ホルモン異常をきたす疾患を表2に示す．

消化器の外分泌機能

- 外分泌腺から分泌される唾液，胃液，膵液，腸液などの消化液にはさまざまな消化酵素が含まれていて（表3），口から肛門までの消化活動の役に立っている．
- 特に膵臓は人体で最も大きな外分泌臓器で，膵消化酵素は膵腺房細胞から分泌される．

表2　消化器ホルモン異常を示す代表疾患

ホルモン名	血中ホルモン異常を示す疾患
ガストリン	ゾリンガー‐エリソン症候群，十二指腸潰瘍，副甲状腺機能亢進症，腎不全
セクレチン	十二指腸潰瘍，肝硬変，腎不全
セロトニン	カルチノイド，ダンピング症候群
グルカゴン	グルカゴノーマ，糖尿病
インスリン	インスリノーマ，糖尿病

表3　消化液に含まれる消化酵素

消化液	消化酵素	基質（分解される栄養素）	分解産物
唾液	唾液アミラーゼ	デンプン	デキストリン，麦芽糖
胃液	ペプシン	蛋白質	ポリペプチド
	胃リパーゼ	脂肪	脂肪酸，グリセリン
膵液	トリプシン	蛋白質，ポリペプチド	小ポリペプチド
	キモトリプシン		
	カルボキシペプチダーゼ	ポリペプチド	アミノ酸
	膵アミラーゼ	デンプン	二糖類（ショ糖，乳糖，麦芽糖など）
	膵リパーゼ	脂肪，トリグリセリド	脂肪酸，グリセリン
腸液	アミノペプチダーゼ	ポリペプチド	アミノ酸
	ジペプチダーゼ	ジペプチド	
	マルターゼ	麦芽糖	ブドウ糖
	ラクターゼ	乳糖	ブドウ糖，ガラクトース
	スクラーゼ	ショ糖	ブドウ糖，果糖
	膵リパーゼ	脂肪	脂肪酸，グリセリン

- 唾液アミラーゼはデンプンをデキストリンと麦芽糖に，マルターゼは麦芽糖をブドウ糖に，ラクターゼは乳糖をブドウ糖とガラクトースに分解する．トリプシンは蛋白質とポリペプチドを小ポリペプチドに分解する．膵リパーゼは脂肪を脂肪酸とグリセリンに分解する．

（今村綱男）

2章

疾患別看護

1 食道がん

病態関連図

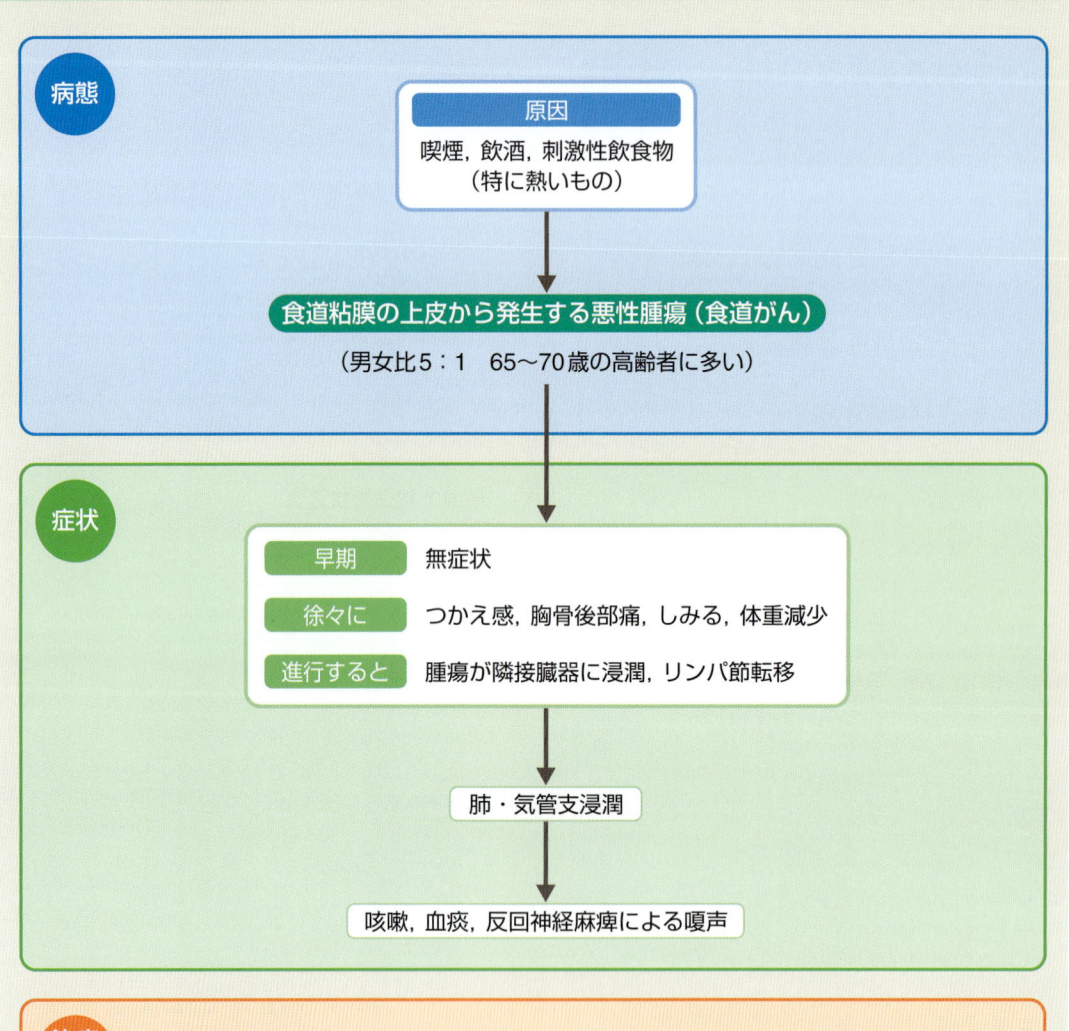

1 食道がん

病態生理

　食道がんは，上皮から発生する悪性腫瘍である．病理分類では，扁平上皮がん，腺がん，類基底細胞がん，腺扁平上皮がんなどがあるが，日本人ではほとんどが扁平上皮がんである．発生部位は，胸部中部が最も多く，次いで胸部下部，胸部上部，腹部，頸部の順である[1]．

　女性より男性に多く，65～70歳の比較的高齢者に好発する．

　原因は，喫煙，飲酒（特に飲酒で顔が赤くなる人はリスクが高い），刺激性飲食物，特に熱い物の摂取などが考えられる．食道と胃の接合部が弛緩しないアカラシアも長期の食道内への食物貯留が起こる結果，食道がんの発生が高いといわれている．欧米では胃がん逆流に伴うバレット食道が食道腺がんの原因として多い．

　早期がんでは，無症状であることが多い．進行すると，食道通過障害（つかえ感），胸骨後部痛，体重減少がみられ，腫瘍が隣接臓器に浸潤したり，リンパ節転移が進行したりすると，反回神経麻痺による嗄声，肺・気管支浸潤による咳嗽，血痰，などを伴うようになる．

[1] 解剖図については，「消化器の解剖」の図2：p.4参照．

検査・診断

がんの診断	内視鏡検査（生検），食道X線造影検査
深達度や隣接臓器への浸潤の診断	超音波内視鏡検査（EUS），CT
遠隔転移・リンパ節転移	超音波検査，EUS，CT，PET，核医学検査

診断と分類

- 進行度をT, N, Mの各因子で決定する（表1）．
- 食道がんの進行度を表2に示す．

表1　食道がんの各因子

T：原発腫瘍の大きさと深達度	T0	原発腫瘍を認めない
	Tis	上皮内がん
	T1	粘膜固有層（1a）または粘膜下層（1b）に浸潤する腫瘍
	T2	固有筋層に浸潤する腫瘍
	T3	外膜に浸潤する腫瘍
	T4	周囲組織に浸潤する腫瘍
N：所属リンパ節転移の有無	N0	所属リンパ節転移なし
	N1	所属リンパ節1群に転移あり
	N2	所属リンパ節2群に転移あり
	N3	所属リンパ節3群に転移あり
M：遠隔転移の有無	M0	遠隔転移なし
	M1	遠隔転移あり

表2　食道がんの進行度

転移＼深達度	N0	N1	N2	N3	N4	M1
T0, T1a	0	I	II	III	IVa	IVb
T1b	I	II				
T2	II		III			
T3		III				
T4		III	IVa			

（日本食道学会編：臨床・病理 食道癌取扱い規約 2008年4月（第10版補訂版），金原出版；2008. p.27 より）

治療

内科的治療	
内視鏡的粘膜下層剥離術（ESD）	・粘膜筋板に達しない表在食道がん（表3）に適応
化学療法	・目的：腫瘍縮小，症状緩和，延命効果 ・適応：術前補助，再発，転移，切除不能 ・FP療法（フルオロウラシル〈5-FU®〉＋シスプラチン〈ブリプラチン®〉併用が標準），DCF療法（FP療法にドセタキセル水和物〈タキソテール®〉などを併用）
放射線療法	・目的：根治治療，切除不能ながんを縮小させる，生存期間の延長 ・適応：T4食道がんには第一選択となることが多い
化学放射線療法	・目的：術前治療，根治治療，姑息的治療 ・適応：Stage I に対する根治治療からStage IV に対する姑息的治療まで
外科的治療	
根治切除	・右開胸開腹食道切除＋頸胸腹3領域もしくは胸腔2領域リンパ節郭清 　・Stage II～III は，化学療法または化学放射線療法ののち外科手術が標準治療 　・再建臓器は胃挙上，結腸挙上，空腸間置で食道再建，再建経路は胸骨後，後縦隔，（胸壁前皮下再建） 　・開胸手術または胸腔鏡手術（VATS） 　・開腹手術または腹腔鏡手術（用手補助または用手補助または完全腹腔鏡） 　・左開胸開腹連続切開術（LTA）：右開胸手術に比べて，手術侵襲が少ないことから，食道胃接合部に限局する食道がんで根治郭清が可能と判断されれば適応となる
縮小手術	・食道抜去：リンパ節郭清は行わず食道を抜去する ・ステント挿入：手術不適応で，食道通過障害を解除するための治療 ・バイパス手術：食事摂取が不可能な患者，気管や気管支に瘻孔ができてしまった場合，食道がんを切除せずに胃などを用いてバイパスを作製する

表3 食道がんの深達度と治療

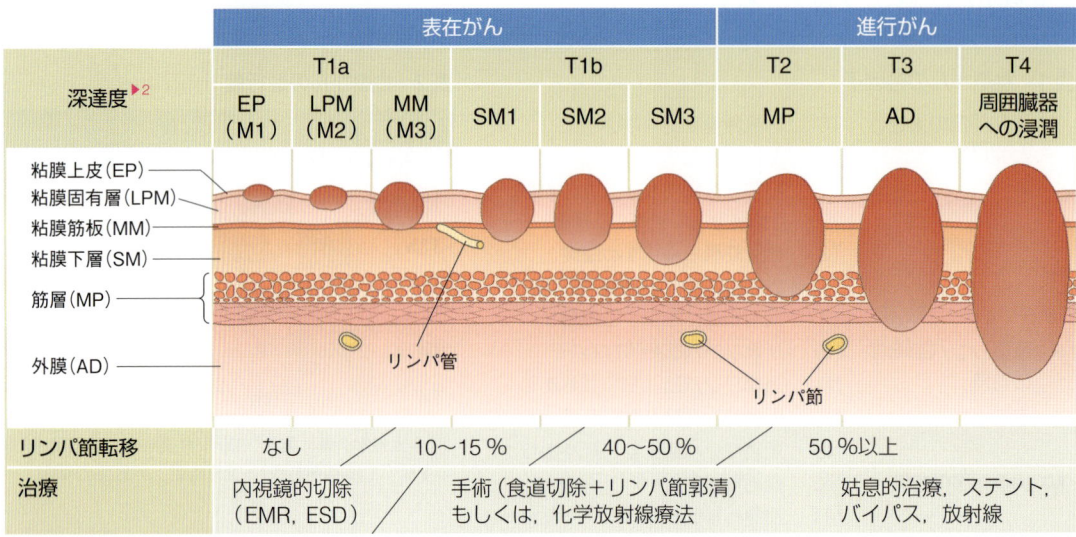

[2] 本項の表1：p.23 参照．

食道がん患者の看護

術前・内科的治療についてを示す[2].

[2] 術後については,「食道切除術」の項：p.156 参照.

標準看護計画

観察項目

初期症状	・つかえ感,嚥下困難,嚥下時痛,咳嗽,嗄声,逆流,嘔吐 ・体重減少,食事量低下
術前	・喫煙状況,アルコール摂取状況 ・体重,栄養状態,血液データ,呼吸機能,経皮的酸素飽和度（SpO_2）

ケア項目

栄養管理	・食事形態の変更,食事指導,栄養補助食の活用,経口摂取できない場合は,高カロリー輸液もしくは経管栄養
感染予防	・術前・化学放射線療法中：手洗い・含嗽の励行
呼吸訓練	・術後の肺炎予防のため,ネブライザー,レスピフロー™ の使用,呼吸リハの導入
術前オリエンテーション	・DVD 視聴,ICU 見学
精神的サポート	・がん告知から受容過程を把握したサポート ・家族も含めたケアが必要

患者指導項目

日常生活習慣

禁煙	食道がん手術後は肺合併症のハイリスクであるため,禁煙が必要
食事	つかえ感・嚥下困難などの症状がある場合は,食事摂取量が低下し,栄養状態が悪化することもあるため,食事指導を行い栄養補助食品の摂取を促す
運動	術後の早期離床,合併症予防には,体力維持が重要なため,毎日ウオーキングをしてもらう（術後も継続）
睡眠	体力の保持と精神的安定のために,十分な睡眠と休息を促す

看護の実際：周手術期

・食道がんの手術は侵襲が大きいが,術後の早期離床を図ることで肺合併症予防につながる.そこで,患者には肺合併症の理解と体力維持が必要となる.そこ

- をサポートできる体制をつくることが重要である．
- 術後数日間は，バイタルサインの変化を観察し，詳細な水分バランスのコントロールを図ることが重要である．
- 声が嗄れたり，食事摂取が十分にできなくなったりなどの機能的な変化に加え，術創が頸部，胸部，腹部にわたるため，術後に自分の考えていたボディイメージとの差が出ることを念頭において看護する．

観察のポイント

周手術期のイメージができるような術前のオリエンテーションと，術後は呼吸・循環の管理，早期離床・排痰への介入が重要である．

ケアのポイント

術前オリエンテーション	・術前の体力づくり，良好な栄養状態の保持が重要なため，ウオーキング，補助食品の摂取を促す ・術後の複数のルートやドレーンを装着したままの早期離床がイメージできるように，DVDをみてもらう ・呼吸訓練，レスピフロー™やネブライザーの使用
術直後～	・術直後より，胸腔ドレーンからのドレナージを促す際にローリングをするため，確実な除痛を行う ・喀痰のための肺理学療法開始 ・1時間ごとの呼吸・循環の管理
術翌日～数日	・バイタルサインが安定していれば医師の指示で離床となるので，除痛を図り，安全な立位，歩行のためルート類の整理をする ・喀痰のための肺理学療法，呼吸訓練，ネブライザーやレスピフロー™の使用 ・腹部症状観察と経腸栄養の開始
離床後	・ウオーキングの励行 ・経口摂取開始に伴い，誤嚥の有無，発熱，ダンピング症候群[3]の観察 ・家族も含めた食事指導

[3]「胃がん」の表1：p.48，看護についてはp.52参照．

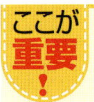
▶術後は喀痰排出困難による肺炎の合併を起こしやすいため，確実な除痛を図り，患者が呼吸訓練や離床ができるよう，励ましながらケアを行うことが重要．

看護の実際：化学・放射線療法

- 手術適応にならない症例，また術前の補助治療として行う．感染予防と体力を保持して，脱毛や皮膚トラブルなどの合併症を抑える．
- 食道がんは，化学療法や放射線療法が効果的である．術前補助療法により腫瘍を縮小して手術を実施し，治療成績を上げる．術後補助療法は術後の再発予防，微小転移の根絶を目的とする．再発治療は延命やQOL向上を目的として行われる．
- 化学療法ではフルオロウラシル（5-FU®）とシスプラチン（ブリプラチン®）が主に使用され，放射線療法も併用される（表3）．

観察・ケア・患者指導のポイント

●化学療法

薬剤に関して

フルオロウラシル（5-FU®）	・口内炎，下痢など粘膜障害が多いため，まめに皮膚状態を観察する
シスプラチン（ブリプラチン®）	・放射線増感作用がある ・悪心・嘔吐，腎障害が多い．よって，投与中は，体重・尿量を観察し，必要に応じて水分負荷や利尿薬投与を行う ・定期的に検査結果をチェックする

症状に関して

悪心・嘔吐	・口腔内清潔を保つ．冷水，レモン水，番茶，うがい薬などで含嗽してもらう ・点滴中は動き回らない（乗り物酔いと同じ） ・気分転換を図る ・制吐薬をタイミングよく使用することで，悪心・嘔吐を予防する
口内炎	・口内炎が起こると，食欲低下を起こすだけではなく，口腔内感染から誤嚥性肺炎を起こす可能性があるため，感染予防のため，含嗽を励行する ・アロプリノール，アズレンなどの含嗽薬を使用する ・化学療法中に氷片を口に含み，血管を収縮させ，口腔内への薬物の移行を減らすことが有効な場合もある
感染予防	・手洗い・含嗽の励行，マスクの着用（医療者・面会者にも着用してもらう）

表3 食道がんに対する化学・放射線療法の例

術前	・CRT（化学放射線療法）：RT（放射線療法）40G前後＋FP療法 ・化学療法：FP療法1〜2クール，DCF療法（ドセタキセル〈タキソテール®〉＋シスプラチン〈ブリプラチン®〉orネダプラチン〈アクプラ®〉＋フルオロウラシル〈5-FU®〉）
術後	・進行度に応じて追加治療（CRT，化学療法）を検討する
再発	・CRTや化学療法を転移・再発部位や温存で決める
手術不能	・CRT：50〜60 Gy＋FP療法 ・化学療法：FP，DCF

●放射線療法

全身症状の観察

造血機能の低下	・放射線照射により白血球,赤血球,血小板の減少をきたすことがあるため,治療中の採血データに注意し,症状の有無に気を配る
放射性宿酔	・照射数時間後から全身倦怠感,食欲不振,悪心・嘔吐などの症状を呈することがある.症状の多くは安静や睡眠で消失する.また,4〜5回の照射で消失することが多い ・嘔吐,下痢の症状が強いときは脱水や体力の消耗をきたすため,制吐薬の投与を行う.できるだけ摂取しやすい物で経口摂取を促すが,必要に応じて補液を行う

照射部位の観察,保護

皮膚炎	・照射部位は衣類などによる圧迫・摩擦を避ける ・入浴時は短時間で行い,石鹸で洗わないようにする ・症状のひどい場合は照射後にステロイド薬などを塗布する
粘膜炎	・照射部の粘膜炎が生ずる.頸部に及ぶときは,嗄声や誤嚥の原因となる場合もある ・飲酒や,刺激物の摂取を避けるよう指導する ・食事摂取に著しく影響を及ぼす場合は高カロリー輸液を行う必要がある

(柿本裕子)

2 食道裂孔ヘルニア

病態関連図

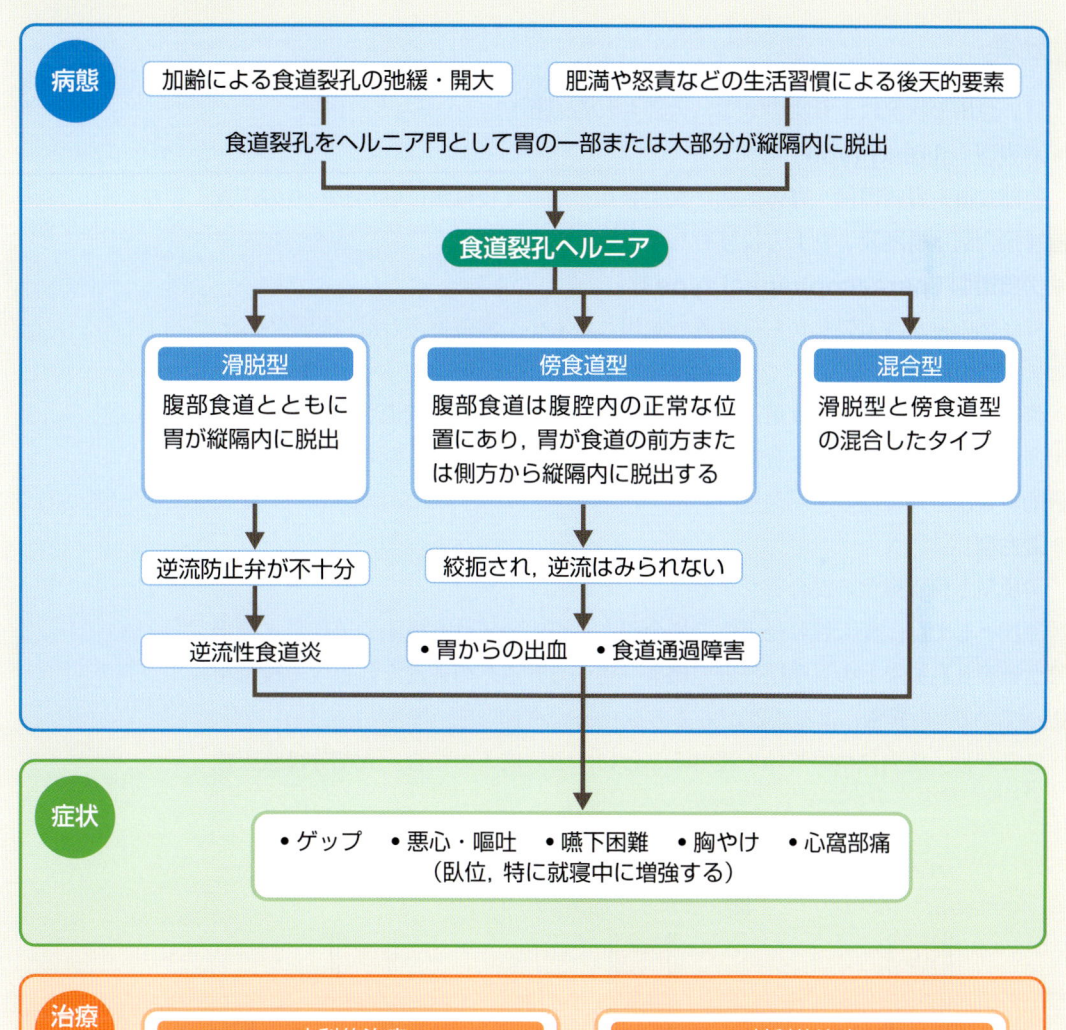

病態

- 加齢による食道裂孔の弛緩・開大
- 肥満や怒責などの生活習慣による後天的要素

食道裂孔をヘルニア門として胃の一部または大部分が縦隔内に脱出

→ **食道裂孔ヘルニア**

- **滑脱型**: 腹部食道とともに胃が縦隔内に脱出
  - 逆流防止弁が不十分
  - 逆流性食道炎
- **傍食道型**: 腹部食道は腹腔内の正常な位置にあり，胃が食道の前方または側方から縦隔内に脱出する
  - 絞扼され，逆流はみられない
  - 胃からの出血・食道通過障害
- **混合型**: 滑脱型と傍食道型の混合したタイプ

症状

- ゲップ
- 悪心・嘔吐
- 嚥下困難
- 胸やけ
- 心窩部痛

（臥位，特に就寝中に増強する）

治療・看護

内科的治療
- 症状がない場合→経過観察
- 胸やけ症状
  - H_2受容体拮抗薬
  - プロトンポンプ阻害薬（PPI）

外科的治療
- 開大した食道裂孔の縫縮術
- 逆流防止機構の作製（ニッセン手術）

病態生理

食道裂孔ヘルニアは横隔膜ヘルニアの一種で，食道裂孔をヘルニア門として，胃腸管が縦隔内に脱出した状態をいう．横隔膜ヘルニアのうち最も多く，約95％を占める．食道は，頸部から始まり胸部（正確には後縦隔）を通り，腹腔内に出たところで胃につながる．後縦隔から腹腔内へ通じる孔を食道裂孔という．したがって食道裂孔ヘルニアとは，本来は腹腔内に位置する食道胃接合部や食道裂孔から胃の一部が後縦隔内へ脱出した状態をさす．

分類

胃の脱出の状況により次の3型に大別される（図1）．

●滑脱型（sliding type）

腹部食道，胃噴門部，胃体上部が食道裂孔を通って後縦隔に脱出したもの．食道胃接合部は横隔膜より上方に移行している．

●傍食道型（paraesophageal type）

胃底部のみが食道裂孔から後縦隔へ脱出したもの．食道胃接合部は腹腔内にとどまっている．

傍食道型の特徴は，胃食道逆流現象（GER）は少ないが，絞扼された胃からの出血や食道通過障害などを合併し，しかも次第に増大していくため，基本的に外科的整復が必要となる．

●混合型

滑脱型と傍食道型の混合したタイプ．

原因としては，先天性と後天性の場合があるが，いずれも横隔食道靱帯，横隔膜食道裂孔右脚などの胃噴門部固定機構（胃から食道への逆流を防止する役目を担っている）の異常によることが主である．

ここでは，成人についてのみ述べることにする．成人の場合，大部分は後天性

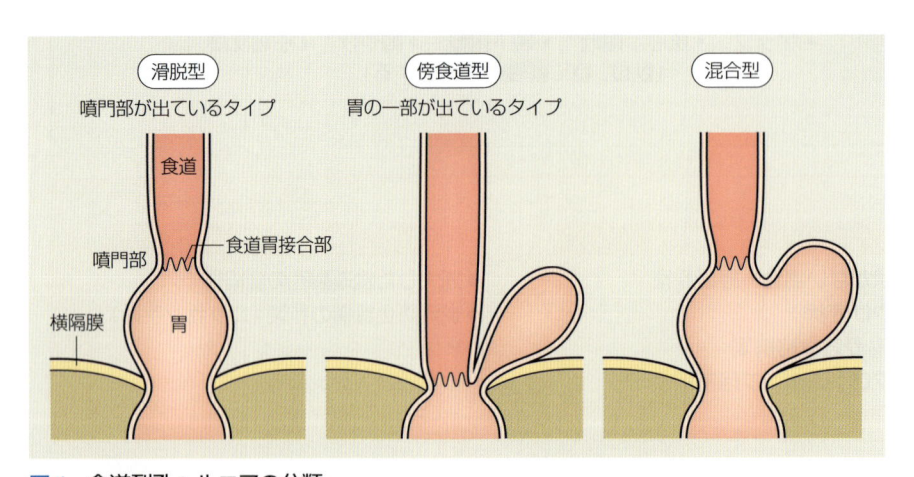

図1 食道裂孔ヘルニアの分類

であり，加齢による横隔食道靱帯の脆弱化，横隔膜下脂肪組織の退行変性や肥満，喘息，慢性気管支炎による頻繁な咳嗽など腹圧上昇の機序が加わることが誘因となって発生すると考えられる．

症状

三大症状は，胸やけ，胸痛，つかえ感である．ほかに，ゲップや悪心・嘔吐もある．胸やけは滑脱型に多く，傍食道型では胃の圧排によってつかえ感が出現することがある．

症状は臥位，特に就寝中（特に明け方）や，食後しばらくしたとき，チョコレートや油っこいものを食べたときなどに増強する．

検査・診断

上部消化管造影	・食道胃接合部（EGJ）が横隔膜の延長線上にある食道裂孔を越えて口側に移動している所見を確認する ・滑脱型ヘルニアと傍食道型ヘルニアの鑑別にも有用である
内視鏡	・本症に合併する逆流性食道炎などの診断には不可欠である
食道内圧検査 食道pH検査	・必要に応じて行う

鑑別すべき疾患

食道憩室，食道アカラシア，食道がん，噴門部がんなどの消化器疾患などがある．胸部の症状からは狭心症や肺・縦隔腫瘍なども念頭に置く．胸やけを主訴にする患者では，胸やけの起こる時間帯や体位変換と症状の関係を確認することも大切である．

治療

特に症状なく経過することが多い．症状がない場合には，基本的には特に治療の対象にはならない．症状の大部分が逆流によるものであれば，治療方針としては，まず①保存的療法を試みる．そして②保存的療法で症状が改善されないもの，ならびに傍食道型の場合（呼吸循環障害や脱出胃からの出血の頻度が高いため）は，手術療法が行われる．

内科的治療（保存的治療）	
	・逆流の防止，胃酸分泌の抑制，胃内容排出促進，食道粘膜保護が主な目的となる
姿勢	・食事摂取後は，横臥・前屈位を避ける ・就寝時には15〜30°程度，上半身を高くする体位をとる
食事療法	・満腹になるまで食べるのを控え，腹八分目以下にし，就寝前の食事も控える ・アルコール，コーヒー，チョコレート，脂肪分の多い物などは避ける ・便秘・肥満を解消する：どちらも腹腔内圧を上げ，ヘルニアを助長させるため
薬物療法	・胃酸分泌の抑制を目的として，プロトンポンプ阻害薬（PPI），H_2受容体拮抗薬を使用する[1] ・PPI：ランソプラゾール（タケプロン®），オメプラゾール（オメプラール®），ラベプラゾールナトリウム（パリエット®），エソメプラゾールマグネシウム水和物（ネキシウム®） ・H_2受容体拮抗薬：ファモチジン（ガスター®），ラニチジン塩酸塩（ザンタック®），ラフチジン（プロテカジン®），ニザチジン（アシノン®）など ・症状が強く速効性を求める場合は，粘膜保護作用がある水剤のアルギン酸ナトリウム〈アルロイドG®〉が処方される ・最近は，症状が安定してきたらPPIの用量を減量したり，症状が出たらPPIを服用したりするなどの間欠的治療も行われている ・PPIの服薬により，胸やけの症状はほとんどが軽減・消失する ・その他の薬物療法として，食道・胃の運動能力を亢進させる目的で，消化管運動促進剤を併用することもある ・他疾患で服用している薬により胃酸逆流を悪化させていることもあるため，服用中の薬の情報は医師に十分知らせることが大切である ・抗コリン薬は禁忌：下部食道括約筋（LES）圧が低下し，逆流を助長させるため
外科的治療	
	・内科的治療が不十分であり，①逆流による誤嚥，②食道炎・食道潰瘍が内科的治療に抵抗性，③狭窄，④薬が有効でも，長期の使用は避けたいと患者が希望するときは，以下の手術が必要になる 　a．開大した食道裂孔の縫縮 　b．逆流防止機構の作製（ニッセン手術） ・飲み込んだものはスムーズに通過するが，胃に入ったものは逆流しないという2つの相反する作用が得られるように，上記の2つの手術が必要となる ・ほとんどが腹腔鏡で行われる．腹部に3〜4か所の穴をあけ，手術を行う ・術後，お腹が張る，ゲップが出にくいといった症状が起こることもあるが，徐々に改善する

[1]「胃・十二指腸潰瘍」の項：p.35参照．

食道裂孔ヘルニア患者の看護

標準看護計画

　基本的には良性疾患であるため，症状とヘルニアの大きさに応じて，治療方法を考慮すること．

　胸痛などの症状がみられるため，狭心症や気管支喘息と誤診されることもある．鑑別が必要である．

観察項目

	主観的項目	客観的項目
消化器症状	ゲップ，悪心・嘔吐，嚥下困難，胸やけ，心窩部痛，胃部不快感，つかえ感	疼痛出現の時間帯，嘔吐の有無・回数，胃内容物の逆流

ケア項目

症状を緩和する援助	生活習慣の変更（禁煙，節酒，節食，肥満解消，体位の工夫）
確実な治療	内科的治療（薬物療法），外科的治療（手術）
苦痛の軽減	体位の工夫（ベッドを20〜30°拳上して就寝するなど）
精神的サポート	検査・治療が安心して受けられるように援助が必要

患者指導項目

　この疾患自体はそれほど緊急性はないことを説明する．胸が焼けるように痛むときは少し水を飲むことを勧める．しかし，同じ胸痛を示す疾患として心筋梗塞や狭心症などがあり，それらの疾患との鑑別をするため，なるべく早めに医療機関を受診するよう勧める．

看護の実際：保存的・内科的治療

- 一般的には保存的治療は入院適応ではなく，外来でのフォローである．
- 内科的治療で大切なのは，食生活や生活習慣の改善とともに，確実な内服である．

観察のポイント

　食生活の改善だけでなく，生活習慣の改善も必要とされるため，患者の疾患に対する理解度を十分に把握することが重要である．

ケアのポイント

確実な薬剤投与	・指示された薬剤を自己管理できるように指導を行う
食事療法	・食事は高脂肪食，大食い，早食いを控える
	・食後はすぐに臥床せず最低30分は起きている．就寝時も20～30°ギャッジアップして就寝する．水平で寝る場合は，左下の姿勢のほうが右下よりも逆流が少ない

患者指導のポイント

腹部に圧がかからないように，ゆったりとした衣服を選択する
肥満傾向にある患者には，減量を勧める（内臓脂肪が腹圧を上げる）
逆流が起こりやすいのは，前かがみの姿勢（例えば庭の草取りなど），大きい声を出す，腹部に力が入る運動（例えば重量挙げなど）

看護の実際：外科的治療

観察のポイント

術後合併症の発生の予防と早期発見のための観察が重要となる．

ケアのポイント（術前・術後）

清潔援助	全身清拭，洗髪，足浴，下半身浴，シャワー，入浴など，患者の症状に応じて介助の程度を変えて実施する
疼痛ケア	創痛コントロールを十分に行い，苦痛の軽減と早期のADLアップを図る
早期離床	術後合併症予防のため，症状に応じて早期離床を促す
食事療法	食事はゆっくりとよく噛んで食べすぎないようにする

看護の実際：退院に向けての生活指導（外科的治療後の場合）

術後は健常者とほとんど同じ生活となる．ただし，食事に関しては食べすぎ，早食いなどに注意をする．

（江利山衣子）

3 胃・十二指腸潰瘍

病態関連図

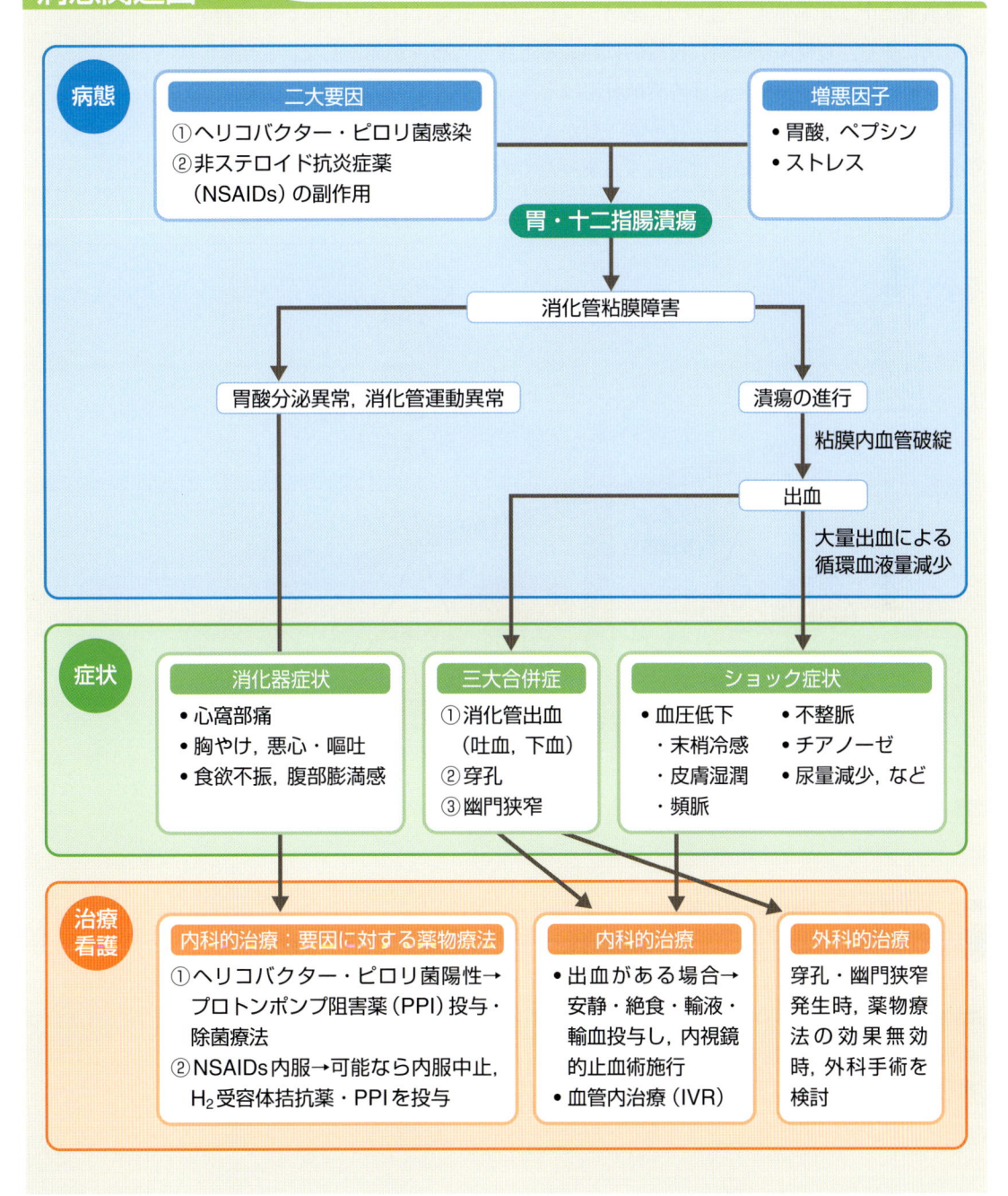

病態

二大要因
① ヘリコバクター・ピロリ菌感染
② 非ステロイド抗炎症薬（NSAIDs）の副作用

増悪因子
- 胃酸, ペプシン
- ストレス

↓

胃・十二指腸潰瘍

↓

消化管粘膜障害

├─ 胃酸分泌異常, 消化管運動異常
└─ 潰瘍の進行
　　↓ 粘膜内血管破綻
　　出血
　　↓ 大量出血による循環血液量減少

症状

消化器症状
- 心窩部痛
- 胸やけ, 悪心・嘔吐
- 食欲不振, 腹部膨満感

三大合併症
① 消化管出血（吐血, 下血）
② 穿孔
③ 幽門狭窄

ショック症状
- 血圧低下
  - 末梢冷感
  - 皮膚湿潤
  - 頻脈
- 不整脈
- チアノーゼ
- 尿量減少, など

治療看護

内科的治療：要因に対する薬物療法
① ヘリコバクター・ピロリ菌陽性→プロトンポンプ阻害薬（PPI）投与・除菌療法
② NSAIDs内服→可能なら内服中止, H_2受容体拮抗薬・PPIを投与

内科的治療
- 出血がある場合→安静・絶食・輸液・輸血投与し, 内視鏡的止血術施行
- 血管内治療（IVR）

外科的治療
穿孔・幽門狭窄発生時, 薬物療法の効果無効時, 外科手術を検討

病態生理

　胃・十二指腸潰瘍は別名を消化性潰瘍といい，粘膜筋板を越えて深く組織が欠損した状態をさす．酸やペプシンを主体とする攻撃因子と粘膜・血流などを主体とする防御因子のバランスが乱れることにより潰瘍が生ずる（図1）．

　胃・十二指腸潰瘍の原因は，ヘリコバクター・ピロリ菌感染と非ステロイド抗炎症薬（NSAIDs）内服が大半を占め，二大要因となっている．

　胃潰瘍と十二指腸潰瘍の違いは（表1），十二指腸潰瘍は胃酸の分泌が多い若い年代に多く，夜間の空腹時に持続的に起こる上腹部の痛みが典型的な自覚症状で，反対に胃潰瘍は中高年に多く胃酸分泌はそれほど多くないことである．症状には食後すぐの痛み，胸やけ・げっぷ・むかつきなどがある．また潰瘍があっても必ずしも自覚症状があるとは限らず，まったくの無症状の場合もあるので注意が必要である．

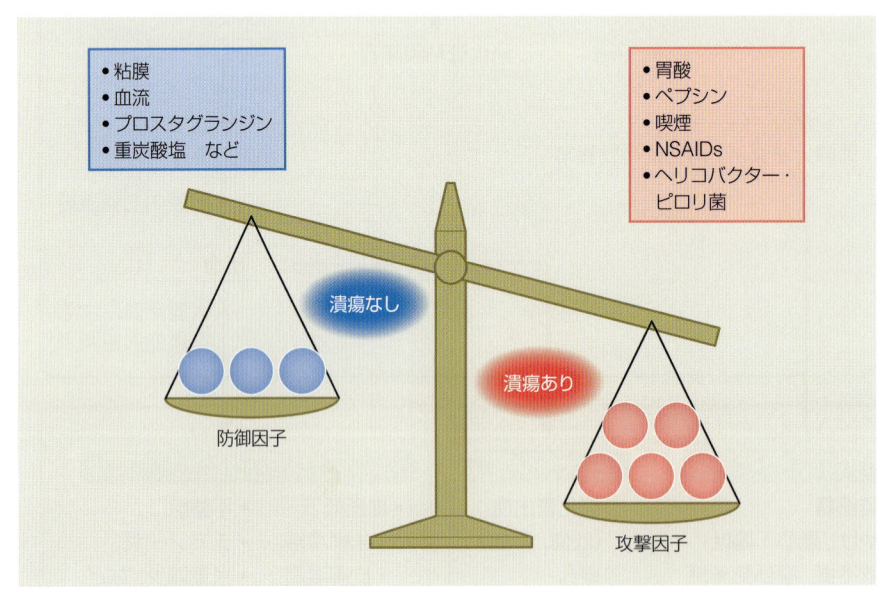

図1　消化性潰瘍のバランス説

表1　胃潰瘍と十二指腸潰瘍の比較

主な特徴	胃潰瘍	十二指腸潰瘍
好発年代	中高年	若い年代
胃酸の分泌	多くない	多い
自覚症状	胸やけ，げっぷ，むかつき	上腹部の痛み
痛みが出る時間	食事の直後	夜間の空腹時

3 胃・十二指腸潰瘍

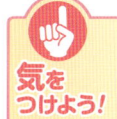

> **気をつけよう！**
>
> ◎重要な合併症として，出血・穿孔・狭窄がある！
> - 出血：潰瘍底の露出血管からの動脈性出血があると，吐血・下血をきたす．出血性ショックをきたすこともあるので注意が必要である．
> - 穿孔：深い潰瘍が形成され潰瘍底が膜を破って腹腔に突き抜ける状態をさす．突然の心窩部激痛，腹部板状硬，X線上での横隔膜下遊離ガス像が特徴である．
> - 狭窄：潰瘍による浮腫あるいは潰瘍瘢痕により，幽門や十二指腸球部の内腔が狭窄し，食物の通過障害をきたした状態をさす．狭窄が進むと頻繁に嘔吐がみられる．

検査・診断

診断のための検査としては，上部消化管内視鏡検査が第一選択となる．

血液検査	・赤血球，ヘモグロビン，ヘマトクリット：貧血の有無・程度の把握 ・白血球，C反応性蛋白（CRP），その他の電解質，など：疾患による身体への影響を把握
便検査	・便潜血反応 ・便中抗ヘリコバクター・ピロリ抗原測定
X線造影	・ニッシェやひだ集中像：潰瘍の陥凹部に造影剤が貯留してできるX線所見をさす
内視鏡	・潰瘍の存在部位・深さ（図2），ステージ分類（表2），良・悪性の鑑別，合併症の有無，他の疾患との鑑別 ・必要時，内視鏡的生検検査を行う

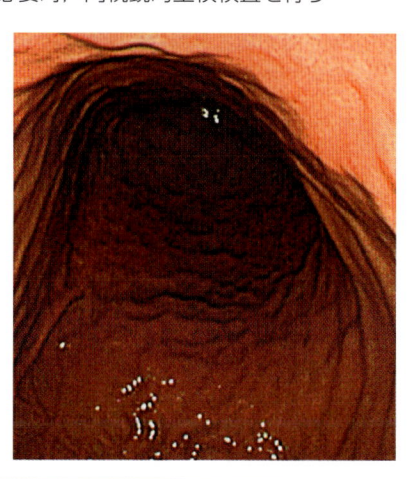

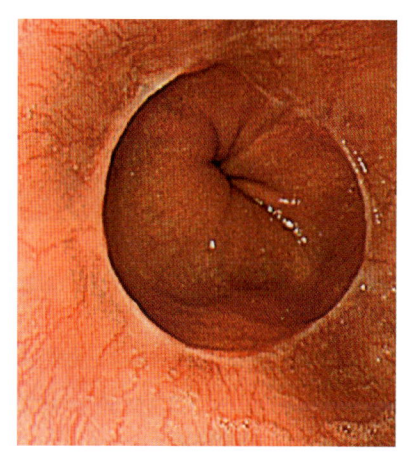

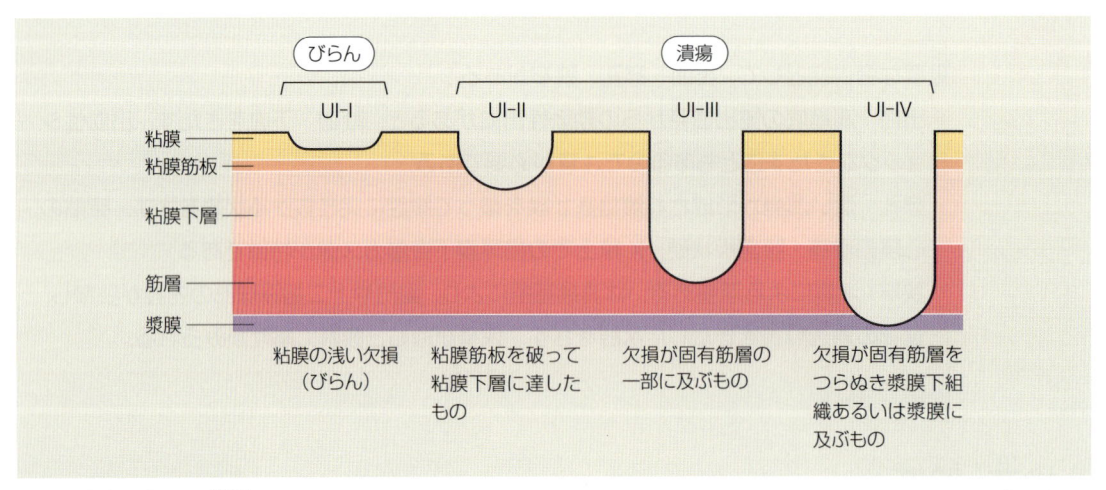

図2 潰瘍の深さの分類
(東 健：胃・十二指腸潰瘍．日野原重明，井村裕夫監：看護のための最新医学講座．第2版．4．消化管疾患．中山書店；2005．p.250より)

表2 胃・十二指腸潰瘍のステージ分類

ステージ		説明
活動期（Active）	A1	厚苔をつけ，周囲粘膜が浮腫状で再生上皮を認めない
	A2	浮腫が改善し，潰瘍縁が明確になり，再生上皮が出てくる
治癒過程期（Healing）	H1	白苔が薄くなり，再生上皮が潰瘍内にせり出してくる
	H2	潰瘍のほとんどを再生上皮が占めるが，わずかに白苔が残る
瘢痕期（Scarring）	S1	白苔が消失し，赤い再生上皮が覆う
	S2	発赤が消失し，白色の瘢痕となる

(崎田隆夫，三輪 剛：悪性潰瘍の内視鏡診断—早期診断のために．日消病会誌 1970；67：984-989を参考に作成)

治療

	内科的治療
一般療法	・心身の安静 ・合併症が認められない場合は刺激物，高塩分食を避けるくらいで食事制限は必要ではない ・アルコールは活動期は禁止．タバコは制限が必要
薬物療法	①ヘリコバクター・ピロリ菌陽性→除菌療法 **除菌療法** ・PPI[*1]で胃酸を十分に抑制したうえで抗菌薬を2剤用いるトリプルセラピーが一般的である．保険診療で認可されている抗菌薬は，アモキシシリン（サワシリン®，パセトシン®），クラリスロマイシン（クラリス®）の2剤である ・二次除菌療法の抗菌薬としてメトロニダゾール（フラジール®）が用いられる ②NSAIDs内服→可能な限り中止．継続が必要ならPPIなどの併用を行う

[*1] PPI：ランソプラゾール（タケプロン®），オメプラゾール（オメプラール®），ラベプラゾールナトリウム（パリエット®）．

3 胃・十二指腸潰瘍

外科的治療（手術）		
	• 出血が内視鏡的に止血不可能な場合や穿孔・狭窄などの合併時には外科手術が必要となる	
出血がある場合	• 安静，絶食，輸液，輸血→内視鏡的止血術[▶1]を行う • 止血不成功のとき，血管内治療（IVR[*2]）を行う	

[▶1]「内視鏡的止血術」の項：p.208 参照．
[*2] IVR：interventional radiology の略．画像検査（血管造影など）の手技を応用し，カテーテルなどを挿入して治療的措置を行う技術．

治療のフローチャート

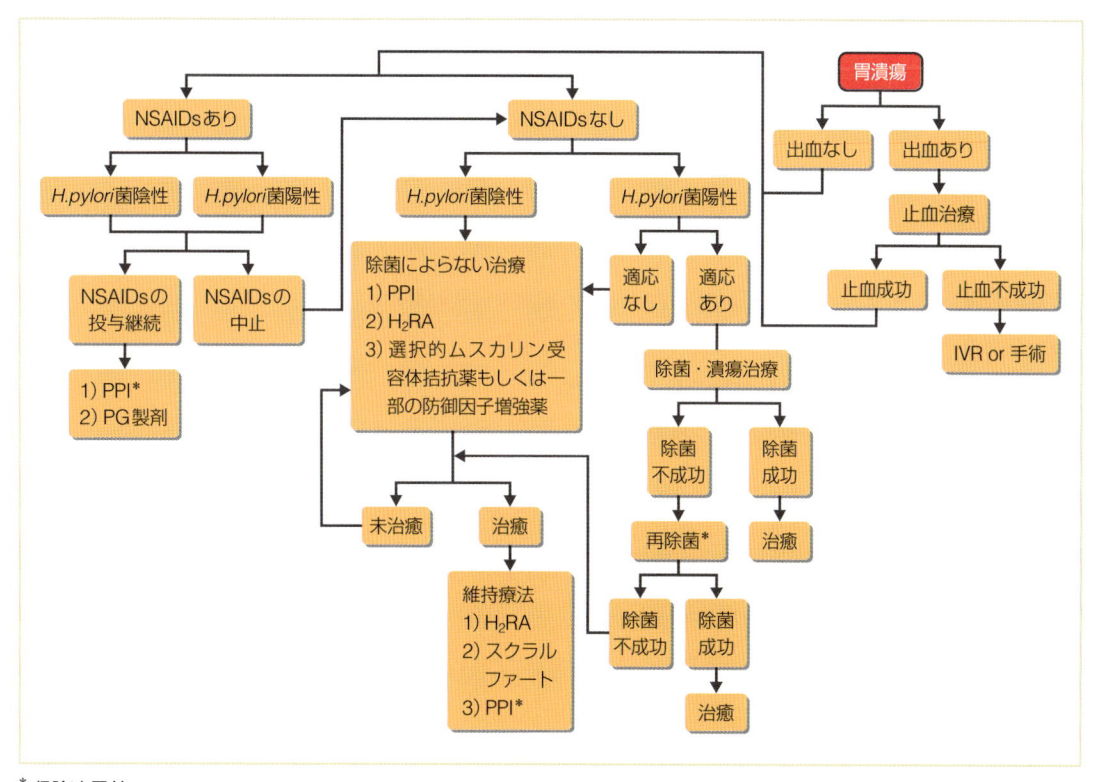

[フローチャート図]

* 保険適用外．
（胃潰瘍ガイドラインの適用と評価に関する研究班編：EBM に基づく胃潰瘍診療ガイドライン 第2版．じほう；2007．p.58 より）
NSAIDs：非ステロイド抗炎症薬，PPI：プロトンポンプ阻害薬，PG：プロスタグランジン
H_2RA：H_2 受容体拮抗薬．

胃・十二指腸潰瘍患者の看護

標準看護計画

観察項目

	主観的項目	客観的項目
消化器症状	心窩部痛，胃部不快，悪心，腹部膨満感	疼痛出現の時間帯，食事摂取量，摂取後の症状変化，嘔吐の有無・回数
出血の有無	吐血・下血，めまい，ふらつき	吐血・下血の量・回数・色調，血液データ
ショック	失神	血圧，脈拍，意識，皮膚湿潤，四肢冷感，顔面蒼白

ケア項目

苦痛の軽減	・安静，医師の指示のもと，必要時鎮痛薬・制吐薬の投与
確実な治療	・確実な薬剤・輸液投与，必要時輸血投与
日常生活援助	・安静度に合わせた清潔・排泄援助 ・心身の安静のための環境整備

患者指導項目

安静の保持，輸液・内服治療の必要性を説明する
自覚症状出現時は看護師に報告するよう説明する
胃・十二指腸潰瘍の再発予防のため，日常生活の注意点について説明する ・適度な休息，過労の回避，ストレス回避，睡眠不足の回避 ・規則正しい食生活，刺激物を控えた食事 ・禁煙 ・アルコール過飲の回避 ・内服管理

看護の実際：急性期

- 明らかなタール便などのように急性の顕性出血を示す徴候があれば，入院適応となる．
- 心窩部痛を主症状とした消化器症状への対処とともに，出血などの合併症を併発した場合は，循環動態の変化，ショック症状の早期発見および対応が重要となる．
- 出血を起こしている場合は，速やかにバイタルサインの安定化を図り，内視鏡

検査を行い，内視鏡的止血術を行う必要がある．

観察のポイント

急性期においては，心窩部痛などの不快症状が強い患者もいるため，症状の観察を行い，少しでも安楽に過ごせるよう援助する．また，合併症の出血・穿孔・狭窄による症状や出血によるショック症状の早期発見が特に重要になるため，血液データの値やバイタルサインの変化に注意していく．

ケアのポイント

確実な治療

確実な薬剤投与	・内服薬・輸液の確実な投与 ・必要時医師の指示のもと，鎮痛薬の投与
その他	・状況に応じて，酸素・輸血の投与

日常生活援助

清潔援助	・吐血・下血後の口腔内・陰部・肛門部の清潔の保持に注意 ・安静度・症状に応じて，全身清拭・洗髪・足浴・シャワー介助
排泄援助	・安静度に応じて，ベッド上・ベッドサイドでの排泄や，車椅子での移動の介助
食事援助	・合併症の程度により食止めとなる．食止めや食事制限に対して精神的サポートを行う ・食事摂取による症状の出現や変化に注意する
安静の保持	・療養環境を整え，心身の安静が保てるようにする ・安静度に応じて，移動の介助を行う

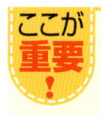

> **ここが重要**
> ▶急性期には，激しい疼痛や吐血・下血などを伴い，不安や恐怖が増強することがある．確実な薬剤投与，積極的な疼痛緩和を行い，患者の安静・安楽が保持できるようにかかわることが重要である．安静度内での療養環境の調整を図り，ストレスの軽減に努める．

看護の実際：回復期・慢性期

● 急性期を脱して回復期・慢性期へと移行してくると，潰瘍・出血が悪化しないように，内服や食事などの生活上のコントロールが必要となる．患者が順調に回復し，退院することができるような日常生活援助と生活指導が必要である．

観察のポイント

回復に伴い，安静度が拡大，食事も普通食になり，消化管への負荷が徐々に戻ってくる．再度潰瘍の悪化・再出血の可能性もあるため，元の日常生活に戻しつつ，消化器症状や吐血・下血の有無などの継続的な観察が必要である．

ケアのポイント

日常生活援助

清潔援助	・安静度拡大に合わせて，徐々にシャワー・入浴を行う ・症状に合わせて，無理をしないよう指導を行う
排泄援助	・タール便の有無など排泄物の観察の仕方を指導する
食事援助	・退院に向けて，患者・家族への栄養指導を行う（刺激物・過度のアルコールを避ける，規則正しい食生活）
内服管理	・内服薬の種類・効能など薬に対する理解度を確認し，必要時説明を追加する ・内服の自己管理状況を観察し，患者の状況に合わせて援助する
禁煙指導	・喫煙は血流の低下をきたし，潰瘍の治癒を遷延させる．再発予防のためにも禁煙指導を行う

精神的サポート

疾患の理解への支援	・潰瘍・出血などからくる症状を理解できるよう援助する ・症状が出現したときの対処について指導を行う

患者指導のポイント

早期の指導的介入	再発を繰り返さないためには疾患の原因に対する治療，特に内服治療を自己中断せず継続すること，増悪因子となるストレスを緩和することが必要である．自己管理できるよう早期から指導的に介入する

> **ここが重要！** ▶急性期を脱したら，精神的サポートを行いながら，再発を予防できるよう患者に合わせた日常生活での注意点や工夫点を示す必要がある．

看護の実際：退院に向けての生活指導

- 胃・十二指腸潰瘍は再発を繰り返しやすく，合併症によっては危険な状態になる．患者が疾患に対する知識をもち，自己管理できるように指導する必要がある．
- 退院指導では，慢性期の指導内容を再確認し，退院後も実践できるよう援助する．

患者指導のポイント

再発予防の日常生活での注意点	過労，ストレス，食事，禁煙，服薬

> **ここが重要！** ▶胃・十二指腸潰瘍では，ヘリコバクター・ピロリ菌の除菌療法など確実な服薬が再発予防のために必要である．症状が落ち着いたからといって元の生活に戻ったり，服薬を自己判断で中止したりすることがないよう患者に認識してもらうことが重要である！

（西原美和子）

4 胃がん

病態関連図

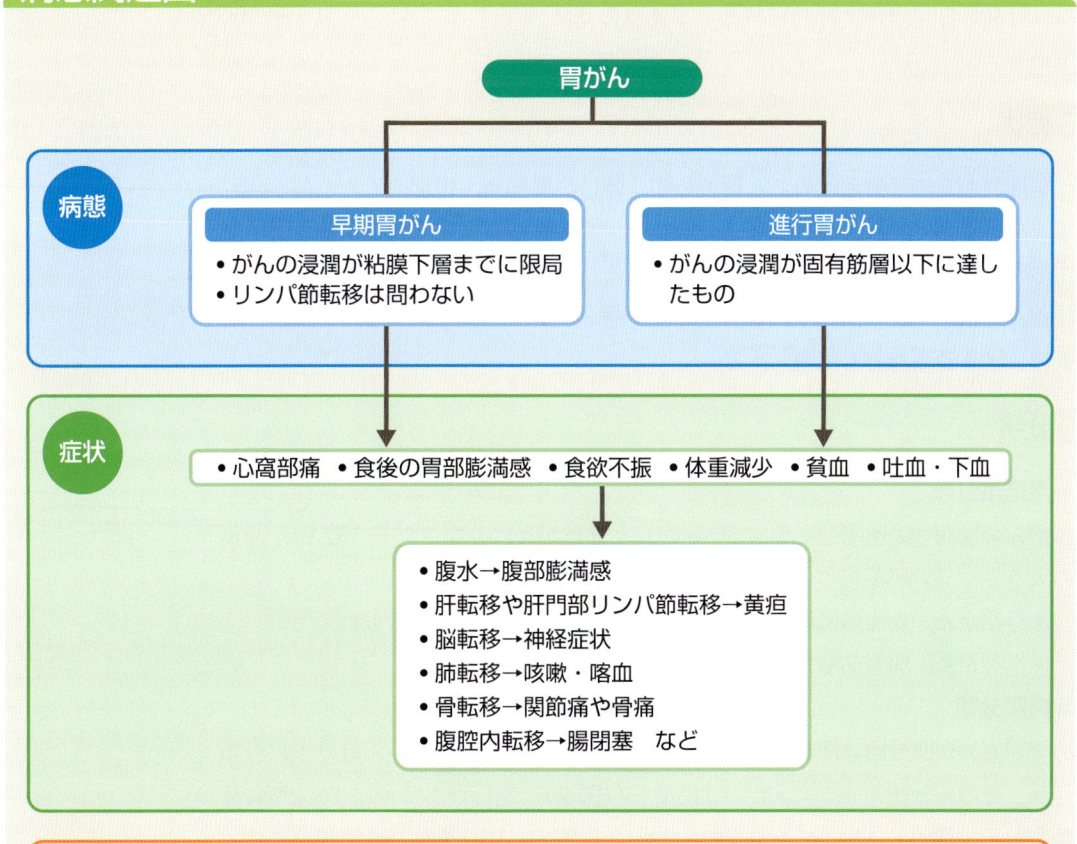

胃がん

病態

- 早期胃がん
  - がんの浸潤が粘膜下層までに限局
  - リンパ節転移は問わない

- 進行胃がん
  - がんの浸潤が固有筋層以下に達したもの

症状

- 心窩部痛 ・食後の胃部膨満感 ・食欲不振 ・体重減少 ・貧血 ・吐血・下血

- 腹水→腹部膨満感
- 肝転移や肝門部リンパ節転移→黄疸
- 脳転移→神経症状
- 肺転移→咳嗽・喀血
- 骨転移→関節痛や骨痛
- 腹腔内転移→腸閉塞　など

治療看護

内科的治療
- 早期がんの一部への治療
  - 内視鏡的粘膜切除術（EMR）
  - 内視鏡的粘膜下層剥離術（ESD）
- 高度進行がんへの治療
  - 化学療法
  - 放射線療法
- 緩和医療

外科的治療
- 外科的根治術（胃切除＋リンパ節郭清）
  - 幽門側胃切除
  - 胃全摘
  - 噴門側胃切除
- 姑息手術
  - 胃部分切除術
  - 胃腸吻合術
  - 胃・腸瘻造設術

病態生理

胃がんは胃粘膜から発生した悪性腫瘍で，周囲組織に広がりながら発育する．発育の過程でリンパ管や静脈を経由し，リンパ節や他臓器に転移をきたす．

原因は不明である．関与するものとして最も関係するものがヘリコバクター・ピロリ菌，次が食塩の過剰摂取，その次がトリプトファンの順になる．

発症は2：1の割合で男性に多く，50歳代に好発するが，20歳代でも起こりうる．好発部位は胃体下部〜胃角部で全体の約60％を占める．90％以上が腺がんである．

症状

早期胃がんでは無症状のことが多いが，時に心窩部痛，胃部のもたれ感が現れる．進行胃がんでは，心窩部痛，胃部つかえ感，腹部膨満感，食欲不振などを呈することが多くなるが，無症状の場合もある．さらに進行すると，がん性腹膜炎に伴う腹水やリンパ節転移によるがん性疼痛・黄疸，肺転移による咳・血痰，骨転移による骨痛なども出現しうる．

分類

●深達度分類

がんの浸潤（深達度）によって早期がんと進行がんに分類される（図1）．腫瘍の大きさやリンパ節転移の有無は問わない．
- 早期がん：がんの浸潤が粘膜層から粘膜下層に限局しているもの．
- 進行がん：固有筋層以下にがんが浸潤しているもの．

●肉眼分類

胃がんの肉眼分類は隆起型，陥凹型などと分類される．早期がんは0型に分類され，その細分類に0-Ⅰ，0-Ⅱ，0-Ⅲがある（図2）．進行がんは主に1〜4型に分類される（図3）．進行がんのうち，3型の一部と4型の壁内での浸潤が主体と

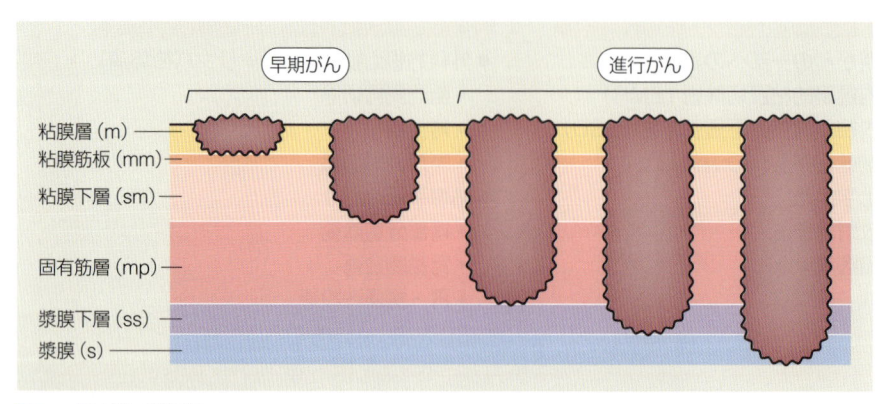

図1　胃がんの進行

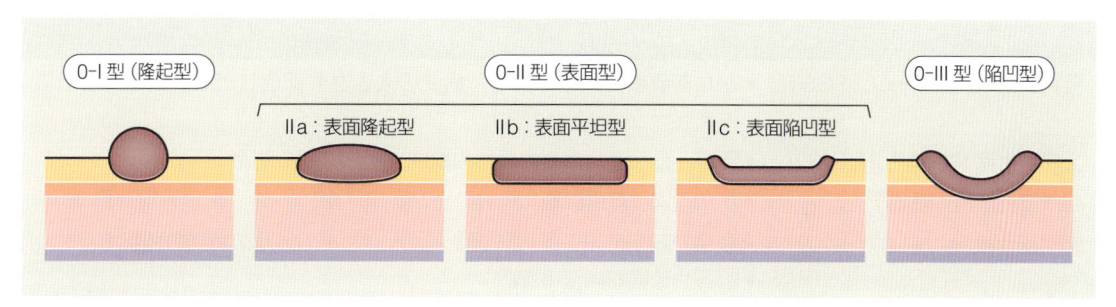

図2 早期胃がんの分類

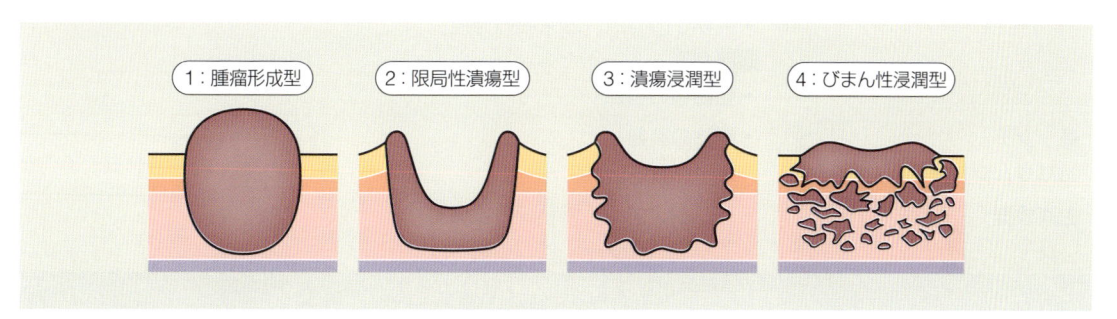

図3 進行胃がんの分類

なるものはスキルス胃がんともよばれる．

進展様式

胃がんは進行すると転移をきたすようになる．転移は主に下記がある．
- リンパ節転移：所属リンパ節転移（切除可能）と遠隔リンパ節転移（切除可能）．
- 血行性転移：肝や肺，脳，骨など．
- 腹膜播種転移：（漿膜より）がんが散布され，腹膜に転移したもの．ダグラス窩への腹膜播種をシュニッツラー転移とよび，また卵巣への腹膜播種をクルックンベルグとよぶ．

検査・診断

術前検査は，①胃がんの進行度に関係した検査，②手術に対する危険度をみる検査，の2つに分けられる．

胃がんの進行度に関係した検査	
胃ファイバースコープ（FGS）	・がんを直接カメラで見て，病変の大きさや部位などを評価し，さらに生検を行う
上部消化管X線造影（UGIS）	・胃がんの診断，病変の範囲の確認，切除範囲の決定
超音波内視鏡（EUS）	・がんの深達度の診断
腹部超音波	・がんの肝転移・リンパ節転移，腹水，がんの浸潤の有無の観察 ・胆石や他臓器病変の確認
CT	・がんの肝転移・リンパ節転移，腹水の有無の観察，他臓器病変の確認 胸部CT ・肺転移の有無，肺気腫の有無 頭部CT ・脳転移の有無
骨シンチ ガリウムシンチ	・転移の有無
血液検査	・ペプシノゲン：胃粘膜の萎縮度 ・ヘリコバクター・ピロリ菌[*1]
手術に対する危険度をみる検査	
心機能検査	・負荷心電図，心臓超音波（UCG）
肺機能検査	・胸部X線，血液ガス分析（BGA），スパイロメトリー
腎機能検査	・24時間蓄尿（クリアチニンクリアランス〈Ccr〉），PSP
肝機能検査	・インドシニアン・グリーン（ICG）
血液検査	・貧血，出血傾向，炎症反応，肝・腎機能，腫瘍マーカー，など

[*1] 感染者がかならずしも胃がんになるとは限らない．

治療

　胃がんの治療は原発巣（胃）と転移の可能性のある部位の切除が最も大切である．リンパ節転移の可能性がない，もしくはきわめて低い早期がんの一部は内視鏡治療の適応となる．転移の可能性が所属リンパ節内に限られる症例は，全例が外科的な根治術の適応である．転移が遠隔リンパ節や血行性，腹膜などにある場合は根治術の適応はなく，化学療法や姑息的手術を行うことになる．

内科的治療		
早期がんの一部への治療	内視鏡的粘膜切除術（EMR）[▶1]	適応　分化型粘膜内（m）がん，2cm以下，潰瘍病変を伴っていない
	内視鏡的粘膜下層剥離術（ESD）[▶1]	絶対適応（リンパ節転移の可能性がない） ・分化型の粘膜内がん：直径2cm以下，陥凹型では潰瘍の所見なし 相対適応（リンパ節転移の可能性がきわめて低い） ・分化型の粘膜内がん：大きさにかかわらず，潰瘍の所見なし ・分化型の粘膜内がん：潰瘍の所見あり，直径3cm以下 ・分化型のsm1まで（500μmまでの浸潤）のがん：潰瘍所見なし，直径3cm以下 ・未分化型の粘膜内がん：潰瘍所見なし，2cm以下

[▶1]「内視鏡的切除術（ポリペクトミー，EMR，ESD）」の項：p.204参照．

高度進行がんへの治療	化学療法	**適応** 切除不能例，術前・術後併用治療例，転移・播種などの再発例
	放射線療法	・転移がんによる症状緩和を目的とする

外科的治療		
幽門側胃切除[2]		・幽門部，胃体下部のがん腫に対して行われる ・胃の幽門側約 2/3 を切除する．肛門側は幽門部を越えた十二指腸球部で切離し，口側は腫瘍の部位によって決定する ・切離断端にがんが遺残しないようにがん腫から十分に離して切離する ・近年では，QOL を重視した幽門輪温存幽門側胃切除（切離線が幽門輪の 3 cm ほど口側となる）も行っている **再建法** ・ビルロートⅠ法（B-Ⅰ法）：残胃と十二指腸の端々吻合 ・ルーワイ吻合術（R-Y）：残胃と空腸を端々吻合（胃空腸吻合） ・ビルロートⅡ法（B-Ⅱ法）：残胃と空腸を端側吻合（胃空腸吻合）
胃全摘[2]		・胃体部から噴門側のがんに対して行われる ・腹部食道から十二指腸球部を切除するのが典型的である．がんの口側が食道に及んでいるときには，下部食道で切除する ・脾動脈沿いのリンパ節や脾門部のリンパ節郭清のために膵体尾部や脾臓の合併切除を追加することがある ・下部食道切除や下縦隔のリンパ節郭清を徹底するために開胸を加えた手術を行うこともある（左開胸開腹連続切開術〈LTA〉） ・LTA の場合，開胸になるため胸腔ドレーンが挿入される．胸腔ドレーンの管理は食道切除術に準ずる[3] **再建法** ・ルーワイ吻合術（R-Y）：肛門側空腸端と食道を端側吻合，口側空腸端は挙上した空腸の側壁に端側吻合（吻合 2 か所） ・空腸間置法：食道断端と十二指腸断端の間に空腸を端々吻合（吻合 3 か所） ・回結腸間置法：食道と回腸，上行結腸と十二指腸の端々吻合（吻合 3 か所）
噴門側胃切除[2]		・胃上部の比較的小さながんに対して行われる ・胃全摘と同様，下部食道切除やリンパ節郭清のために膵脾合併切除をすることがある **再建法** 空腸間置法，回結腸間置法：胃全摘に同じ
姑息手術		・胃部分切除術，胃腸吻合術，胃・腸瘻造設術

[2] 「胃摘出術」の項：p.165 参照.
[3] 「食道切除術」の項：p.156 参照.

術後合併症

術後合併症については，表1にまとめた．

表1 胃がん患者にみられる術後合併症とその対応

術後合併症	概要（症状，発症機序，頻度など）	対応
縫合不全	・発熱，腹痛，嘔吐などの急性腹膜炎症状や，腹腔ドレーンからの排液の性状の変化・増加がみられた場合に疑う（食事開始後に判明することもある）	・すぐに，医師へ報告し指示を確認する（急変しうる）
術後麻痺性イレウス	・術後は麻酔，筋弛緩薬の影響で腸管運動が低下しているが，2〜3日で回復してくる．腸蠕動音，腹部膨満感，噯気や吃逆，腹痛，排ガスの有無，胃管からの吸引量と性状を確認する．4〜5日を経過しても排ガスがなく，腹部膨満感，嘔気・嘔吐，腹痛がみられるときは術後イレウスを疑う	・医師の指示で立位腹部X線撮影を行うことで診断できる ・食事の継続などを確認する
吻合部狭窄	・食事中のつかえ感，腹部膨満感，悪心・嘔吐，食欲不振などの症状が現れる ・術後早期に現れるものは，一過性の吻合部の浮腫によるもので2〜3週間で軽快する．その後も持続する場合は，吻合部の瘢痕や潰瘍を考える	・潰瘍がある場合は，腹痛や吐血・下血を伴うこともあるため，医師への報告が必要である
逆流性食道炎	・胃全摘・噴門側胃切除の場合，手術による噴門部の生理的逆流防止機構の喪失や，幽門側胃切除による幽門括約筋の機能欠如により，逆流した胆汁・膵液より食道下部が刺激を受け，時にはびらんを生じる ・症状としては，食後の胸やけ，夜中や明け方の苦みや酸味を伴った消化液の逆流がある	・食事は必ず坐位で摂取する．食後1時間は臥位にならない ・就寝時はベッドをセミファーラー位とし，上半身が高くなるようにする ・就寝前の食事は避ける ・腸蠕動を促進するため，棟内歩行などでADLアップを促す
消化吸収障害	・迷走神経を切断した場合，胃の貯留機能喪失のため食物の通過に対して消化液の分泌が遅れて食物との混和が不十分となり，酸・ペプシンの分泌低下により下痢を起こしやすい	・術後の下痢は脱水を引き起こしやすいため，蠕動亢進による腹痛や排便の量・性状，飲水量に注意し観察をする
通過障害	・ビルロートI法は胃・十二指腸端々吻合であるため，食物の通過障害が起こりうる ・ルーワイ吻合術は胃・空腸端側吻合であるため，任意に吻合部の大きさを拡大でき食物の通過障害は少ない．しかし，胃からすぐ空腸に入るため十二指腸液の消化を受けにくく非生理的である ・ビルロートII法は残胃・空腸端側吻合であるため，通過障害は起こりにくい．しかし，胃への胆汁の逆流が起こりやすく逆流性食道炎になりやすい	・ビルロートI法では，解剖学的な胃の形状から，食後に右側臥位となり食物の通過を促すように指導する ・運動を行う
早期ダンピング症候群	・経口開始1〜3週目ごろに出現しやすい ・空腸が大量の食物で急激に拡張される結果，腸管の運動が促進される．また，胃内で希釈されずに腸管内に入った高浸透圧性の食物（特に高張液成分）に対し，大量の細胞外液が腸壁から腸腔内に滲出する結果，腸管はますます拡張し，同時に循環血液量減少の状態になるなどの発生機序が考えられる ・症状：食後30分以内に起こる．消化器症状として，上腹部膨満感，悪心，少量の食物または胆汁の嘔吐，腹鳴，鼓腸，下痢がある．また，血管運動性症状として，動悸，頻脈，めまい，熱感または冷感，顔面紅潮または顔面蒼白，発汗，ふるえ，全身倦怠感，呼吸困難，失神発作がみられる ・頻度と傾向：15〜20％の割合でみられる．女性，やせた人に多い．胃切除範囲が大きいほど起こりやすく，ビルロートI法よりII法に多い傾向にある	・水分の多いものを一気に流し込むようなことはしない ・糖分や水分の少ない高蛋白，高脂肪，低炭水化物の食事を中心に，1回の食事量を少なく，食事の回数を増やし，時間をかけてゆっくり食べる ・食後20〜30分間は安静にする
後期ダンピング症候群	・糖質の多い食物を摂ると，腸管内に入ったブドウ糖により急激に高血糖をきたし，血中インスリンが増える．しかし，血糖値はすぐに低下してしまうため，インスリン過剰の状態になり低血糖をきたす ・症状：食後2〜3時間後に全身倦怠感，脱力感，手足のふるえ，めまい，発汗，動悸などの早期ダンピング症候群に似た症状が出現する	・早期ダンピング症候群に対する食事指導に準ずる
術後貧血	・早期（術後〜3年）には胃液の塩酸欠乏による鉄の吸収障害，消化吸収障害による低蛋白症などよる鉄欠乏性貧血が起こる ・後期（3〜10年）には胃全摘，胃亜全摘後にビタミンB_{12}の吸収障害による大赤血球性貧血と，葉酸の代謝吸収障害が起こる	・鉄剤（硫酸鉄水和物〈フェロ・グラデュメット®〉）を与薬する ・葉酸やビタミンB_{12}（メコバラミン〈メチコバール®〉）の投与（経口では無効であるため，静注または筋注）を行う
骨粗鬆症	・カルシウムの吸収障害のため数年経って起こる場合がある	・カルシウムの多い食材の活用，適度な運動，薬の投与（骨のカルシウム量不足が著明なときは，カルシウム剤やビタミンDなどを投与）

胃がん患者の看護

標準看護計画

　胃切除・胃全摘の手術を受ける患者の不安には，食べられないことへの不安，手術そのものへの不安，術後や退院後の予期的不安がある．不安の内容や程度，表出の仕方などは個人によって異なるが，精神的・身体的・社会的側面から統合した情報を得て，患者中心に合わせた個別的な看護を行う必要がある．

観察項目

内科的治療	・胃がんの進行度，深達度 ・内視鏡的粘膜切除術（EMR），内視鏡的粘膜下層剥離術（ESD）のどちらが適応なのか ・有害事象（出血，穿孔，誤嚥性肺炎など）の理解度
外科的治療	・胃がんの進行度，深達度，リンパ節転移 ・患者の合併症 ・手術の方法，再建方法 ・術後合併症とそれに対するケア
化学療法	・胃がんの進行度の分類と多臓器への転移の有無など ・レジメンの内容 ・レジメンごとの副作用とそれに対するケア ・有害事象と発現時期の理解度
放射線療法	・照射部位，照射線線量，照射期間を把握しているか ・有害事象の理解
緩和医療	・症状緩和治療（姑息手術），バイパス手術，ストーマ造設術などの選択の理解度 ・PS（全身状態）の理解

ケア項目

栄養状態	・通過障害の有無，食事摂取量，血清アルブミン値，脱水の有無などを把握する
感染予防	・手洗い，含嗽を励行し，かぜ予防に努める
呼吸訓練	・禁煙，呼吸練習器による呼吸訓練，腹式呼吸，ネブライザーなどの排痰ケア
術前オリエンテーション	・手術に対する情報を提供して，術後の状態のイメージ化や合併症の予防，手術に向けての意欲の向上，不安の軽減につなげる
精神的サポート	・患者，家族，医療者間の信頼関係を築くと同時に，キーパーソンを把握し，患者をともにサポートしていく ・疾患に対する患者の受け止め方をとらえ，不安に思っていることを表出しやすい環境をつくるよう心がける

患者指導項目

禁煙	喫煙者の場合，術後呼吸器合併症を予防するため，早急に禁煙をするように指導する
食事	低栄養状態の場合は，栄養補助食品の摂取をするなどの指導をする
運動	術後の安静による筋力低下を防ぎ，術後の経過を順調に進めるためにも，手術までの間に十分な筋力をつける必要があるため，適度な運動の必要性を説明する
睡眠	術前は不安や緊張が強くなるため，必要であれば睡眠薬の使用を勧め，十分な休息がとれるようにする

看護の実際：術前

観察のポイント

症状	胃部痛，胃部膨満感，胃部重圧感，胸やけ，食欲不振，悪心・嘔吐，体重減少，吐血・下血
食事摂取状況	通過障害の有無や程度，食事摂取量・嗜好品，摂食パターン（いつ，何を，どこで，食べているか）
喫煙状況	喫煙の期間，喫煙の量
呼吸状態	呼吸器疾患の有無，呼吸機能検査の結果
栄養状態	体重減少の有無，摂取状況・血清アルブミン値，BMI
疾患の受け止め方	不安の内容と程度，手術に対する認識の程度，キーパーソンの存在の有無と支援の程度

ケアのポイント

全身状態の観察・管理
術前オリエンテーション

患者指導のポイント

症状の増強があるときは，医療者に伝えるように指導する
術前オリエンテーションを十分に行い，理解を促す（術前スタンダードケアプランを使用）
ボルダイン（呼吸練習器 or 非能動型呼吸運動訓練装置）・ネブライザーの使用法，体の動かし方，深呼吸，咳・痰の出し方，など

看護の実際：術後

観察・ケアのポイント

その他の術後合併症のケアについては表1を参照されたい．

呼吸器合併症	・最も発生頻度の高い合併症である．術後は肺の拡張不全や高度の血管浸透性亢進とそれに伴う間質浮腫から気道分泌物増加による無気肺，肺炎発生の可能性がある **観察項目** ・術直後より呼吸回数，呼吸音の聴取，喀痰の量・性状，SpO_2，動脈血液ガス値などの観察を十分行い，積極的な呼吸器合併症予防への援助をする
術後出血	・術後の出血には，創出血，腹腔内出血，消化管出血がある **観察項目** ・血圧の変動，チアノーゼの有無，Hb値の推移，ガーゼ汚染状況，ドレーンが挿入されている場合は排液の量と性状を観察する ・大量出血の場合，コアグラ（凝血）が生じてドレーンが詰まってしまうこともあるので注意する
術後感染症	・呼吸器感染症，尿路感染症，創部感染，腹膜炎などがある **観察項目** ・創部感染：創部の圧痛，発赤，腫脹，発熱など ・腹膜炎：発熱，持続する腹痛，悪心・嘔吐，腹部膨満感など
縫合不全	・消化管吻合部の創傷治癒が進まず，一部もしくは全体が解離した状態．消化管内容物が腹腔内に漏出し，腹膜炎を併発する場合もある．術後3～10日目が好発時期 **観察項目** ・発熱・頻脈，急激な腹痛，腹部緊張，悪心・嘔吐などの症状に注意する ・吻合部ドレーン排液の性状：膿性などの混濁や悪臭の有無 **予防** ・栄養状態の改善，胃管挿入による吻合部の減圧
術後イレウス	・長時間の開腹手術や腸管病変の強い場合，術後腸蠕動運動の回復は遅れる **観察項目** ・腸蠕動音，排ガスの有無，腹部膨満感・鼓腸，悪心・嘔吐の有無など **予防** ・体位変換・早期離床・腹部温罨法マッサージによる腸蠕動運動の促進
術後疼痛コントロール	・術後疼痛は，呼吸を抑制し，筋肉・神経を緊張させるため順調な機能回復の妨げとなる．硬膜外麻酔による自己調節鎮痛（PCA）などで鎮痛薬の投与を行い，効果を評価する

> **ここが重要**
> ▶上腹部の手術は，創痛により呼吸が抑制され，術後早期に呼吸器合併症が発生しやすい．
> ▶胃全摘など複雑な術式で吻合箇所が多い場合には，縫合不全を起こしやすい．縫合不全によって腹膜炎が生じるとショック状態を呈する．

患者指導のポイント

術後合併症予防のため，早期離床の必要性を患者の行動レベルで指導することが必要．

看護の実際：ダンピング症候群

- 胃切除後，摂取した食物が小腸に早急に墜落（dump）するために起こる症候群である．
- 食後30分程度でみられる早期症状と，食後2〜3時間でみられる後期症状とがある．

観察のポイント

早期ダンピング症候群	食後30分程度で，腹痛・嘔吐（腸蠕動運動亢進），発汗・頻脈（循環血漿量低下），顔面紅潮（消化管ホルモン上昇）
後期ダンピング症候群	食事2〜3時間で脱力感，めまい，冷や汗，動悸，手指振戦，空腹感などの低血糖症状

ケアのポイント

早期ダンピング症候群	・食事療法：食事回数を増やし，1回の摂取量を減らす．糖質を減らし，食事中の水分は控える
後期ダンピング症候群	・食事療法：高蛋白・高脂肪・低糖質食 ・分食：1回の食事を少量にして食事回数を増やす ・食後には臥床し，安静にする

患者指導のポイント

早期ダンピング症候群	・食事回数を増やし，1回の摂取量を減らす．糖質を減らし，食事中の水分は控える
後期ダンピング症候群	・食事療法：高蛋白・高脂肪・低糖質食 ・分食：1回の食事を少量にして食事回数を増やし，食後には臥床し，安静にする

（江利山衣子）

5 大腸がん

病態関連図

病態
- 腫瘍による管腔の狭窄
- 腫瘍と周囲組織からの出血

症状
腸の発生部位によって症状が異なる

盲腸，上行結腸
便が液状→症状が発現しにくい
- 下痢
- 貧血
- 腫瘤触知

下行結腸
- イレウス症状
- 便秘
- 通過障害

S状結腸，直腸
- 血便，粘血便
- 便通異常
- 便柱の狭小化
- 腹部膨満感

治療・看護

内科的治療
- 内視鏡的切除術
- 化学療法，放射線療法（術後の再発予防，他臓器に転移している場合の進行抑制）

外科的治療
- 結腸切除術
- 直腸切除術
- 人工肛門造設術

病態生理

　大腸がんは40〜70歳代に多く，国内では直腸がんとS状結腸がんが多い．近年は特に結腸がんが増加し，高齢者の患者が増加している．

　脂肪の多い食事の摂取と食物繊維の摂取減少が大腸がんの発生に影響しているといわれ，その他に大腸ポリポーシスや潰瘍性大腸炎が悪性化して発症することもある．近年ではがんの発生への関与が推測されているがん抑制遺伝子が解明され，大腸がんに関連するがん抑制遺伝子には*APC*，*p53*，*DCC*などがある．発がん遺伝子には*K-ras*がある．

　大腸がんの肉眼分類は深達度で分けられ，予後に大きく影響する（**表1〜3**）．早期がんはM（粘膜層）もしくはSM（粘膜下層）にとどまるものであり，リンパ節転移については問わない．MP（固有筋層）より深部に浸潤するものは進行がんに分類される．

表1　デュークの分類[*1]

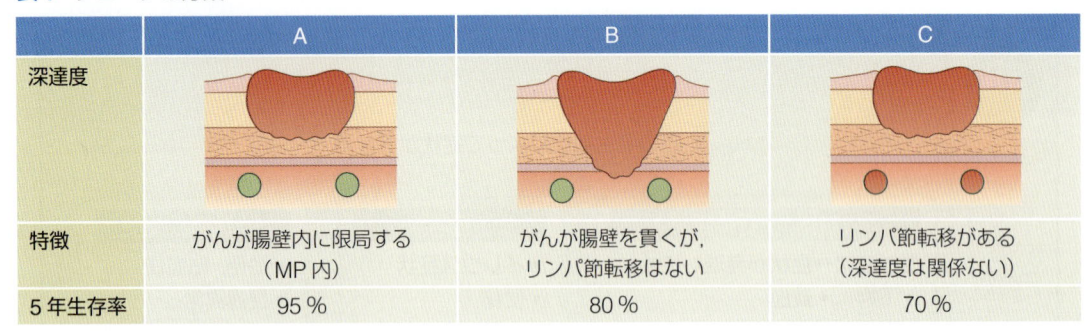

	A	B	C
深達度			
特徴	がんが腸壁内に限局する（MP内）	がんが腸壁を貫くが，リンパ節転移はない	リンパ節転移がある（深達度は関係ない）
5年生存率	95％	80％	70％

[*1] 予後判定に有用であり，広く用いられる．

表2　早期大腸がん（表在型：粘膜内がん，早期がん）の亜分類

I：隆起型			II：表面型			III：陥凹型
Ip 有茎性	Isp 亜有茎性	Is 無茎性	IIa 表面隆起型	IIb 表面平坦型	IIc 表面陥凹型	—

表3　「大腸癌取扱い規約」による分類

0型	表在型（粘膜内がん，早期がん）
1型	腫瘤型
2型	潰瘍限局型
3型	潰瘍浸潤型
4型	びまん浸潤型
5型	分類不能型

1型以上は進行がんに分類される．

検査・診断

スクリーニングのために便潜血反応が行われ，診断には内視鏡とX線検査が必要である．

便潜血反応	・肉眼的に認められない糞便中の血液を検出する方法 ・ヒトヘモグロビンにのみ反応するため，広く用いられる
CEA（がん胎児性抗原）	・採血により腫瘍マーカー検査を行う ・肝臓への転移や局所再発の指標となるが，早期診断にはあまり役立たない
直腸診	・直腸がんの場合に行う
大腸内視鏡	・内視鏡により大腸全体の観察を行い，腸内のほかの箇所のがんの有無やポリープの有無を確認する ・確定診断は生検を行い組織診断をするが，形態や大きさによって大まかな鑑別は可能である ・IIb型（表面平坦型）やIIc型（表面陥凹型）の早期がんは発見が難しいため，色素散布を行う．インジゴカルミン染色によって，陥凹形成や周囲の隆起を認識できる
注腸X線	・注腸造影で大腸壁の陰影欠損や壁不整，apple core sign[*2]を呈したときは大腸がんを疑い，内視鏡検査および局所の生検を行う
超音波，CT，MRI	・転移の診断のために行う

[*2] apple core sign：リンゴの芯様像．全周性の壁不正を伴う狭窄をさす．大腸がんのなかでも特に2・3型の大腸がんの特徴的所見である．

治療

	内科的治療
内視鏡的切除術[▶1]	・早期がんが対象となる 　・内視鏡的ポリペクトミー 　・内視鏡的粘膜切除術（EMR） 　・内視鏡的粘膜下層剥離術（ESD）[*3]
化学療法	・根治的治療の観点では有効性は低い ・再発予防のための補助療法として行う ・他臓器への転移例に行う
放射線療法	・直腸がんに対して行われている ・腫瘍縮小効果や局所制御効果を狙い，術前に行う ・術後補助療法として術後に行う（術後に行う場合は化学療法との併用が標準） ・再発や進行例における症状緩和目的に行う

[▶1]「内視鏡的切除術（ポリペクトミー，EMR，ESD）」の項：p.204参照．
[*3] 大腸がんに対するESDは難易度が高く，一般的であるとはいえない．

外科的治療
• 根治的手術（腸切除＋リンパ節郭清） 　・盲腸・上行結腸がん：右半結腸切除術 　・横行結腸がん：横行結腸切除術 　・下行結腸がん：左半結腸切除術 　・S状結腸がん：S状結腸切除術，左半結腸切除術 　・直腸がん：高位・低位前方切除術，腹会陰式直腸切断術，マイルズ手術 • 人工肛門造設術 [2]（腫瘍切除術の結果として，人工肛門が一時的 or 永久的に必要となった場合）

[2]「人工肛門造設術（ストーマ造設術）」の項：p.180 参照．

大腸がん患者の看護

標準看護計画

　がんの診断を受けた患者のさまざまな思いに寄り添いながら，各治療法ごとに生じる身体的な変化や副作用を予測し，患者や家族が自ら対処できるようかかわることが重要である．

観察項目

便の性状の変化	便柱が細い，血便，便秘
腫瘍による通過障害	イレウス様症状，腹痛，悪心・嘔吐
各治療法に特徴的な副作用	化学療法・放射線療法による消化器症状や皮膚症状，など

ケア項目

精神的サポート	• がんと診断されたことによる不安や怒り，悲嘆の感情に寄り添う • 治療ごとのセルフケア支援を通して，患者が病気に対処できることを伝えていく
セルフケア支援	• 各治療における知識の提供や対処方法の指導

患者指導項目

排便の変化への対処	• 肛門周囲の皮膚のスキンケア • 外出先のトイレの場所の確認
緊急時の連絡先	• 外来患者では，夜間と日中のそれぞれの連絡先や連絡が必要な症状の目安を伝える

看護の実際：化学療法における看護

- 大腸がんにおける化学療法の目的は，放射線療法との併用による術前化学療法，術後の再発抑制を目的とした術後補助化学療法，切除不能な進行再発大腸がんを対象とした全身化学療法がある▶3．
- 肛門に近い直腸がんでは，化学・放射線併用療法を行うことによる腫瘍の縮小効果が期待され，それにより肛門括約筋を温存できる（一時的に肛門を造設する可能性もあるが，永久的な人工肛門の造設は回避できる）．
- 術後補助化学療法は，主にStage Ⅲa～Ⅲbの患者やStage Ⅱのハイリスク患者に対し，約6か月間を目安に行われる．病理診断に基づき，術後4～8週の間に開始される．
- 術前化学療法，術後補助化学療法は通院治療で行われることが多く，決められたレジメンを決められた回数・期間で実施することが大切である．患者自身も「手術まで頑張ろう」「半年間，頑張ろう」など，治療効果や治療期間を目途に頑張ろうとすることが多い．そのため，各レジメンに特徴的な有害事象へのケアを患者自身が行えるように，ケア方法を患者とともに考えながら，治療目標を達成できるように心理的にも支援する必要がある．
- 全身化学療法の適応となる転移部位は肝臓・肺・リンパ節・腹膜などであり，FOLFOX療法，FOLFIRI療法などが代表的なレジメンである．腫瘍縮小効果により，切除不能な腫瘍が手術適応となることもある．
- 末梢神経障害や脱毛，下痢など特徴的な有害事象があるため，治療前の検査所見やPS（performance status），患者の生活（手先を使う仕事など）などから総合的にレジメンが選択される．
- 全身化学療法を行う再発・転移症例の患者は，「自分の身体や化学療法とうまく付き合いながら生活すること」が大切である．看護師は，「ここまで行えば治療は終わり」などというようにゴールがみえない患者の気持ちを理解しながら各有害事象へのケアにあたる．
- 特に，大腸がんにおける化学療法は近年進歩が目覚ましく，分子標的治療薬も含め，二次治療，三次治療など薬剤選択の幅が広い．一つの薬剤に効果がみられなくなっても次に選択できる薬剤がある一方で，患者はその薬剤ごとの新たな有害事象への対応を生活に組み込まなければならず，医療費や就労の問題にも対処していかなければならない．
- 大腸がん患者は近年高齢者も増えてきており，年齢による身体的変化への対処に加えて，化学療法による心身への影響，セルフケアを組み込んだ新たな生活への対処を行わなければならない．さまざまな経験を積んで成熟した存在としての高齢患者の強みを生かしながら，治療目標を達成できるような看護支援が重要である．
- 看護師は，患者や家族が病状や薬剤に関する説明をどのように理解しているか

表4 中等度以上の下痢に用いられる薬剤

腸蠕動抑制薬	ロペラミド塩酸塩（ロペミン®など），アヘン（アヘンチンキ®）
吸着薬	天然ケイ酸アルミニウム（アドソルビン®など），ジメチコン（ガスコン®など）
乳酸菌製剤	ラクトミン製剤（ビオフェルミン®など），ビフィズス菌（ラックビー®など）
収斂薬	タンニン酸アルブミン（タンナルビン®など）

把握しながら，患者がその薬剤に対処できるような方法をともに考えていく．そのためには，医師や薬剤師，医療ソーシャルワーカー（MSW）などの他職種や病棟・外来看護師間での連携が重要となる．

[3] 各レジメンに基づくケアについては，「消化器がん化学療法の基礎知識」の項：p.236参照．

看護の実際：放射線療法における看護

- 大腸がんの治療のうち，手術療法[4]，内視鏡的切除[5]，化学療法[6]に関しては各項を参照とする．ここでは大腸がんにおける放射線療法での看護について述べる．
- 大腸がんにおける放射線療法は，主に直腸がんにおける術前・術後補助療法として，また症状緩和を目的として行われ，化学療法との併用が多い．
- 照射野に腹部や骨盤部，会陰部などが含まれるため，主に放射線性下痢などの消化器症状，膀胱炎や皮膚炎が生じる．照射した放射線量から症状が起こる時期を予測し，患者が自ら対処できるよう援助する．
- 放射線性下痢のメカニズムは，放射線による腸管の粘膜上皮細胞の再生障害から腸粘膜のただれや炎症が生じ，水分・栄養の吸収障害が起こり下痢となる．
- 激しい腹痛や明らかな出血など，中等度以上の下痢の患者には表4に示す薬剤が使用される．

[4]「結腸切除術」の項：p.171,「直腸切除術」の項：p.175参照．
[5]「内視鏡的切除術（ポリペクトミー，EMR，ESD）」の項：p.204参照．
[6]「消化器がん化学療法の基礎知識」の項：p.236参照．

観察のポイント

通常15～30 Gyで半数近くの患者に腸粘膜の再生障害による症状が出現する．治療を受ける前までの排泄パターンとの変化や，下痢による脱水，低栄養状態に注意する．

ケアのポイント

症状のアセスメント	・普段の排泄パターン ・粘膜炎による排泄パターンの変化：便の量や頻度，血便の有無 ・症状がいつから起きたか ・栄養状態：体重減少は起きていないか ・下痢による脱水症状 ・痔核の炎症 ・症状が及ぼす日常生活への影響 ・患者がどのように症状に対処しているか ・下痢以外の消化器症状は起きていないか

患者指導のポイント

放射線療法は連日，長期間にわたることの多い治療である．治療による有害事象をコントロールしながら，予定された治療を完遂することが重要となる．

症状が悪化してから対処するのではなく，治療開始前から，症状の出現を遅らせたり悪化させたりしないような工夫が必要である．

また，食事や肛門周囲のスキンケアなど，患者や家族によるセルフケアが重要となる．

症状への対応	・患者には，起こりやすい症状やその発現時期などの知識を提供し，患者や家族のセルフケア方法を活かして対処できる方法を考える ・症状悪化時には，当初有効であった方法が実施できなくなることもあるため，どのように工夫したら対応できるかの調整を患者や家族とともに考えることが必要である
外来受診	・特に外来患者では，患者自身で症状を観察し，医療者に伝えることが求められる．短時間のかかわりのなかで患者や家族に知識を提供し，どのような症状が出現したら時間外でも連絡すべきか，どこに連絡すべきかを指導する
食事管理	・下痢時に勧められる食事：低残渣食（脂肪分が少なく消化しやすい），バナナジュース（カリウムが含まれカロリーも摂取しやすい）など ・下痢時に摂取を避けたほうがよい食事：揚げ物など脂っこい物，乳製品，繊維質の多い物，スパイスなど刺激の強い食材，カフェイン，アルコール類，熱すぎたり冷たすぎたりする物
水分摂取	・経口補水液やスポーツドリンクをこまめに摂る
肛門周囲のスキンケア	・肛門周囲の皮膚を清潔に保つ ・摩擦を避けるため，紙で強く拭くことは避ける ・洗浄機能つき便器を使用する（皮膚のふやけの原因になる場合は清拭材などで代用する） ・乾燥する場合は保湿薬を塗布する

（大野木由美子）

6 潰瘍性大腸炎

病態関連図

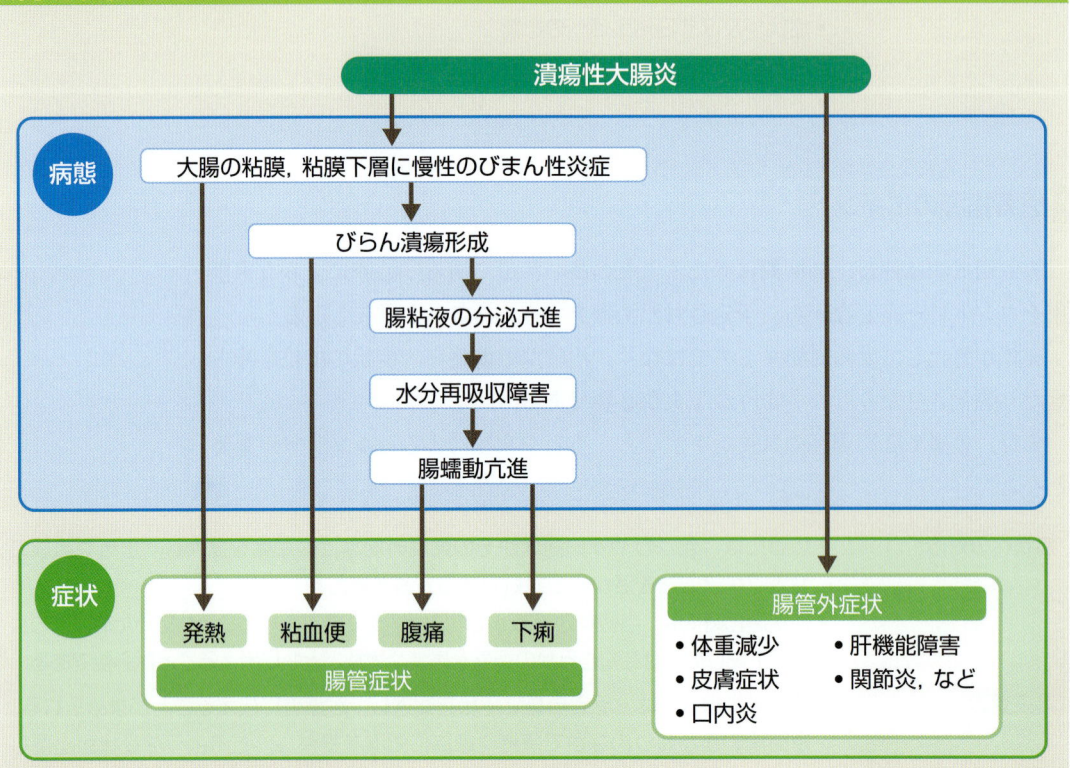

潰瘍性大腸炎

病態
- 大腸の粘膜，粘膜下層に慢性のびまん性炎症
  - びらん潰瘍形成
    - 腸粘液の分泌亢進
      - 水分再吸収障害
        - 腸蠕動亢進

症状

腸管症状
- 発熱
- 粘血便
- 腹痛
- 下痢

腸管外症状
- 体重減少
- 肝機能障害
- 皮膚症状
- 関節炎，など
- 口内炎

治療・看護

内科的治療
- 全身状態改善
- 腸管の安静の保持
  - 完全静脈栄養法
  - 経腸栄養療法
- 薬物療法
- 血球成分除去療法[*1]
  - 白血球除去療法（LCAP）
  - 顆粒球吸着療法（GCAP）

外科的治療
- 緊急手術，準緊急手術の適応
  - 穿孔，腹膜炎症状があるもの
  - 大量出血，中毒性巨大結腸
- 待機手術の適応
  - 内科的治療が困難な症例
  - がんの合併
    ↓
  - 大腸全摘出術＋回腸肛門吻合 など

看護
- 心身の安静
- 腸管の安静
- 栄養管理
- 服薬の管理
- 感染予防

[*1] 体外循環治療法であり，炎症にかかわる細胞を取り除き，腸の炎症を抑える。

病態生理（表1～3）

潰瘍性大腸炎は，大腸にびらんや潰瘍を形成するびまん性非特異炎症性疾患である．直腸から連続的に口側に広がる粘膜層の炎症であり，結腸全体にまで広がることがある．この炎症によって，下血，下痢，発熱，腹痛などが生じる．大腸以外にもさまざまな合併症（腸管外合併症）を引き起こすことがある（表1）．

原因は不明で，免疫病理学的機序や心理的要因の関与が考えられている．30歳以下の成人に多いが，小児や50歳以上でもみられる．

表1 潰瘍性大腸炎の合併症

皮膚	結節性紅斑，壊疽性膿皮症など
粘膜	口腔，腟粘膜のアフタ性潰瘍など
眼	虹彩炎など
関節	関節炎，仙腸関節炎，硬直性脊髄炎など
肝	慢性活動性肝炎，肝硬変など
胆道	胆管周囲炎，硬化性胆管炎，胆管がんなど

表2 潰瘍性大腸炎の分類

病期分類	
活動期	血便を訴え，内視鏡的に血管透見像の消失，易出血性びらん，潰瘍などを認める状態
寛解期	血便が消失し，内視鏡的には活動期の所見が消失し血管透見像が出現した状態

病変の広がりによる分類	
全大腸炎	直腸より連続する病変の範囲が横行結腸中央部を越えて口側に及ぶもの
左側大腸炎	病変の範囲が横行結腸中央部を越えない
直腸炎	内視鏡検査により直腸S状部（Rs）の口側に正常粘膜を認める
右側，区域性大腸炎	病変の分布が，右側結腸あるいは上記以外のもの

臨床経過による分類	
再燃寛解型	再燃・寛解を繰り返す
慢性持続型	初回発作より6か月以上活動期にあるもの
急性劇症型	きわめて激烈な症状で発症し，合併症の頻度が高く予後不良
初回発作型	発作が1回だけのもの

（蘆田知史，高後 裕：潰瘍性大腸炎．日野原重明，井村裕夫監：看護のための最新医学講座．第2版．4．消化管疾患．中山書店；2005．p.336 より）

表3 潰瘍性大腸炎の重症度診断基準

	重症[*1]	中等度	軽症[*2]
①排便回数	6回以上	重症と軽症との中間	4回以下
②顕血便	（＋＋＋）		（＋）と（－）
③発熱	37.5℃以上		（－）
④頻脈	90/分以上		（－）
⑤貧血	Hb 10 g/dL以下		（－）
⑥赤沈	30 mm/時以上		正常

[*1] 重症とは①および②のほかに全身症状である③，④いずれかを満たし，かつ6項目のうち4項目以上を満たすもの．
[*2] 軽症とは6項目すべてを満たすものとする．
① 重症基準を満たす．
② 15回/日以上の血性下痢が続いている．
③ 38℃以上の持続する高熱がある．
④ 10,000/mm^2 以上の白血球増多がある．
⑤ 強い腹痛がある．
①～⑤のすべてを満たすものは劇症とする．

（蘆田知史，高後 裕：潰瘍性大腸炎．日野原重明，井村裕夫監：看護のための最新医学講座．第2版．4．消化管疾患．中山書店；2005．p.336 より）

検査・診断(表4)

便培養	・微小な細菌やウイルスを検出できるため，ほかの腸炎との鑑別に不可欠
血液検査	・血液検査で炎症所見（血沈亢進・CRP陽性），重症例では低栄養状態（低蛋白血症，低アルブミン血症，低コレステロール血症），鉄欠乏性貧血などがみられる
大腸内視鏡	**目的** 診断，外来治療中の定期検査，増悪時の把握，治療前・治療中・治療後の評価 ・直腸を含めた，連続性，びまん性の炎症像や，左右対称的な病像，炎症に囲まれた潰瘍などがみられる ・活動期は，粘膜の血管透見像の消失，膿様粘液の付着や腸管の拡張不良，偽ポリポーシスなどがみられる 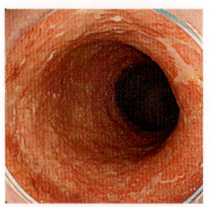 （正常） 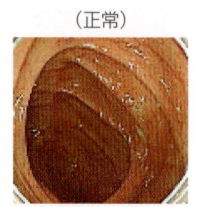 連続的に存在するびまん性炎症 ハウストラ（腸のひだ）の消失もみられる． 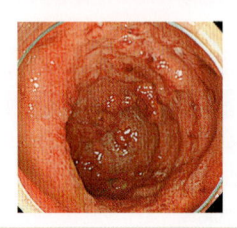 偽ポリポーシス 潰瘍が広範囲にできると，残存した粘膜がポリープ状になる．
注腸造影	・粗い，または細顆粒状の粘膜表面のびまん性変化，多発性のびらんや潰瘍，偽ポリポーシス，鉛管像や腸管の狭小・短縮がみられる
病理組織検査	・内視鏡的に病変の生検を行う ・大腸炎の程度，特に治療像の判定において，生検組織像は，内視鏡肉眼所見より精密である．治療が適切に行われているか否かは連続生検をとることでわかる ・粘膜に炎症性細胞が浸潤→杯細胞が減少→陰窩に炎症性細胞（陰窩膿瘍）

表4 潰瘍性大腸炎診断基準

次のAのほか，Bのうちの1項目，およびCを満たし，下記の疾患が除外できれば，確診となる．

A. 臨床症状	持続性，または反復性の粘血・血便，あるいはその既往がある	
B. ① 内視鏡検査	1）粘膜はびまん性におかされ，血管透見像は消失し，粗ぞうまたは細顆粒状を呈する．さらに，もろくて易出血性（接触出血）を伴い，粘血膿性の分泌物が付着しているか， 2）多発性のびらん，潰瘍あるいは偽ポリポーシスを認める	
② 注腸X線検査	1）粗ぞうまたは細顆粒状の粘膜表面のびまん性変化 2）多発性のびらん，潰瘍 3）偽ポリポーシスを認める．その他，ハウストラの消失（鉛管像）や腸管の狭小・短縮が認められる	
C. 生検組織学検査	活動期では粘膜全層にびまん性炎症性細胞浸潤，陰窩膿瘍，高度な杯細胞減少が認められる．いずれも非特異的所見であるので，総合的に判断する．寛解期では腺の配列異常（蛇行・分岐），萎縮が残存する．上記変化は通常直腸から連続性に口側にみられる．除外すべき疾患は，細菌性赤痢，アメーバ性大腸炎，サルモネラ腸炎，キャンピロバクタ腸炎，大腸結核，クラミジア腸炎などの感染性腸炎が主体で，その他にクローン病，放射線照射性大腸炎，薬剤性大腸炎，リンパ濾胞増殖症，虚血性大腸炎，腸型ベーチェットなどがある．	

B，Cの検査が不十分，あるいは施行できなくとも，切除手術または剖検により，肉眼的および組織学的に本症に特徴的な所見を認める場合は，下記の疾患が除外できれば，確診とする．

〈注1〉まれに血便に気付いていない場合や，血便に気付いてすぐに来院する（病悩期間が短い）場合もあるので注意を要する．
〈注2〉所見が軽度で診断が確実でないものは「疑診」として取り扱い，後日再燃時などに明確な所見が得られた時に本症と「確診」する．
〈注3〉Indeterminate colitis
　　クローン病と潰瘍性大腸炎の両疾患の臨床的，病理学的特徴を合わせ持つ，鑑別困難例．経過観察により，いずれかの疾患により特徴的な所見が出現する場合がある．

（潰瘍性大腸炎診断基準案．厚生労働科学研究費補助金難治性疾患克服研究事業「難治性炎症性腸管障害に関する調査研究」班（渡辺班）：平成23年度分担研究報告書別冊より）

治療

内科的治療		
• 栄養療法と薬物療法を組み合わせながら，活動期治療および寛解維持療法を行う		
栄養療法	• 炎症を起こしている腸管の安静を図る	
	完全静脈栄養	• 静脈にカテーテルを挿入し，直接栄養成分を注入する方法．重症例に用いる
	経腸栄養	• 消化のよい状態に分解された栄養成分を，鼻から挿入したチューブか経口により摂取する方法
薬物療法	• 炎症を抑え，症状を軽減させる目的で行う．副作用や適応が異なるので注意する	
	薬剤名	一般名（商品名）	備考
	5-アミノサリチル酸製剤	• サラゾスルファピリジン（サラゾピリン®）など • メサラジン（ペンタサ®，アサコール®）など	• 幅広い病期で有効 • 長期連用した場合も副作用が比較的少ない • 経口薬，坐薬，注腸薬などがある
	ステロイド薬	プレドニゾロン（プレドニゾロン®，プレドニン®）など	• 5-アミノサリチル酸製剤無効時や重症例で用いる．病変の範囲によって，剤形を使い分ける • 副作用のリスクが高いため，効果を認めたら速やかに減量する • 経口薬，坐薬，注腸薬などがある

薬物療法（つづき）	免疫抑制薬	・6-メルカプトプリン（ロイケリン®）など ・アザチオプリン（イムラン®）など ・シクロスポリン（サンディミュン®，ネオーラル®など） ・タクロリムス（プログラフ®）など	・ステロイド薬の減量・離脱を要する場合，多剤が無効な場合に用いられる
	TNFα阻害薬	・インフリキシマブ（レミケード®）など	・ほかの治療が無効な症例に効果が期待できる ・本疾患にも2010年に認可された ・治療効果が高く期待されている
血球成分除去療法	・自己を攻撃している活性化した白血球を除去し，腸の炎症を抑える治療方法		
	LCAP（白血球除去療法）	・血液透析と類似したシステムで，血液を体外で循環させ，血液中の炎症や免疫機能に関与する白血球（顆粒球，単球，リンパ球）や血小板を白血球除去フィルターにより除去する．体外循環治療法とよばれる治療法の一つ	
	GCAP（顆粒球吸着療法）	・LCAPと同様であるが，GCAPは主に顆粒球，単球を選択的に吸着する	

外科的治療
・穿孔，大量出血，腹膜炎症状，中毒性巨大結腸などは，緊急手術が必要となる ・大腸全体に病変が生じるため，手術をするときには大腸全摘出術を行う

潰瘍性大腸炎患者の看護

標準看護計画

観察項目

	主観的項目	客観的項目
腸管症状	腹痛の有無，腹痛の程度，腹痛の増強の有無，食欲不振，悪心・嘔吐	体温，血圧，脈拍数，SpO₂，体重，腸蠕動音，排ガスの有無，排便回数，便の性状，血便の有無，検査所見
腸管外症状	全身倦怠感，貧血症状，疼痛，排膿の程度や圧痛	精神状態，関節炎・結節性紅斑・虹彩炎・ぶどう膜炎などの腸管外合併症の出現

ケア項目

心身の安静	・安静度に合わせた日常生活援助（頻繁な下痢や発熱，腹痛による体力の消耗が激しいため，移動介助，排泄援助，清潔援助，内服管理など） ・必要に応じて指示により，睡眠薬や精神安定剤を与薬する ・治療が長期にわたるため，快適な環境づくりに努める
苦痛の軽減	・医師の指示による疼痛軽減のための鎮痛薬の与薬 ・指示により下痢に対して止痢剤の与薬 ・安楽な体位が保持できるようにする
確実な治療	・確実な薬剤投与 ・栄養療法
精神的サポート	・検査・治療が安心して受けられるように，訴えの傾聴，処置・検査の説明 ・患者と家族とのかかわりへの支援 ・患者が悩みなどを相談しやすいような人間関係をつくる

患者指導項目

安静，輸液，内服，食事制限の必要性を説明する
自覚症状出現時には看護師に報告するよう説明する
検査・処置を行う場合は，オリエンテーションを行う
経鼻栄養や注腸などの手技を獲得できるよう指導する

看護の実際：急性期

- 急性期の潰瘍性大腸炎の治療の第一選択は栄養療法であり，腸管の安静と，食物中に含まれる悪化要因の成分（食餌性抗原[*1]）を避けることを目的としている．全身状態の把握と，安静の保持が重要となる．
- 大量出血時には，血圧低下とショック症状に注意が必要である．
- 完治させる治療は現時点ではないため，治療目的は，病勢をコントロールし，患者のQOLを高めることである．薬物療法，栄養療法，外科的治療を組み合わせて，栄養状態を維持し，症状を抑え，炎症の再燃・再発を予防していくことが必要である．
- 短期的に寛解しても，再発・再燃を繰り返す潰瘍性大腸炎がどのような病気であるかを患者がよく理解し，向き合えるように援助していくことが必要である．

[*1] 食餌性抗原：ヒトは体内に侵入しようとする異物（抗原）に対し，撃退する物質をつくって自らを守るシステムをもっている．健康な腸では多くの場合，抗原に対して過剰に反応しなくなるが，潰瘍性大腸炎の患者においては過剰に反応してしまい，結果として炎症を引き起こしていると考えられている．その原因となる食事などで口から入るものを食餌性抗原という．

観察のポイント

急性期には全身状態の把握が必要となってくる．十分に観察し，異常があれば速やかに医師に報告し対処する．

急激な腹痛は，腸管穿孔の可能性もあり注意が必要である．

治療による合併症としての発熱，例えば中心静脈栄養カテーテルからの感染や，ステロイド薬，免疫抑制薬による易感染性の結果としての合併感染に注意が必要である．

体重の変化は栄養療法の効果の指標として重要である．

ケアのポイント

排泄援助 移動の援助 清潔援助	・頻繁な下痢や発熱，腹痛により体力消耗が激しいため，安静度と患者の状態に合わせて，患者がつらくないように環境を整え，必要に応じて援助する ・排泄が頻繁なときは，希望時，ベッドサイドにポータブルトイレを設置する ・排泄後は陰部洗浄や清拭を行い，びらん形成の防止に努める ・貧血，体力の低下により転倒の危険もある．安全に過ごせるように援助する
栄養管理	・中心静脈栄養による管理が多いため，カテーテル刺入部は定期的に消毒を行い，感染を予防する ・完全静脈栄養では高血糖を起こしやすいため，指示により血糖値をコントロールする ・病院の食事以外は摂取しないように指導する
確実な薬剤投与	・確実なライン管理を行い，安全に患者に投与する ・症状に応じ使用する薬剤もさまざまであり，副作用もそれぞれ異なるため，知識を得て早期に副作用に対応する
精神的サポート	・急性期の多くは禁食となる．腸管安静の治療としての必要性や期待される効果を説明し，理解を得る ・医師に確認し，飴，ガム，氷，水など摂取可能な物は積極的に取り入れてストレス緩和に配慮する ・口腔内の清潔に努め，気分転換を図る

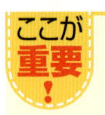

> **ここが重要！** ▶急性期は身体的苦痛が強いため，看護師は十分な環境整備を行い，患者が安静を保て，安楽に入院生活を過ごせるように配慮することが重要！

看護の実際：回復期・慢性期

- 急性期を脱して，栄養療法・薬物療法によりいったん寛解しても，普通食を再開すると，病気が再燃することがある．炎症の再燃・再発を防ぎ寛解維持をしていくために，在宅でも成分栄養剤による経腸栄養を併用していくことが必要となる場合がある．

- 患者が順調に回復し，退院でき，再入院をせずに，社会生活・家庭生活が続けられるように生活援助と生活指導が必要となる．

観察のポイント

　入院も長期間になることが多く，病気であること自体も大きなストレスとなる．社会的問題も多く，精神的に不安定な時期でもある．看護師は患者の苦しみを十分理解し接する必要がある．

　患者・家族がどのように疾患と向き合っているのかを把握し，患者個々の社会背景や環境を十分に考慮して，継続していける治療法を選択していくことが必要である．

　経腸栄養療法には，経口法と経管法がある．経管法では，細い管を鼻から挿入し，それを通して容易に吸収できる形に分解されている栄養剤を注入する．量が多い場合，経管でゆっくり入れると楽であるため，必要時に在宅でも実施できるように手技を指導し，獲得状況を観察していく必要がある．

ケアのポイント

栄養管理	・病棟薬剤師や栄養士と情報交換しながら，指示された経腸栄養療法を実施できるよう援助する ・味，においに癖があるため，フレーバーなどでの味つけや，シャーベット状にして経口摂取しやすいように工夫する ・経口摂取をしない場合，経鼻チューブ挿入の手技，ポンプの使用方法の練習を行い，自己管理できるように援助する
内服管理	・患者自身で管理ができるように支援する ・注腸などの手技を取得できるように支援する ・自己中断してしまうこともあるため，服薬に対するコンプライアンスなども確認していく

精神的サポート

疾患の受容への支援	潰瘍性大腸炎と生涯付き合っていかなくてはならないので，患者が疾患を受容し，自身の生活との折り合いをつけることができるように支援する
家族への精神的サポート	疾患への不安や生活習慣の是正の苦労は，患者自身にもあるが，家族にも同様にあるので，看護師は患者と家族への精神的サポートも行う

看護の実際：退院に向けての生活指導

- 退院すると入院中のように栄養管理，内服管理ができなくなり，再燃を繰り返してしまうことがある．社会生活・家庭生活を送るなかでの注意点をしっかり説明し，患者・家族が理解してから退院できるように援助することが大切である．
- 患者の個別性に合わせて，退院後も継続していけるように指導することが重要である．

患者指導のポイント

自己観察	・便の性状や症状などを自己チェックし，症状出現時に適切な対処ができるよう指導する
適度な腸管の安静保持	・喫煙は再燃・難治化に関与しており，禁煙によって改善することも示されているため，喫煙者には禁煙を指導する ・頻繁あるいは過剰の飲酒は腸管を刺激するおそれがあるため，控えるように指導する ・鎮痛薬，解熱薬を使用する際には，非ステロイド抗炎症薬（NSAIDs）は消化管障害を生じるため，服用は避けるよう指導する
栄養管理	・不規則で偏った食生活は再燃要因になりうるため，規則正しい食生活を送るとともに，医師から指示された経腸栄養療法を継続するよう指導する ・食べると調子が悪くなる食品類を理解し，避けるよう指導する
確実な内服	・内服を継続し，決められた量を正しく内服するよう指導する ・長期にわたって服用しなければならないため，副作用についても理解してもらう ・注腸が生活のリズムに取り入れられるように援助する
定期受診の必要性	・増悪を早期に発見し，再燃をコントロールすることで，入院の回避や入院回数の減少，入院期間の短縮が図れるため，症状が重くなってからではなく，定期的に受診することを指導する
ストレスの回避	・再燃の誘因として肉体的な過度の疲労があるため，十分な休息をとる ・心理的葛藤や情動的ストレスも誘因になるため，気分転換をし，ストレスを抱え込まないように指導する ・家族にも疾患を理解してもらい，患者に寛大に接してもらうよう協力を得る

（諸橋朋子）

7 クローン病

病態関連図

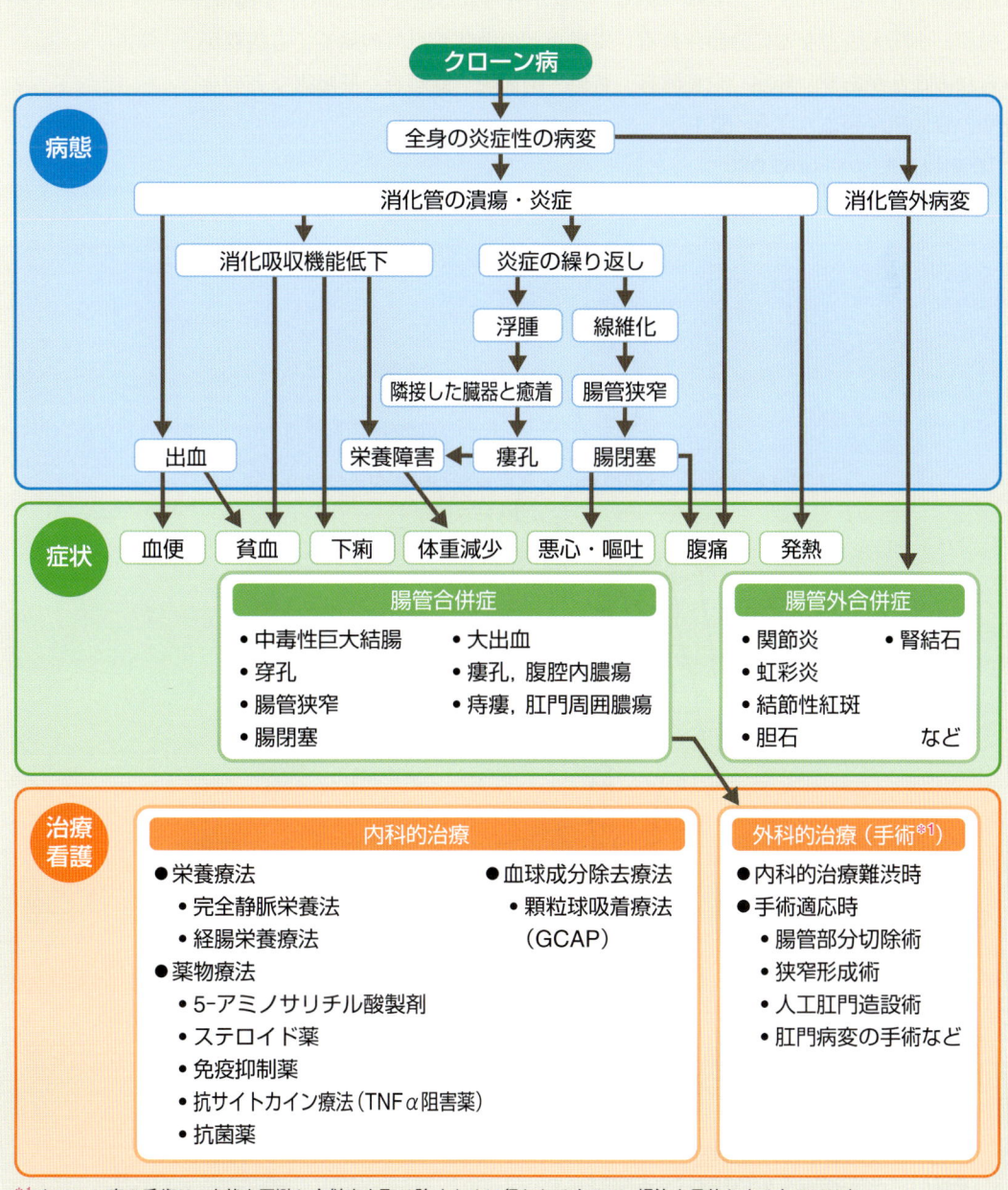

病態

クローン病
→ 全身の炎症性の病変
→ 消化管の潰瘍・炎症 / 消化管外病変

- 消化吸収機能低下
- 炎症の繰り返し → 浮腫 / 線維化
  - 浮腫 → 隣接した臓器と癒着
  - 線維化 → 腸管狭窄
- 出血
- 栄養障害 ← 瘻孔
- 腸閉塞

症状

血便, 貧血, 下痢, 体重減少, 悪心・嘔吐, 腹痛, 発熱

腸管合併症
- 中毒性巨大結腸
- 穿孔
- 腸管狭窄
- 腸閉塞
- 大出血
- 瘻孔, 腹腔内膿瘍
- 痔瘻, 肛門周囲膿瘍

腸管外合併症
- 関節炎
- 虹彩炎
- 結節性紅斑
- 胆石
- 腎結石
- など

治療・看護

内科的治療
- 栄養療法
  - 完全静脈栄養法
  - 経腸栄養療法
- 薬物療法
  - 5-アミノサリチル酸製剤
  - ステロイド薬
  - 免疫抑制薬
  - 抗サイトカイン療法（TNFα阻害薬）
  - 抗菌薬
- 血球成分除去療法
  - 顆粒球吸着療法（GCAP）

外科的治療（手術[*1]）
- 内科的治療難渋時
- 手術適応時
  - 腸管部分切除術
  - 狭窄形成術
  - 人工肛門造設術
  - 肛門病変の手術など

[*1] クローン病の手術は, 症状を回避し合併症を取り除くために行われるもので, 根治を目的とするものではない.

病態生理

クローン病の原因は十分に明らかになっていない．遺伝的要因説，免疫異常説，感染説，食餌性抗原[▶1]の関与などが考えられているが，確定的な原因は不明である．

主として10～20歳代の若者に発病しやすい．浮腫や線維症，縦走潰瘍を伴う肉芽腫性病変が口腔から肛門部までの消化管のどの部位にも起こりうる．臨床像は病変の部位や範囲によって多彩である．病変がみられる主な部位から，小腸型，大腸型，小腸大腸型などに分類される．皮膚などの消化管以外の臓器でも病変がみられることがあり，発熱，栄養障害，貧血，関節炎，虹彩炎，肝障害などの全身性の合併症が起こりうる（図1）．

[▶1]「腫瘍性大腸炎」の*2：p.65 参照．

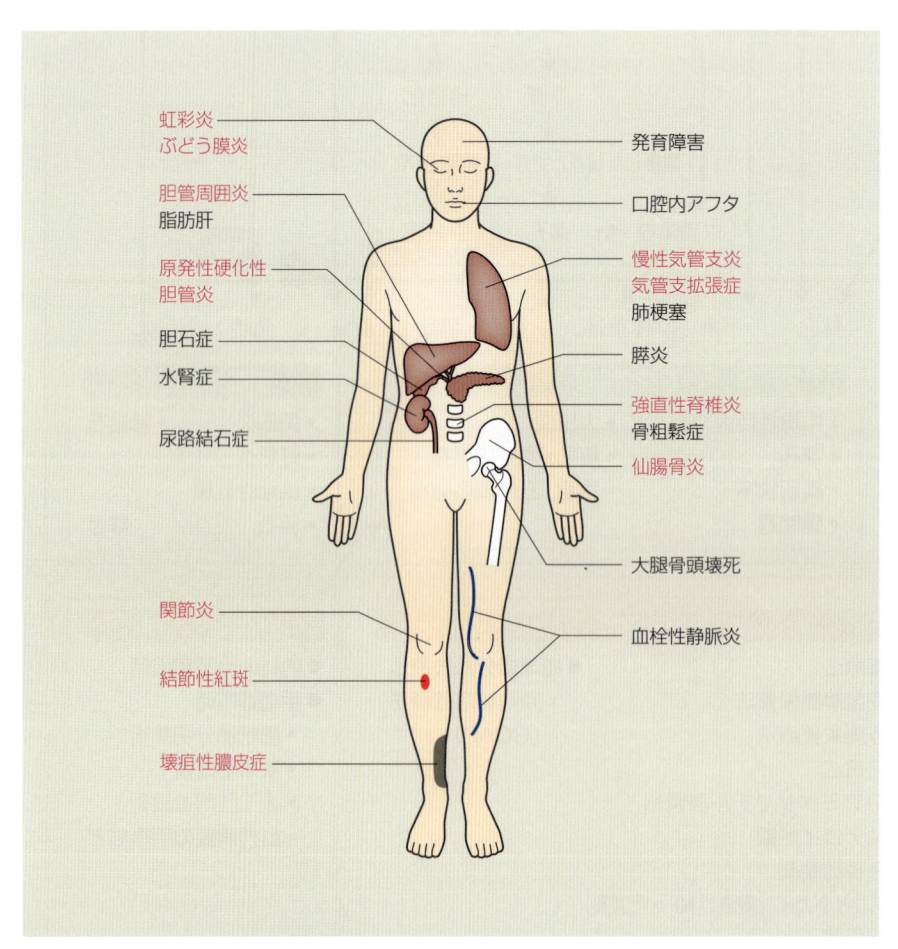

図1　クローン病の消化管外合併症
赤字：病因として免疫学的関与が示唆されている疾患を示す．
（樋渡信夫，髙添正和：クローン病患者のmanagement 指針案．厚生科学研究費補助金特定疾患対策研究事業「難治性炎症性腸管障害に関する調査研究」班：平成13年度研究報告書．2002．p.81-82 より）

検査・診断

便培養	・微小な細菌・ウイルスを検出できるため、ほかの腸炎との鑑別に不可欠
血液検査	・便培養で感染性腸炎が除外され、血液検査で炎症所見（血沈亢進、C反応性蛋白〈CRP〉陽性）、低栄養状態（低蛋白血症、低アルブミン血症、低コレステロール血症）、鉄欠乏性貧血がみられれば、クローン病の疑いは強くなる
上部・下部内視鏡 ダブルバルーン 内視鏡 カプセル内視鏡	・診断の確定、炎症の範囲・程度の把握、病理組織検査のために必要 ・診断だけでなく狭窄治療に内視鏡を活用することがある ・縦に長い潰瘍（縦走潰瘍）が多発 ・粘膜が半球状に隆起する所見（敷石像） ・口内炎でみられるような小潰瘍（アフタ性潰瘍） ・肛門病変
注腸造影 小腸造影	・狭窄の程度、潰瘍の深さ、瘻孔の有無など、結腸・直腸病変を全体像として把握するために欠かせない ・小腸病変の把握には小腸造影も必要になる
CT・MRI 腹部超音波	・CT、超音波検査で、腸管壁の肥厚や周囲脂肪組織の密度上昇で腸管の炎症の程度を評価できる。肝臓、膵臓、胆嚢の合併症をみることもできる ・造影CTやMRIは膿瘍形成の評価に役立つ
病理組織検査	・内視鏡的に病変の生検を行う ・クローン病に特徴的な所見（非乾酪性類上皮細胞肉芽腫） ・腸管壁全層性の炎症が特徴

縦走潰瘍　　大腸内視鏡による敷石像

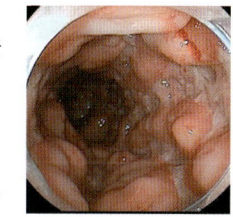

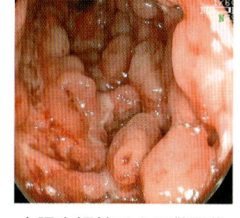

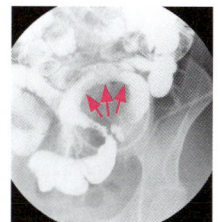

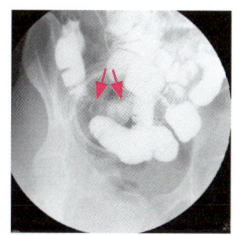

縦走潰瘍

クローン病の診断基準

主要所見と副所見によって行う（**表1**）。

潰瘍の現れ方、あるいはその組み合わせで確定診断を下すが、潰瘍性大腸炎など、ほかの腸炎との鑑別が困難な場合がある。

表1 クローン病の診断基準

主要所見	A. 縦走潰瘍 B. 敷石像 C. 非乾酪性類上皮細胞肉芽腫
副所見	a. 消化管の広範囲に認める不整形〜類円形潰瘍またはアフタ b. 特徴的な肛門病変 c. 特徴的な胃・十二指腸病変
確定診断例	①主要所見のAまたはBを有するもの ②主要所見のCと副所見のaまたはbを有するもの ③副所見のa, b, c全てを有するもの

(クローン病診断ガイドライン．厚生労働科学研究費補助金難治性疾患克服研究事業「難治性炎症性腸管障害に関する調査研究」班（渡辺班）：平成23年度分担研究報告書別冊より）

治療

内科的治療				
・栄養療法と薬物療法を組み合わせながら，活動期治療および寛解維持療法を行う				
栄養療法	・炎症を起こしている腸管の安静を図りながら，消化吸収力が低下して栄養失調に陥っている全身状態を改善する			
	完全静脈栄養	・静脈にカテーテルを挿入し，直接栄養成分を注入する方法 ・経腸栄養が行えない重症例に用いる		
	経腸栄養	・消化のよい状態に分解された栄養成分を，鼻から挿入したチューブか経口により摂取する方法		
薬物療法	・炎症を抑え，症状を軽減させる目的で行う．副作用や適応が異なるので注意する			
	薬剤名	一般名	商品名例	備考
	5-アミノサリチル酸製剤	・サラゾスルファピリジン ・メサラジン	・サラゾピリン®など ・ペンタサ®，アサコール®など	・大腸型に有用 ・小腸病変に特に有用
	ステロイド薬	・プレドニゾロン ・ベタメタゾン	・プレドニゾロン®，プレドニン®など ・リンデロン®など	・抗炎症作用があり，5-アミノサリチル酸製剤無効時や重症例で用いる
	免疫抑制薬	・6-メルカプトプリン ・アザチオプリン	・ロイケリン®など ・イムラン®など	・ステロイド薬の減量・離脱を要する場合，他剤が無効な場合に用いられる
	TNFα阻害薬	・インフリキシマブ ・アダリムマブ	・レミケード®など ・ヒュミラ®など	・従来の治療が無効だった中等症〜重症，腸管皮膚瘻を合併する例に有用 ・治療効果が高く期待されている
	抗菌薬	・シプロフロキサシン ・メトロニダゾール	・シプロキサン®など ・フラジール®など	・肛門部病変に有用
血球成分除去療法 [2]	・GCAPはクローン病の治療では保険適用である（栄養療法や薬物療法が無効で，大腸病変に伴う症状がある中等症から重症例で行えるようになった） ・LCAPはクローン病の治療では保険適用外である			

[2]「潰瘍性大腸炎」の項：p.60参照．

外科的治療
• 穿孔，腸閉塞，膿瘍，出血，瘻孔，肛門部病変などに適応がある • 腸管切除や，狭窄部に対して狭窄形成術が行われるが，再発する場合も少なくない • 腸管部分切除術[3]や人工肛門造設術[4]，肛門病変手術を行う

[3] 「結腸切除術」の項：p.171 参照．
[4] 「人工肛門造設術（ストーマ造設術）」の項：p.180 参照．

クローン病患者の看護

標準看護計画

観察項目

	主観的項目	客観的項目
腸管の症状	腹痛の有無，腹痛の程度，腹痛の増強の有無，食欲不振，悪心・嘔吐，全身倦怠感	体温，血圧，脈拍数，SpO$_2$，体重，腸蠕動音，排ガスの有無，排便回数，便の性状，血便の有無，検査所見
腸管外合併症	痔瘻，裂肛，肛門周囲膿瘍などの肛門部病変の有無，疼痛，排膿の程度や圧痛	排膿の程度や圧痛，発赤，腫脹の状態，関節炎・結節性紅斑・虹彩炎・ぶどう膜炎の出現

ケア項目

安静の保持	• 安静度に合わせた日常生活援助：頻繁な下痢や発熱，腹痛による体力の消耗が激しいため，移動介助，排泄援助，清潔援助，内服管理など
苦痛の軽減	• 医師の指示による疼痛軽減のための薬剤投与
確実な治療	• 確実な薬剤投与 • 栄養療法
精神的サポート	• 検査・治療が安心して受けられるように，訴えの傾聴，処置・検査の説明 • 患者と家族とのかかわりへの支援

患者指導項目

安静，輸液，内服，食事制限の必要性を説明する
自覚症状出現時には看護師に報告するよう説明する
検査・処置を行う場合は，オリエンテーションを行う
生活指導	• 心身の安静 • 食事管理 • 確実な内服

看護の実際：急性期

- 急性期クローン病の治療の第一選択は栄養療法であり，腸管の安静と，食物中に含まれる悪化要因の成分（食餌性抗原）を避けることを目的としている．全身状態の把握と，安静の保持が重要となる．
- クローン病を完治させる治療法は現時点ではないため，治療目的は，病勢をコントロールし，患者のQOLを高めることである．薬物療法，栄養療法，外科的治療を組み合わせて，栄養状態を維持し，症状を抑え，炎症の再燃・再発を予防していくことが必要である．
- 短期的に寛解しても，再発・再燃を繰り返し，長期的には進行性であるクローン病がどのような病気であるかを患者がよく理解し，向き合えるように援助していくことが必要である．

観察のポイント

急性期には全身状態の把握が必要となってくる．十分に観察し，異常があれば速やかに医師に報告し対処する．

急激な腹痛は，腸管穿孔の可能性もあり注意が必要である．

38℃を超える発熱が持続する場合は，腹腔内膿瘍，腸管の炎症性腫瘤，または肛門周囲膿瘍の合併を考慮する．また，治療による合併症としての発熱，例えば中心静脈栄養カテーテルからの感染や，ステロイド薬，免疫抑制薬による易感染性の結果としての合併感染に注意が必要である．

体重の変化は栄養療法の効果の指標として重要である．

ケアのポイント

排泄援助 移動の援助 清潔援助	・頻繁な下痢や発熱，腹痛により体力消耗が激しいため，安静度と患者の状態に合わせて，患者がつらくないように環境を整え，必要に応じて援助する ・貧血，体力の低下により転倒の危険もある．安全に過ごせるように援助する
栄養管理	・中心静脈栄養による管理が多いため，カテーテル刺入部の感染に注意する ・病院の食事以外は摂取しないように指導する
確実な薬剤投与	・確実なライン管理を行い，安全に患者に投与する ・症状に応じ使用する薬剤もさまざまであり，副作用もそれぞれ異なるため，知識を得て早期に副作用に対応する
精神的サポート	・急性期の多くは禁食となる．腸管の安静が治療として重要であることを説明し，理解を得る ・医師に確認し，飴，ガム，氷，水など摂取可能な物は積極的に取り入れてストレス緩和に配慮する ・口腔内の清潔に努め，気分転換を図る

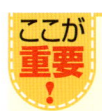

> **ここが重要！** ▶急性期は身体的苦痛が強いため，看護師は十分な環境整備を行い，患者が安静を保て，安楽に入院生活を過ごせるように配慮することが重要！

看護の実際：回復期・慢性期

- 急性期を脱して，栄養療法・薬物療法によりいったん寛解しても，普通食を再開すると，病気が再燃することが多い．炎症の再燃・再発を防ぎ寛解維持をしていくために，在宅でも成分栄養剤による経腸栄養が必要となる場合がある．
- 患者が順調に回復して退院でき，再入院をせずに，社会生活・家庭生活が続けられるように，生活援助と生活指導が必要となる．

観察のポイント

入院期間も長期間になることが多く，病気であること自体も大きなストレスとなる．社会的問題も多く，精神的に不安定な時期でもある．看護師は患者の苦しみを十分に理解し接する必要がある．

患者・家族がどのように疾患と向き合っているのかを把握し，患者個々の社会背景や環境を十分に考慮して，継続していける治療法を選択していくことが必要である．

経腸栄養療法には，経口法と経管法がある．経管法では，細い管を鼻から挿入し，それを通して容易に吸収できる形に分解されている栄養剤を注入する．量が多い場合，経管でゆっくり入れると楽であるため，必要時に在宅でも実施できるように手技を指導し，獲得状況を観察していく必要がある．

ケアのポイント

栄養管理	・病棟薬剤師や栄養士と情報交換しながら，指示された経腸栄養療法を実施できるよう援助する ・味，においに癖があるため，フレーバーなどでの味つけや，シャーベット状にするなど経口摂取しやすいように工夫する ・経口摂取をしない場合，経鼻チューブ挿入の手技，ポンプの使用方法の練習を行い，自己管理できるように援助する
内服管理	・患者自身で管理ができるように支援する

精神的サポート

疾患の受容への支援	クローン病と生涯付き合っていかなくてはならないので，患者が疾患を受容し，自身の生活との折り合いをつけることができるように支援する
家族への精神的サポート	疾患への不安や生活習慣の是正の苦労は，患者自身にもあるが，家族にも同様にあるので，看護師は患者と家族への精神的サポートも行う

看護の実際：退院に向けての生活指導

- 退院すると入院中のように栄養管理，内服管理ができなくなり，再燃を繰り返してしまうことがある．社会生活・家庭生活を送るなかでも注意点をしっかり説明し，患者・家族が理解してから退院できるように援助することが大切である．
- 患者の個別性に合わせて，退院後も継続していけるように指導することが重要である．

患者指導のポイント

自己観察	・便の性状や症状などを自己チェックし，症状出現時に適切な対処ができるよう指導する
適度な腸管の安静保持	・喫煙は再燃・難治化に関与しており，禁煙によって改善することも示されているため，喫煙者には禁煙を指導する ・頻繁なあるいは過剰の飲酒は腸管を刺激するおそれがあるため，控えるように指導する ・鎮痛薬，解熱薬を使用する際には，非ステロイド抗炎症薬（NSAIDs）は消化管障害を生じるため，服用は避けるよう指導する
栄養管理	・不規則で偏った食生活は再燃要因になりうるため，規則正しい食生活を送るとともに，医師から指示された経腸栄養療法を継続するよう指導する ・食べると調子が悪くなる食品類を理解し，避けるよう指導する
確実な内服	・内服を継続し，決められた量を正しく内服するよう指導する ・長期にわたって服用しなければならないため，副作用についても理解してもらう
定期受診の必要性	・増悪を早期に発見し，再燃をコントロールすることで，入院の回避や入院回数の減少，入院期間の短縮が図れるため，症状が重くなってからではなく，定期的に受診することを指導する
ストレスの回避	・再燃の誘因として肉体的な過度の疲労があるため，十分な休息をとる ・心理的葛藤や情動的ストレスも誘因になるため，気分転換をし，ストレスを抱え込まないように指導する ・家族にも疾患を理解してもらい，患者に寛大に接してもらうよう協力を得る

（諸橋朋子）

8 腸閉塞（イレウス）

病態関連図

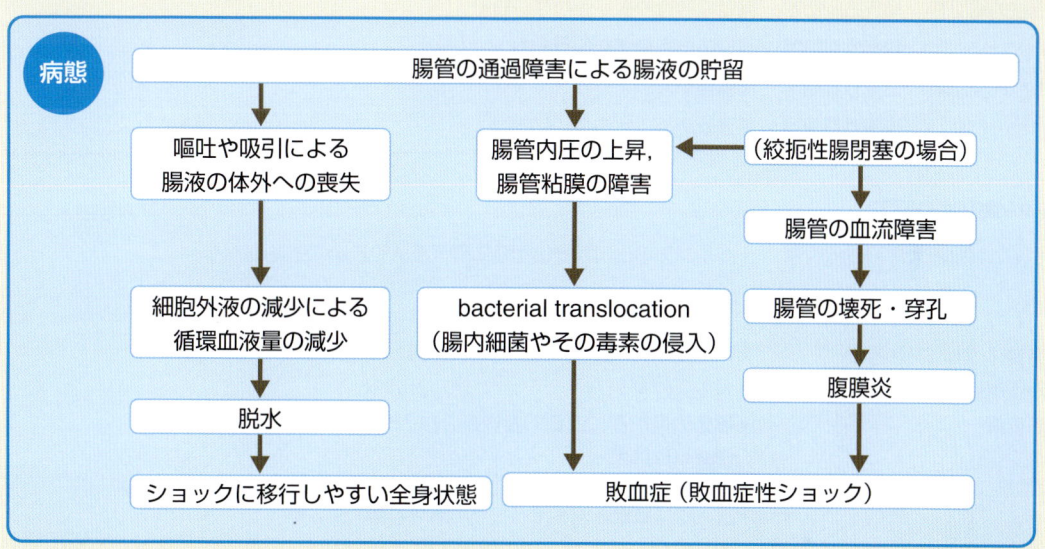

病態

腸管の通過障害による腸液の貯留

- 嘔吐や吸引による腸液の体外への喪失
- 腸管内圧の上昇, 腸管粘膜の障害
- （絞扼性腸閉塞の場合）
  - 腸管の血流障害
  - 腸管の壊死・穿孔
  - 腹膜炎

- 細胞外液の減少による循環血液量の減少
- bacterial translocation（腸内細菌やその毒素の侵入）
- 脱水
- ショックに移行しやすい全身状態
- 敗血症（敗血症性ショック）

症状

排便・排ガスの停止, 鼓腸, 腹部膨満, 蠕動不穏, 腸音の亢進, 悪心・嘔吐, 間欠的な疝痛性の腹痛

腸閉塞状態が長引くことによる症状
- 脱水
- 敗血症
- 発熱

絞扼性腸閉塞で留意すべき症状
- ショック症状（血圧低下, 頻脈, 乏尿）
- 著明な腹膜刺激症状
- 鎮痛薬のきかない痛み

治療・看護

内科的治療（保存的治療）
- 胃管, イレウス管の挿入留置
- 絶飲食
- 補液管理
- 抗菌薬の投与　　など

外科的治療
- 癒着剥離術
- 腸管切除術
- 腸管バイパス術
- 人工肛門造設術

病態生理

腸閉塞（イレウス）とは，腸管の通過性が障害された状態の総称である．器質的変化を伴う機械的腸閉塞と機能の異常に基づく機能的腸閉塞に分類される（表1）．

先天的なものとして，先天性十二指腸閉塞，小腸閉塞，鎖肛，腸回転異常，などがある．腸捻転はＳ状結腸や回盲部に多い．原因を表2に示す．

表1 腸閉塞の分類

機械的腸閉塞	単純性腸閉塞	腸管の血行障害を伴わないもの
	絞扼性腸閉塞	腸管の血行障害を伴うもの
機能的腸閉塞	痙攣性腸閉塞	腸管痙攣によるもの
	麻痺性腸閉塞	腸管麻痺によるもの

表2 腸閉塞の原因

ヘルニア嵌頓	・ヘルニアの出口が狭い場合に整復還納できずに生じる ・鼠径ヘルニア，大腿ヘルニア，腹壁瘢痕ヘルニアなどに多くみられる
閉鎖孔ヘルニアなどの内ヘルニア	・原因不明の腸閉塞として手術を行い，術中に診断がつく場合がある
腸重積	・腸管の肛門側に口側の腸管が入り込んで嵌頓し，内腔を閉塞した状態 ・回盲部で起こる頻度が高く，乳幼児に多くみられる ・成人では腫瘍を先進部とし，小腸や大腸に生じる
開腹手術の既往	・開腹歴があれば，癒着性腸閉塞が起こりうる ・腸閉塞の原因として最も多い ・発生部位の大多数が小腸である ・開腹歴のない癒着性腸閉塞はまれである
腸内腔の狭窄	・腫瘍，特に悪性腫瘍による．大腸がんが最も多く，がん性腹膜炎や肺がんなど腹腔内以外の悪性腫瘍の転移，悪性リンパ腫，平滑筋肉腫，小腸がんなども原因となる ・炎症性疾患ではクローン病，特発性小腸潰瘍，腸結核でも生じる
腸内異物	・胆石が小腸内に落石して生じる胆石イレウスのほか，経口的に入った異物（毛髪塊やバリウム造影剤など）や回虫塊によるものはあるが，頻度は低い

> **気をつけよう！**
> ◎腸閉塞に浣腸は禁忌である．腸管破裂の可能性があるため施行しない．
> ◎腸閉塞が長引けば脱水症状が出現し，高度の腸管拡張では発熱をきたし敗血症に至る場合もあるため，注意深い観察が必要である．
> ◎絞扼性腸閉塞では容易にショック症状を示すことが多く，腸管の壊死，高度の膨満・拡張による腸管破裂まで進行する場合もある．この場合は迅速で的確な呼吸・循環管理が必要である．またショックに陥る前に速やかに手術を行う必要がある．

検査・診断

全身所見	・発熱は通常 38 ℃を超えない ・口渇，皮膚乾燥，乏尿，頻脈などは循環血液量減少の存在を示す ・ショックや意識レベルの変調，呼吸促迫を伴うときは絞扼の可能性を考慮する
腹部所見	・腹部膨満の程度を観察する ・腹部の一定の部位に圧痛，限局性の膨隆，腹壁緊張の増加などを認める ・聴診上，初期では金属性の有響音，進行すると腸雑音の減弱が聴かれる
血液検査	・脱水，電解質異常，貧血の有無を評価する ・WBC1万以上，CPK・LDHの上昇，代謝性アシドーシスをみたら，絞扼性腸閉塞を疑う
尿検査	・尿量は減少し，少量の蛋白尿や円柱を認める
腹部X線	・鏡面像，ニボー[1]が描出される（絞扼性腸閉塞の初期には異常ガス像を認めないこともあるため注意を要する）
腹部超音波	・拡張腸管やその腸内容の移動性や性状を描出できる

[1]「腹膜疾患―急性腹膜炎」の*6：p.148 参照．

治療

内科的治療（保存的治療）[*1]		
食事	・絶飲食とする
胃管，イレウス管の挿入・留置	・胃・腸管内吸引減圧によって症状を改善し局所の血流を改善する ・胃管，イレウス管からの吸引量は輸液量を決定する指標となる ・イレウス管を用いて選択的小腸造影を行うこともできる
補液管理	・水分，電解質の喪失をみるため補給が必要となる ・全身状態，尿量，血液検査所見，消化管吸引量などを指標として輸液量や輸液速度を調整する ・絶飲食が長期にわたる場合や低蛋白血症が著明な場合などは中心静脈栄養法が選択される
抗菌薬	・腸閉塞の原因が炎症性であるとき，また腸内細菌の増殖による敗血症の予防のため，早期より抗菌薬の投与を行う
その他	・ショックの場合は急速輸液を行い，貧血を伴うときは輸血を行う ・細菌性のショックでは，循環血液量が回復しても心収縮力の低下による低血圧状態が続くことがあるため，ドパミンなどの投与も考慮する．その他，呼吸管理，酸素供給などを早期より行う

[*1] 約9割は保存的治療となる．

外科的治療	
\multicolumn{2}{l}{● 保存的治療で8割以上が7日以内に改善を示すことから，このあたりを目安にして手術を考慮する}
\multicolumn{2}{l}{● 改善の指標には排便・排ガスの再開や，吸引量の減少，小腸ガス減少，結腸ガスの出現，閉塞部位の肛門側への造影剤流入，チューブ先端の閉塞部通過などがあげられる}
癒着剥離術	癒着があるとき
腸管切除術[2]	腸管が壊死に陥っている場合，血行の回復が危ぶまれる場合
腸管バイパス術	切除不能な場合，剥離困難な場合
人工肛門造設術[3]	直腸がんの場合，吻合不可能の場合

[2]「結腸切除術」の項：p.171，「直腸切除術」の項：p.175 参照．
[3]「人工肛門造設術（ストーマ造設術）」の項：p.180 参照．

腸閉塞（イレウス）患者の看護

標準看護計画

観察項目

全身状態	バイタルサイン，採血データ，間欠的な疝痛，悪心・嘔吐，排ガス・排便の状態，腹部膨満の状態，腸蠕動音の増強，金属性雑音，腹部X線所見（多数の腸管ガス像，ニボー像），筋性防御[4]，ブルンベルグ徴候[5]，低血糖
ショック症状	無欲，無関心，皮膚の蒼白化，冷や汗，弱い頻脈，血圧低下，意識低下
敗血症症状	急激な高熱や解熱，悪寒・戦慄，悪心・嘔吐，頻脈，呼吸促迫，血圧低下，血小板の増加や減少，白血球の急激な増加や減少，筋肉痛・関節痛，顔面の発疹
その他	嘔吐を繰り返す患者は，誤嚥による肺炎を併発することがあるため，肺炎の徴候に注意して観察する

[4]「腹膜疾患―急性腹膜炎」の＊4：p.147 参照．
[5]「腹膜疾患―急性腹膜炎」の＊5：p.147 参照．

ケア項目

確実な治療	● 補液による脱水と電解質の補正 ● 抗菌薬の投与
腹痛の緩和	● 腸の痙攣性収縮を抑制するためにブチルスコポラミン臭化物（ブスコパン®）などの副交感神経遮断薬や塩酸ペンタゾシン（ソセゴン®）などで除痛を図る ● 腹部の緊張を緩和させるため頭側を15°程度挙上する（ショック時はただちに頭部を下げる）

精神的サポート	・絶飲食，チューブ挿入の苦痛に加えて，癒着性腸閉塞の場合は繰り返し発症することが多く，予想外の手術になることも考えられ，患者の精神的不安は大きい．心理状態を十分に把握し，不安の軽減，気分転換の支援を行う
経鼻的減圧チューブの管理	・減圧が有効か，内腔の閉塞がないか，排液の性状と量を観察し把握する
その他	・蠕動運動促進のため，早期離床や歩行を促す

患者指導項目

絶食・補液・経鼻的減圧チューブ挿入の必要性について説明する
早期離床や歩行の必要性について説明する
腹部膨満感，腹痛，悪心・嘔吐などの症状が増強したときには医師や看護師に伝えるよう説明する
食事開始後のイレウス予防について説明する

看護の実際：外科的治療

- 絞扼性腸閉塞および保存的治療で改善がみられない場合は手術が行われる．患者の状態が改善されない状態で緊急手術が行われることが多いため，術後の合併症には十分注意する．
- 特に腸管麻痺からの回復が遅延することがあるため，術後のイレウス再発に留意する必要がある．

観察のポイント

術式，所要時間，出血量と輸血の有無，ドレーン挿入の有無と部位などを把握し，術後起こりうる問題や回復の速度を予測しながらかかわる．

術後の腸閉塞や縫合不全，創感染，無気肺，肺炎などの術後合併症の有無を観察する．緊急手術の場合でも，患者の喫煙歴を把握し，喫煙習慣のある場合は特に呼吸器合併症の出現に注意する．

ケアのポイント

清潔援助	・安静度に応じ，シャンプー，全身清拭，足浴などを行う
排泄援助	・定期的に排便がみられるようにする ・術後は水様便になることもあるため，便の性状の観察も行う
早期離床の促進	・術後の患者は身体を動かすことに対して消極的になりやすいが，呼吸器合併症を予防し，腸蠕動運動を亢進させるためには必要であるため，患者に説明し早期に離床できるよう援助する
創痛管理	・医師の指示により鎮痛薬を使用する ・創痛があると，離床が遅れることがあるため適切な除痛を図る
ドレーン管理	・ドレーンからの排液の量と性状を観察し，縫合不全の徴候を早期に発見する ・ドレーンは適切に固定する

看護の実際：内科的治療

- 腸閉塞の症状である腹痛や悪心・嘔吐に加えて，絶飲食やチューブ挿入の苦痛により，患者は安楽な日常生活を送ることができない．患者の苦痛を緩和するための援助を行う必要がある．
- 腸閉塞の症状が長期にわたる場合は敗血症に至る可能性があり，絞扼性腸閉塞の場合は，ショック状態や腸管の壊死・腸管破裂を起こす可能性もあるため，その徴候を見逃すことのないよう留意し，注意深く観察する必要がある．

観察のポイント

腹部症状の有無と程度	病状の進行や治療の効果を評価する要素となる
吐物の性状・量，イレウス管からの排液量	繰り返す嘔吐やイレウス管からの排液により体内の水分と電解質が失われ，全身状態が悪化するおそれがあるため，量の増減に注意する
敗血症，ショックの徴候	厳密な呼吸・循環管理が必要となるため，徴候を見落とさないようにする

ケアのポイント

清潔援助	・患者の症状に応じて，清潔ケアの介助を行う．胃チューブやイレウス管が挿入されている場合は，シャンプーの際にチューブが抜けることがあるため介助する ・嘔吐やイレウス管の挿入により口腔内が汚染されやすい状態にある．感染を予防するために口腔ケアは積極的に行う
苦痛の緩和	・腹痛を緩和し，嘔吐による誤嚥を予防するため，体位はセミファーラー位またはファーラー位とする ・医師の指示のもと鎮痛薬，鎮痙薬，腸蠕動亢進薬などを使用し，その効果を評価する
輸液管理	・脱水が著明な場合は急速輸液が行われる場合があるため，心臓および腎臓への負担を考慮して，患者の状態を観察しながら指示に従って輸液の管理を行う
経鼻的減圧チューブの管理	・有効に減圧が行われているか，内腔の閉塞がないかを観察する ・排液の性状・量を観察する ・チューブ挿入の必要性および挿入中の注意点について患者に指導する

看護の実際：退院指導

- 腸閉塞は繰り返し発症することが多いため，患者自身が症状や日常生活の注意点について理解し，退院後も自己管理ができるように指導する必要がある．

患者指導のポイント

食事管理	● 消化のよい食事を規則的に摂取する
	・基本的に食事に制限はないが，暴飲暴食は避けて，腹八分目の量をゆっくりと摂取するよう心がける
	・十分に咀嚼しても口腔内に残るような繊維質の食物の摂取は避けるようにする．硬めの麺類をよく噛まずに飲み込むことも避ける
排便コントロール	● 規則的な排便を心がける
	・定期的な排便がみられるように，適度な水分摂取と運動を促す
	・下痢，または便秘の症状がみられた際には，自己判断で緩下薬や下痢止めの内服はせずに，医師に相談するよう指導する

（木越舞子）

9 虫垂炎

病態関連図

病態

虫垂炎
↓
糞石・糞便うっ滞，粘膜下リンパ嚢胞の過形成などによる虫垂内腔の閉塞
↓
内圧の上昇（心窩部，臍周囲の痛みもある）
↓
虫垂内腔の二次感染（腹膜への炎症の波及，右下腹部痛もある）
↓
穿孔，イレウス，腹腔内膿瘍などの合併症

症状

- 腹部痛（心窩部〜臍部にかけてはじまり徐々に右下腹部へ移動）
- 平熱or 37℃程度の発熱（38℃以上は虫垂炎ではない，または穿孔している虫垂炎の場合がある）
- その他：嘔吐，圧痛（マックバーネー圧痛点，ランツ圧痛点），腸腰筋症状，筋性防御，ローゼンシュタイン症候，ロブシング症候，ブルンベルグ徴候など

治療・看護

内科的治療
- 保存的治療
- 輸液療法

外科的治療
- 開腹手術
- 腹腔鏡下虫垂切除術（LA）

病態生理

　虫垂炎とは，虫垂の非特異的な急性化膿性炎症である．急性腹症の原因として最も多く，急性と慢性に分けられる．多くは急性虫垂炎である（表1）．

　20～30歳代の青壮年期に多いといわれるが，小児や高齢者でもまれではなく，各年代に分布する．原因の詳細は不明である．

　初期には虫垂の粘膜固有層を主体に急性炎症細胞の浸潤がみられ，粘膜下層には血管のうっ血や浮腫がみられる．その後好中球を主体とする急性炎症細胞浸潤が腹膜に及ぶ．炎症が限局すれば虫垂周囲膿瘍となり，頻度としては穿孔よりも穿通となる場合が多い．

　虫垂炎は急性腹症のなかで最も多い疾患であり，ほかの多くの急性腹症との鑑別が重要である（表2）．

表1　虫垂炎の分類

カタル性虫垂炎	虫垂壁血管の充血とカタル性変化が，粘膜だけを侵している
蜂巣性虫垂炎	充血，浮腫が強い．化膿性変化の初期像で，粘膜にびらん，壊死，潰瘍がある
壊疽性虫垂炎	暗紫赤色で，浮腫著明，虫垂動脈閉塞のため壊死状で穿孔を生じやすい
穿孔性虫垂炎	壊疽性虫垂炎が穿孔したものに腹膜炎を合併したもの

表2　鑑別疾患

急性胆嚢炎，急性膵炎，右腎盂腎炎，右尿路結石，右側結腸憩室炎，胃・十二指腸潰瘍，腸閉塞，急性腸炎，卵巣出血，子宮外妊娠，急性卵管炎，卵巣嚢腫茎捻転，クローン病，メッケル憩室炎など

検査・診断

　定型症状例での診断は比較的容易である．症状や徴候が非典型的であっても右下腹部に圧痛があれば常に虫垂炎を疑う．

　虫垂が盲腸の後方に位置する場合は腹膜刺激症状が現れにくく，診断がつきにくいこともある．

血液検査	・白血球数が1万～1万8,000/mmに増加
尿検査	・高比重，アセトン陽性などは脱水とアシドーシスの指標を示す
腹部X線	・右下腹部の石灰化した糞石の有無，尿管結石との鑑別に重要 ・腹水貯留を認める
腹部超音波	・腫脹した虫垂が描き出される
腹部造影CT	・腫脹した虫垂が描き出される

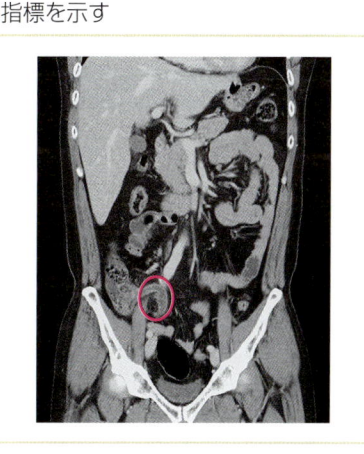

治療

内科的治療	
保存的治療	・虫垂炎を疑った段階で抗菌薬の投与を行う ・適切な抗菌薬の十分な投与で早期例では保存的に治癒する場合も多い ・大腸菌と嫌気性桿菌であるバクテロイデスなどを念頭においた抗菌薬を選択する
補液療法	・4人に1人は腹膜炎を併発しており，発熱，脱水，電解質失調をきたすため，術前に補液をして電解質の補正をし，体温を下げ，麻酔によるリスクを下げる
外科的治療（手術療法）	
開腹手術	・炎症がある程度以上進行した急性虫垂炎に適応 ・開腹の虫垂切除術は，通常腰椎麻酔で簡単に施行でき，侵襲も軽く安全な手術である ・単純に虫垂切除で終われば翌日から経口摂取が可能となるため，補液も翌日まででよい ・虫垂間膜を結紮切離，虫垂を切除し，断端は巾着縫合で埋没させるのが古典的典型例である ・穿孔による汎発性腹膜炎には緊急手術を行う．虫垂切除後，腹腔内を洗浄しドレナージを施行する
腹腔鏡下虫垂切除術（LA）	・近年，多く行われている．腹腔鏡下の観察で虫垂炎か否か，また虫垂炎であれば虫垂の正確な存在部位，炎症の程度・広がりが容易に判断できるメリットがある ・汎発性腹膜炎の場合でも，腹腔全体を1か所のポートから洗浄することができ，ドレーンの留置が必要な場合，どの位置にも対応できる ・手術創は最小で，0.5 cmが2か所，1.2 cmが1か所のポート創ですむ

虫垂炎患者の看護

標準看護計画

観察項目

術前または保存的治療	術後
・バイタルサイン ・感染の進行状態 ・悪心・嘔吐，腹部膨満感，腹痛の程度や状態	・バイタルサイン ・創部の状態，創部痛，出血，滲出液の有無 ・ドレーンからの排液の量・性状・色調 ・腹部の状態：腸蠕動音，腹部膨満，悪心・嘔吐の有無，排ガスの有無，便の性状

ケア項目

術前または保存的治療	術後
• 症状に応じて保清の援助 • 経口摂取の禁止 • 局所の温罨法は行わない • 緩下薬の内服や浣腸は行わない • 体位調整：安楽な体位をとり腹痛，腹部の緊張を緩和させる • 発熱に対して対症療法 • 突然発症し不安や恐怖を抱えていることがあるため，入院治療や手術に対する不安の軽減に努める	• 清潔援助 • 輸液管理 • 体位調整：ドレーン留置中はセミファーラー位が安楽に過ごせる • 早期離床を促す • 経鼻的減圧チューブの管理

患者指導項目

術前または保存的治療	術後
• 安静，絶飲食，点滴投与の必要性を説明する • 腹痛や悪心，発熱などつらい症状があれば我慢せず医師や看護師に伝えるよう説明する	• 早期離床の必要性について説明する • 退院後の日常生活における注意点を説明する

看護の実際：術前または保存的治療

- 突然の発熱や腹痛による苦痛で，患者の安楽は保ちにくいため，患者の状況に合わせた日常生活上のセルフケアを補う必要がある．
- 虫垂炎は予兆なく発症し緊急入院（緊急手術）となる場合が多いため，患者は症状の経過や治療に対して不安を抱えている場合がある．適切な検査や治療を速やかに行うとともに，患者が不安を表出しやすい雰囲気をつくることも重要となる．

観察のポイント

腹痛・発熱・悪心などの症状の変化を把握するとともに，虫垂炎の重症化による穿孔や腹膜炎の徴候を注意深く観察する必要がある．特に高齢者は膿瘍や穿孔があっても症状が出にくい場合があるため，突然全身状態が悪化する可能性があることも念頭におく．

ケアのポイント

生活援助	・疼痛による活動制限のある場合がある．患者の状況に合わせて日常生活上のセルフケア不足を補う援助を行う
苦痛の軽減	・虫垂炎の場合，腹痛は臍周囲痛，心窩部痛で始まり，進行とともに右下腹部痛に移動，局限して持続性になる ・医師の指示のもと鎮痙薬，鎮痛薬を使用し，その効果を評価する
精神的サポート	・突然の発症や入院治療により患者が抱えている恐怖感や不安を把握し，軽減に努める ・患者の身体的な苦痛の軽減を優先し，疼痛や悪心が軽快している時間に精神的なケアを実施する ・症状の経過や治療方針について患者が希望した際には，医師からの説明が受けられるよう調整することも重要である

看護の実際：術後

- 保存的治療でいったん軽快したものの同様の症状を繰り返す場合や，炎症がある程度以上進行した急性虫垂炎に対して手術が適応となる．緊急手術となる場合が多いため，患者が手術を受けることを理解し，心身ともによい状態で臨めるように配慮する必要がある．

観察のポイント

　術式，所要時間，出血量と輸血の有無，ドレーン挿入の有無と部位などを把握し，術後起こりうる問題や回復の速度を予測しながらかかわる．

　術後の腸閉塞や縫合不全，創感染，無気肺，肺炎などの術後合併症の有無を観察する．緊急手術の場合でも，患者の喫煙歴を把握し，喫煙習慣のある場合は特に呼吸器合併症の出現に注意する．

ケアのポイント

清潔援助	・安静度に応じ，シャンプー，全身清拭，足浴などを行う．状態に問題がなければ術後2日目からシャワーが許可される
排泄援助	・定期的に排便がみられるようにする ・術後は水様便になることもあるため，便の性状の観察も行う
早期離床の促進	・術後の患者は身体を動かすことに対して消極的になりやすいが，呼吸器合併症を予防するために必要であるため，患者に説明し早期に離床できるよう援助する
疼痛管理	・医師の指示により鎮痛薬を使用する ・創痛の存在により，離床が遅れることがあるため適切な除痛を図る
ドレーン管理	・虫垂が穿孔し腹膜炎を併発している場合にドレーンが留置される．術後腹腔内に膿瘍が形成されることがあるため，排液の量と性状を観察する ・ドレーンは適切に固定する

看護の実際：退院に向けての生活指導

患者指導のポイント

　基本的に退院後は食事や日常生活動作に制限はない．手術をした場合でも退院後はそれまでと同様の日常生活を送ることができるが，力仕事をしている場合などは復帰時期について医師と相談する必要があるため，入院中に普段の患者の活動強度について把握しておくとよい．また，退院後1〜2週間後に一度外来を受診した以降は，問題がなければ定期的に外来を受診する必要がないことを説明しておく．

（木越舞子）

10 痔核

病態関連図

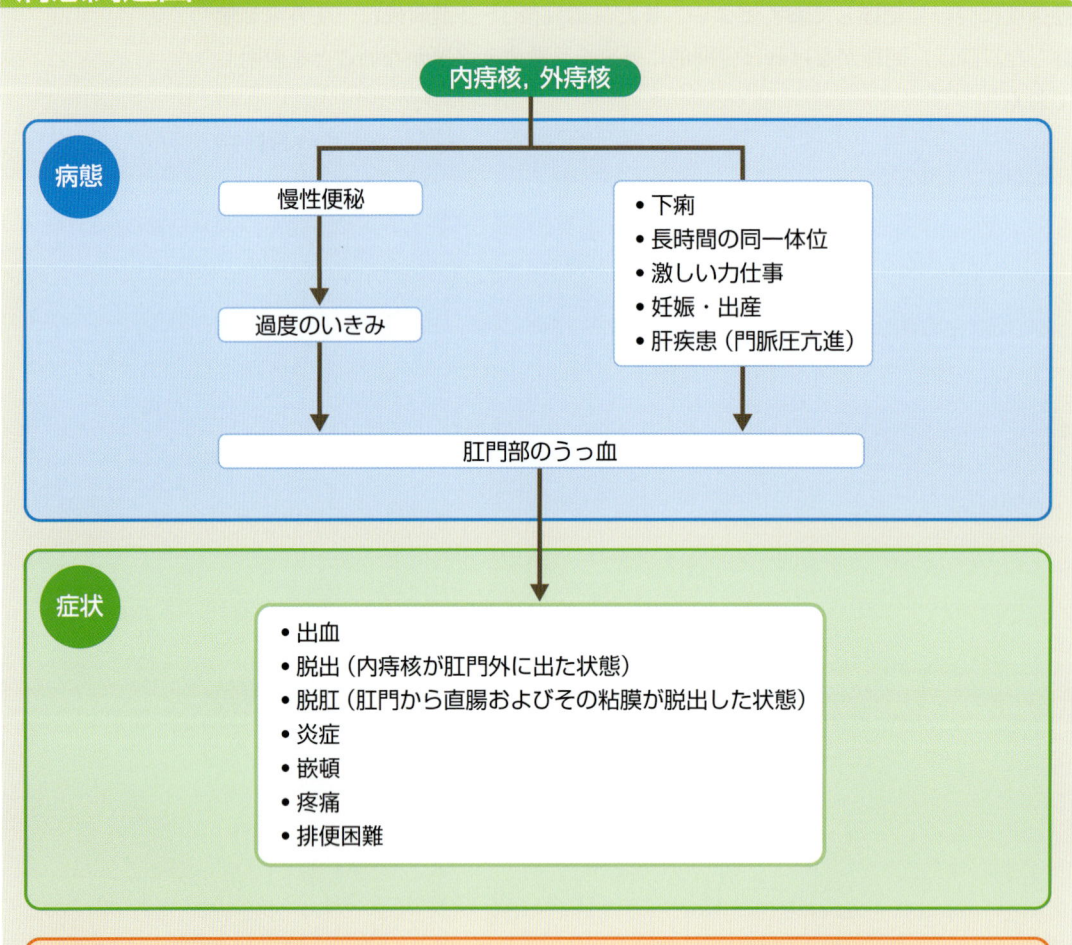

病態

内痔核, 外痔核

- 慢性便秘 → 過度のいきみ
- 下痢
- 長時間の同一体位
- 激しい力仕事
- 妊娠・出産
- 肝疾患（門脈圧亢進）

→ 肛門部のうっ血

症状

- 出血
- 脱出（内痔核が肛門外に出た状態）
- 脱肛（肛門から直腸およびその粘膜が脱出した状態）
- 炎症
- 嵌頓
- 疼痛
- 排便困難

治療看護

内科的治療
- 食事療法, 生活指導
- 薬物療法
  - 軟膏
  - 坐薬
  - 内服薬

外科的治療（主に外来）
- 硬化療法
- 結紮療法

外科的治療（主に入院）
- ジオン注射
- 結紮切除術

病態生理

痔核とは肛門静脈叢にできた静脈瘤のことであり，慢性の便秘や長時間の同一体位，激しい力仕事，妊娠・出産，肝疾患などが原因で起こる．歯状線よりも内側にできたものを内痔核，外側にできたものを外痔核という（図1）．

外痔核と進行していない内痔核に対しては内科的治療，進行した内痔核に対しては外科的治療がとられる．内痔核は進行度により，4度に分類される（表1）．痔核の好発部位は3時，7時，11時の方向（図2）．

図1　内痔核と外痔核

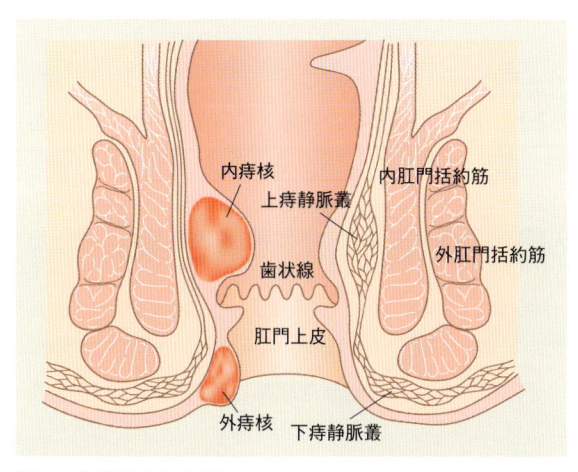

表1　内痔核のゴリガー分類

Ⅰ度	肛門内でのうっ血はあるが脱出しない
Ⅱ度	排便時に脱出するが，排便後自然に戻る
Ⅲ度	排便時に脱出し，指で押しこまなければ戻らない
Ⅳ度	常に肛門外に脱出している

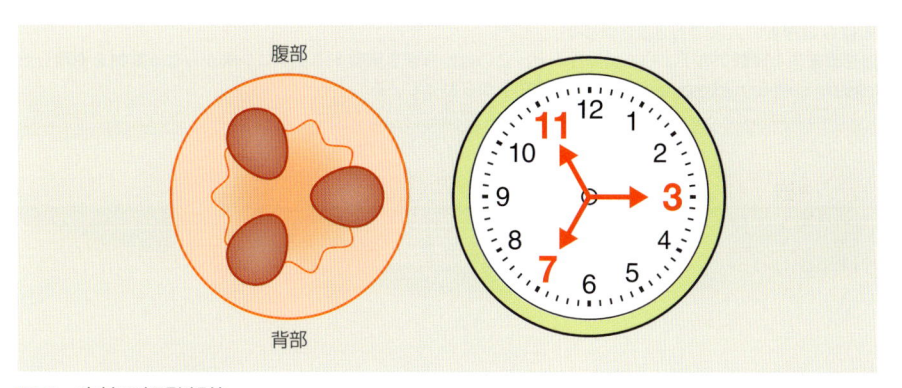

図2　痔核の好発部位

検査・診断

問診	出血，痔核の脱出，脱肛，疼痛，排便困難の有無を確認する
視診	出血，痔核の脱出，炎症，嵌頓の有無を確認する
直腸診	医師が指を肛門に挿入し痔核に触れることで，痔核の位置や大きさを確認する
肛門鏡診	肛門鏡を用いて肛門を押し広げ，痔核の位置や大きさを確認する

治療

内科的治療	
食事療法 生活指導	・肛門への負担を避けるために消化のよいものを摂取し，刺激物を避ける ・便秘や下痢を避ける
薬物療法	・軟膏，坐薬，内服薬
外科的治療	
硬化療法	・I～II度の内痔核が適応．肛門鏡下で0.5％フェノールを痔核に注入 ・外来で行うことができ，痛みも少なく患者に負担は少ない ・効果の持続期間は半年～1年
結紮療法	・痔核の根元を輪ゴムでしばって血流を止め，脱落させる ・外来で短時間で行うことができるが，脱落するまでの術後7～14日前後は多量出血の可能性がある ・効果の持続期間は数年
ジオン注射[1] （ALTA療法[2]）	・痔核上極部粘膜下層，痔核中央部粘膜下層，痔核中央部粘膜固有層，痔核下極部粘膜下層への4段階の注射を行う ・術後1年目の再発率は16％と切除術よりも高いが，術後の痛みや出血の頻度は低い ・局所麻酔または腰椎麻酔下で行う
結紮切除術[1]	・痔核を粘膜とともに剥離させ，その根もとにある動脈を結紮して痔核に流れる血液を止め，痔核を切除する ・腰椎麻酔下で行う ・術後1年目の再発率は2％

[1] ジオン注射，結紮切除術は3日程度の入院で行うことが多い．
[2] ALTA療法：出血や脱出を改善する硫酸アルミニウムカリウムと，このはたらきを調整するタンニン酸からなる薬物を使用した治療法．aluminum potassuim sulfate hydrate, tannic acidの頭文字からとっている．

痔核患者の看護

標準看護計画

入院治療の場合は，ほぼ手術を目的としているため，ジオン注射，結紮切除術前後の看護となる．

観察項目

術前	疼痛，出血（出血が長期にわたる場合は，貧血症状，排便状況，脱出・脱肛の有無）
術後	バイタルサイン，疼痛，出血，排便状況

ケア項目

術前	・痛みや出血などの症状緩和：軟膏，坐薬の使用
術後	・疼痛緩和：鎮痛薬内服 ・排便コントロール：緩下薬内服 ・創部のガーゼ交換

患者指導項目

排便コントロール	・緩下薬の内服 ・刺激物の多量摂取を避ける ・暴飲暴食を避ける

看護の実際：急性期

- 手術は腰椎麻酔下で行われ，手術が終了してから翌朝まではベッド上安静となる．その間の点滴管理や苦痛の緩和を行う．

観察・ケアのポイント

確実な治療

点滴管理	手術当日は食事摂取できないため，輸液を行う．医師の指示に従い，速度調整を行う
創部の観察	出血の有無の観察，多量の出血がある場合は医師に報告する

苦痛の緩和

疼痛緩和	疼痛がある場合は鎮痛薬を点滴注射する
体位の工夫	腰椎麻酔により下半身の動きが制限されており，長時間の同一体位を避けるため，体位変換を行う

看護の実際：慢性期

- 手術翌日からは術前と同じ安静度，食事となる．疼痛がある場合は鎮痛薬の内服，排便がない場合は緩下薬の内服を行う．

看護の実際：退院に向けての生活指導

- 便秘を防ぐ生活習慣の指導を行う．

（長田ゆり子）

11 急性肝炎

病態関連図

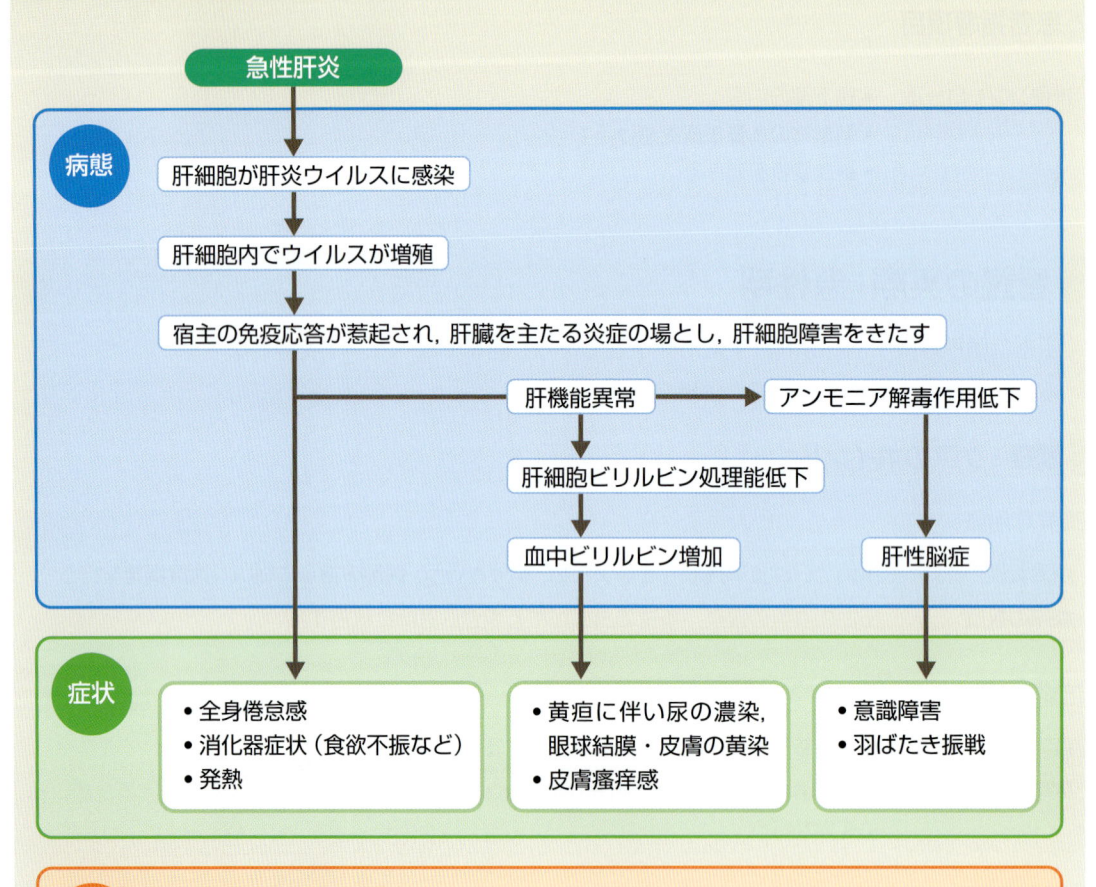

急性肝炎

病態

肝細胞が肝炎ウイルスに感染
↓
肝細胞内でウイルスが増殖
↓
宿主の免疫応答が惹起され，肝臓を主たる炎症の場とし，肝細胞障害をきたす
↓
肝機能異常 → アンモニア解毒作用低下
↓
肝細胞ビリルビン処理能低下
↓
血中ビリルビン増加　　　肝性脳症

症状

- 全身倦怠感
- 消化器症状（食欲不振など）
- 発熱

- 黄疸に伴い尿の濃染，眼球結膜・皮膚の黄染
- 皮膚瘙痒感

- 意識障害
- 羽ばたき振戦

治療看護

- 安静
- 食事療法
- A型・B型肝炎ウイルスによるものが多く，薬物治療は原則行わない
- 食欲不振が強い場合は補液
- B型急性肝炎：
  - 原則は抗ウイルス薬は投与しない
  - 重症化・劇症化への移行が懸念される場合[*1]→抗ウイルス薬

[*1] 劇症肝炎：肝炎のうち初発症状出現後8週間以内に高度の肝機能異常に基づいて，昏睡II度以上の肝性脳症をきたし，プロトロンビン時間が40％以下を示すものをいう．

病態生理

急性肝炎は，肝細胞が肝炎ウイルスに感染し，肝細胞内に増殖した肝炎ウイルスにより，肝細胞内に急性炎症性病変をきたす．原因となるウイルスとしては，A，B，C，D，E型が明らかとなっている（A型，B型の頻度が高い）．各ウイルス肝炎の特徴を表1に示す．

表1　各ウイルス肝炎の感染経路と特徴

	感染経路	特徴
A型急性肝炎	経口	・生の魚介類や野菜による経口感染が主で，春から初夏にかけて多く発生する ・潜伏期間は平均4週間で，初発症状は発熱を伴うことが多く，重症度は年齢が上がるほど高くなることが多い ・慢性化することはほとんどない
B型急性肝炎	血液 血液混じりの体液	・感染経路は母子間の垂直感染，性交渉などによる水平感染，針刺しなどがある ・垂直感染はキャリア化[*2]しやすい ・水平感染でも幼少期の感染ではキャリア化することが多いが，免疫力を獲得してからの感染では急性肝炎で終息することが多い．最近はB型肝炎（ジェノタイプA）による成人の感染でのキャリアが問題となっている ・潜伏期間は1〜6か月で，多くは3か月以内に発症する ・通常1〜3か月で改善する．キャリア化したものでは，慢性肝炎・肝硬変・肝がんへ進行するケースもある ・ウイルス肝炎のなかでは，劇症化することが最も多く，劇症化した場合の予後は不良である
C型急性肝炎	血液 血液混じりの体液	・輸血や針刺しによる医療事故などの血液感染がある ・約70％はキャリア化し，慢性化するものが多い．慢性化した場合，肝硬変，肝がんへ進行するものが多い ・初発症状が乏しい ・有症状のC型急性肝炎は自然治癒する可能性がある ・急性期にインターフェロン療法を行うことで，ウイルス消失が高率にみられる例もある
D型急性肝炎	血液 血液混じりの体液	・B型肝炎と共存することでのみウイルスは増殖する ・日本ではあまりみられない ・重症化しやすい
E型急性肝炎	経口	・慢性化はしないが，劇症化することがある ・日本ではあまりみられない ・妊婦に感染した場合，致死率が10％以上と高い

[*2] キャリア化：幼少期に垂直感染でB型肝炎ウイルスの持続感染が成立すると，90％以上が肝機能が正常で高ウイルス状態のB型肝炎無症候性キャリアという状態になる．

検査・診断

血液検査	・A型肝炎：血清抗体の検出（IgM型HA抗体陽性） ・B型肝炎：血清抗体の検出（IgM型HBc抗体陽性，HBs抗原陽性であることが多いが，劇症化した場合すでに陰性化し，HBs抗体ができていることもある） ・C型肝炎：抗原の検出（HCV抗体陰性で，HCV-RNAまたはHCVコア抗原陽性のもの）
超音波 CT	・通常，急性肝炎では肝臓が肥大する場合が多いが，劇症化した場合は肝臓が萎縮する

治療

安静	・血清トランスアミナーゼ値が下降傾向になるまでは，トイレ，洗面，食事以外は安静臥床とする．安静臥床により肝血流量の増加を促し，肝障害の治癒を促す（肝の血流量は，立位時に比べ仰臥位ではおよそ2倍である） ・黄疸が消失し，血清トランスアミナーゼ値が100以下となったら，食後1時間程度の安静以外は室内歩行は自由とする ・血清トランスアミナーゼ値が50前後まで低下すれば，外来治療に移行する
食事療法	・回復期に入り，食欲が出るに従い，高エネルギー（体重1kgあたり35kcal），高蛋白（体重1kgあたり1.5g）の食事を摂取する ・食欲が回復し，十分量の経口摂取が可能となれば，過剰な摂取により脂肪肝にならないように注意し，野菜や果物などのビタミン，ミネラルの摂取も考慮し，バランスのとれた食事をする
薬物療法	・食欲不振がある場合は，脱水改善，肝庇護目的で補液を行う ・急性肝炎はA型・B型肝炎ウイルスによるものが多く，これらには薬物療法は原則行わない ・B型急性肝炎で劇症肝炎への移行が懸念される場合には，免疫応答抑制の目的で，副腎皮質ステロイド投与を早期に行う

急性肝炎患者の看護

標準看護計画

観察項目

消化器などの症状	全身倦怠感，腹部膨満感，食欲不振，悪心・嘔吐
肝機能	AST，ALT，LDH，γ-GTP，LAP，プロトロンビン時間，など
肝性脳症[*3]	意識状態，羽ばたき振戦[*4]の有無，アンモニア臭の有無
黄疸	皮膚・眼球の黄染，血清ビリルビン値の上昇，皮膚瘙痒感の出現
その他	体重，発熱

[*3] 肝性脳症：肝臓のアンモニア分解能が低下し，血中のアンモニア濃度が高くなる．脳に高濃度のアンモニアが送られると，羽ばたき振戦，意識障害を伴う肝性昏睡を引き起こす．
[*4] 羽ばたき振戦：肝性脳症の特徴的な不随意運動で，手首から先が規則的に羽ばたくようなふるえがみられる．

ケア項目

肝臓の回復促進のための援助	・肝血流量を増加させるため，安静にするよう援助 ・食事療法に対する援助として，食欲低下時は食事形態の工夫などを実施 ・医師の指示に基づき薬物療法を実施（点滴管理など）
苦痛の軽減	・悪心・嘔吐出現時には医師に報告し，制吐薬の使用を検討 ・全身倦怠感が強いときには転倒防止に努め，体調や安静度に応じた日常生活援助（清潔ケアなど）を実施 ・瘙痒感に対するケアを実施
精神的サポート	・患者の状況を理解し，現実の受容と闘病意欲が促進されるようサポート ・安静に伴うストレスに対する援助

患者指導項目

自覚症状出現時には，看護師に報告するよう説明する
安静，薬物療法，食事療法の必要性について説明する
退院後も安静が必要な場合は，家族などの協力が得られるよう，必要時家族への指導も実施する

看護の実際：急性期

- 重症型や劇症肝炎への移行を早期発見することが重要となる．
- 患者は自分のおかれている状況が十分に理解できず，不安を抱いていることが多い．患者が状況を理解して受け入れ，今後の予測をもち，検査や治療に進んで参加できるよう援助していくことが重要である．

観察のポイント

急性期においては，重症型や劇症肝炎への移行を早期発見することが重要となる．そのためには，自覚症状の変化，肝性脳症の有無（意識状態の変化，羽ばたき振戦，アンモニア臭など），黄疸の増悪，血液生化学・凝固系の検査結果の確認が必要となる．

ケアのポイント

肝臓の回復促進のための援助

安静の保持	・肝血流量を増加させるため，医師の指示に従い，できるだけ安静にするよう療養環境の調整を行う ・検査時などは必要に応じて車椅子での移動介助を実施する
症状の緩和	・悪心に対して，医師に報告し制吐薬を使用する
食事療法	・患者の状況に応じて，必要な食事療法を実施する ・消化器症状があり，食欲が低下している場合は食事形態の変更などを検討する
日常生活援助	・倦怠感などの自覚症状や安静度を考慮し，必要に応じて清潔ケアを実施していく
確実な治療	・医師の指示に従い，内服薬・輸液の確実な投与を実施する
精神的サポート	・不安の軽減に努める

患者指導のポイント

闘病意欲の促進	検査や治療の必要性について理解し，積極的に参加できるよう，適宜インフォームドコンセントを実施していく

看護の実際：退院に向けての生活指導

- 激しい運動などをしないようにする．
- 栄養バランスを考えた食事をとるようにする．
- 原因ウイルスにもよるが，慢性化移行を調べるための定期的な外来通院の指示を行う．

（藤橋理美）

12 慢性肝炎

慢性肝炎とは，ウイルスに感染した肝細胞が免疫細胞に攻撃されることにより，炎症を起こし，その結果，肝機能異常が6か月以上持続している状態である．

日本での慢性肝炎は，ウイルス肝炎によるものが大部分を占める．そのため，本稿では，肝炎全体の約20％を占めるB型慢性肝炎と約70～80％を占めるC型慢性肝炎について記述する．

B型慢性肝炎

病態関連図

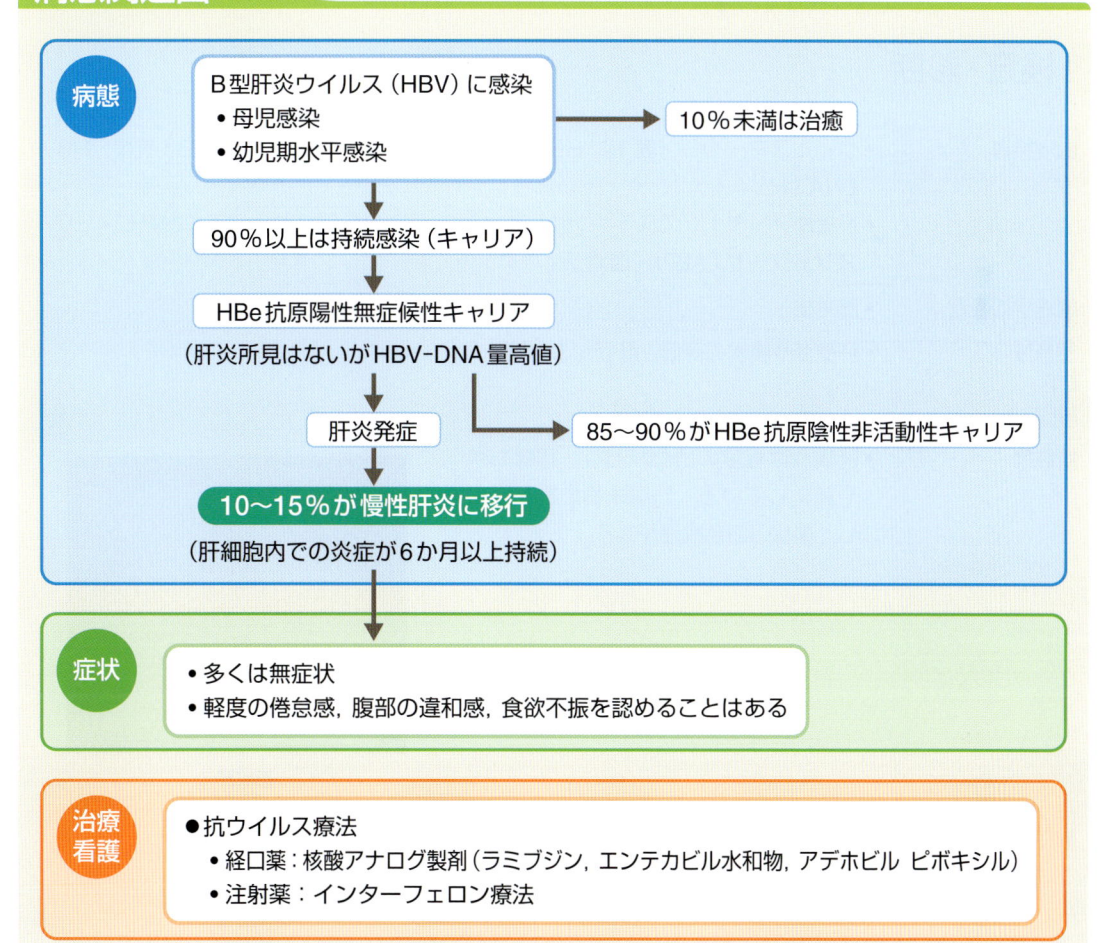

病態
- B型肝炎ウイルス（HBV）に感染
  - 母児感染
  - 幼児期水平感染
- → 10％未満は治癒
- 90％以上は持続感染（キャリア）
- HBe抗原陽性無症候性キャリア（肝炎所見はないがHBV-DNA量高値）
- 肝炎発症
- 85～90％がHBe抗原陰性非活動性キャリア
- 10～15％が慢性肝炎に移行（肝細胞内での炎症が6か月以上持続）

症状
- 多くは無症状
- 軽度の倦怠感，腹部の違和感，食欲不振を認めることはある

治療看護
- 抗ウイルス療法
  - 経口薬：核酸アナログ製剤（ラミブジン，エンテカビル水和物，アデホビル ピボキシル）
  - 注射薬：インターフェロン療法

病態生理

　出生時や新生児期，乳幼児期の免疫機構が未発達な時期にHBVに感染した場合，キャリアになる可能性が高い．乳幼児期にキャリア化した症例は10歳代まで肝障害のない時期が続く．この状態をHBe抗原陽性無症候性キャリアという．肝炎所見は呈さないが，HBV-DNA量は高値である．10歳代後半～30歳代になると，免疫機構がHBVを非自己と認識し，HBVを排除しようとする反応が起こり始める．

　肝炎ウイルスと宿主の反応の場所は肝細胞であり，ウイルスを排除しようとする際に，肝細胞も破壊されるため肝炎が起こる．このため，血清のAST，ALTが上昇する．この時期が肝炎期であり，10～15％は慢性肝炎へ移行する．

　肝炎発症に伴いHBe抗原が消失し，HBe抗体が出現することをセロコンバージョンといい，85～90％の患者では肝炎が沈静化して，HBe抗原陰性非活動性キャリアになる．非活動性キャリアになっても，自然に肝炎を発症することがある．最近，ジェノタイプAのB型肝炎ウイルスは，性交渉などによる成人感染でのキャリア化が問題になっている．

検査・診断

血液検査	・ウイルスマーカー（表1）：HBV-RNA，HBs抗原，HBe抗原，HBc抗体，HBV-DNAなど ・肝機能データ：アスパラギン酸トランスフェラーゼ（AST），アラニンアミノトランスフェラーゼ（ALT），血清フェリチン値，など
組織学的検査	・肝生検
超音波 CT MRI	・肝硬変や腹水の評価，肝がんの有無
腹腔鏡	・肝表面は軽度の凹凸があり，辺縁もやや鈍化している．門脈末梢血管が増加し，網状の白色紋理がある 斑紋肝[*1]
病歴聴取	・母子感染が多いため，家族歴の有無

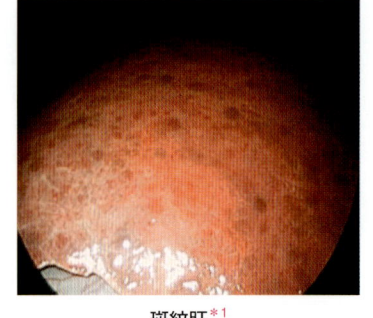

[*1] 斑紋肝：B型慢性肝炎の前硬変期に確認されることが多い．

表1 B型肝炎ウイルスマーカーの意義

HBe抗原 HBeAb 陽性	HBVの増殖力が強い
HBe抗体 HBeAg 陽性	HBVの増殖力が弱い
HBs抗原 HBsAb 陽性	HBVに感染している
HBs抗体 HBsAg 陽性	HBVに感染既往（多くはHBc抗体陽性） HBVワクチン接種後（HBc抗体陰性）
HBc抗体陽性	HBVに感染既往（多くはHBs抗体陽性） HBVに感染している（多くはHBs抗原陽性）

治療

	内科的治療
抗ウイルス療法[*2]	・インターフェロン療法：ウイルスが感染している細胞に作用して，ウイルスの増殖を抑制する作用と，身体の免疫力を高め，ウイルスの増殖を抑制する作用がある ・核酸アナログ製剤：ウイルス遺伝子の構成成分に似た物質を服用することによって，ウイルス遺伝子の複製を阻害し，ウイルスの増殖を抑える

[*2] インターフェロン療法と核酸アナログ製剤を組み合わせたシークエンシャル療法が用いられることもある．

C型慢性肝炎

病態関連図

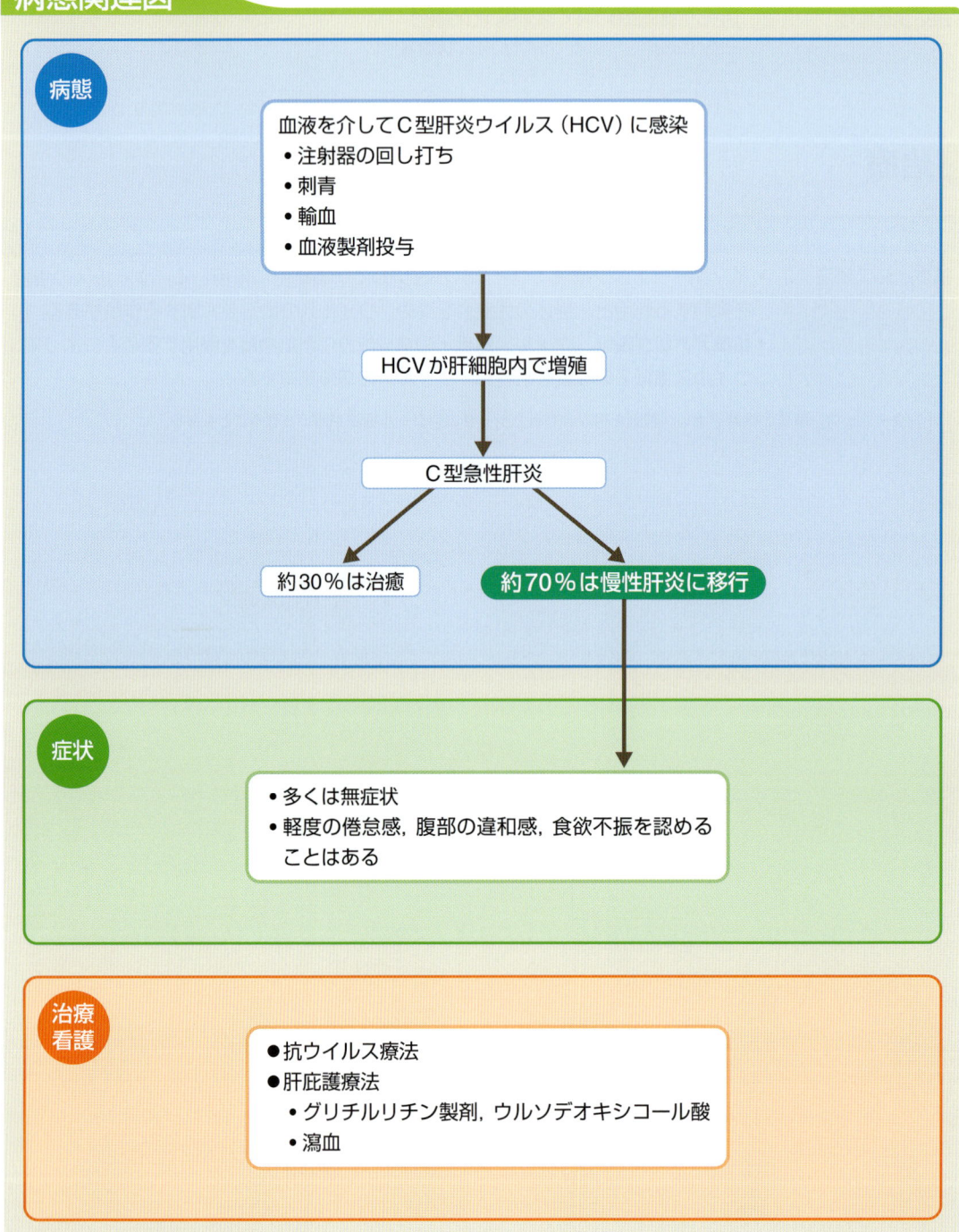

病態

血液を介してC型肝炎ウイルス（HCV）に感染
- 注射器の回し打ち
- 刺青
- 輸血
- 血液製剤投与

↓

HCVが肝細胞内で増殖

↓

C型急性肝炎

↓ ↓

約30％は治癒 ／ 約70％は慢性肝炎に移行

症状

- 多くは無症状
- 軽度の倦怠感，腹部の違和感，食欲不振を認めることはある

治療・看護

- 抗ウイルス療法
- 肝庇護療法
  - グリチルリチン製剤，ウルソデオキシコール酸
  - 瀉血

病態生理

　血液を介して，C型肝炎ウイルス（HCV）は感染する．HCVが主に肝細胞で増殖することにより，免疫反応が誘発され肝炎を発症する．HCV自身は肝臓に障害を起こさないと考えられており，感染した肝細胞が免疫細胞に攻撃されることにより炎症を引き起こす．これが肝炎であり，この炎症状態が6か月以上続くことを慢性肝炎という．

　HBVの感染とは異なり，成人で感染しても多くの人がウイルスを排除できず，感染が慢性化してしまう．慢性化した際は，肝硬変に移行し，肝がんが発生しやすい．

検査・診断

血液検査	・ウイルスマーカー：HCV抗体，HCV-RNA ・肝機能データ：AST，ALT，ICG，血清フェリチン値，など
組織学的検査	・肝生検
超音波 CT MRI	・肝硬変や腹水の評価，肝がんの有無
腹腔鏡	・肝表面は軽度の凹凸があり，門脈末梢血管の血流量の増加や赤色紋理がある 凹凸肝[*3]
病歴聴取	・輸血歴の有無，刺青の有無，など

[*3] 凹凸肝：C型慢性肝炎の前硬変期に確認されることが多い．

治療

内科的治療	
抗ウイルス療法	・インターフェロン療法：ウイルスの増殖を抑えることにより，ウイルスを排除することを目的とする
肝庇護療法	・グリチルリチン製剤（強力ネオミノファーゲンシー®），ウルソデオキシコール酸（ウルソ®）投与：トランスアミナーゼの正常化をめざし，発がんを抑制する ・瀉血：肝内鉄過剰状態が長期間持続すると，ALTの上昇や肝発がんの原因となる．フェリチンが高値であれば，瀉血をすることで肝発がんを抑制できる．貧血に注意しながら，定期的に実施する

B型慢性肝炎・C型慢性肝炎患者の看護

標準看護計画

観察項目

主観的項目	客観的項目
全身倦怠感，腹部膨満感，など	肝機能：AST，ALT，γ-GPT，プロトロンビン時間など

ケア項目

現状に対する患者の理解の程度	患者が受けた説明内容について確認し，本人の理解の程度を確認する
精神的サポート	患者の気持ちに寄り添い，疾患を受容できるようサポートする
安全・安楽に検査が受けられるよう援助	本人の理解度に応じて検査の説明を実施する

患者指導項目

日常生活援助	・内服が継続できるよう，薬剤師と協力しながら患者指導を実施する ・栄養士と協力しながら栄養指導を実施し，食事の注意点が理解できるよう援助する

看護の実際

- 慢性肝炎は自覚症状が少ないか，まったくない場合が多く，健康診断や感冒症状を主訴に受診し，肝機能障害を指摘され，精密検査により慢性肝炎と診断されるケースが多い．そのため，まず患者がどのように説明を受け，理解しているのかを把握したうえで，疾患の理解と受容を促進できるようかかわることが重要である．
- 慢性肝炎の治療にはインターフェロン療法が幅広く実施されているが，その内容については，種類，量，期間など，患者の年齢や既往歴，肝炎の状態，肝炎ウイルスの遺伝子型やウイルス量などを考慮し決定される．インターフェロン療法実施時には，ほとんどの患者に副作用が出るため，治療法を理解し，患者の副作用症状を観察し，軽減していく必要がある．

観察のポイント

治療を開始した場合には，予測される副作用を理解し，早期発見することが重要である．

ケアのポイント

精神的サポート

疾患の受容への支援	・疾患に対する思いを傾聴する ・疾患に対する理解度を確認し，必要に応じて，医師からの説明を受けられるよう調整する
家族への支援	・長期にわたり内服などの自己管理が必要となるため，患者の家族の不安を軽減するようかかわる

治療に伴う援助

内服管理	内服の自己管理状況を観察し，内服が継続できるようサポートする
副作用症状の軽減	治療に伴い副作用症状が出現した場合は，症状に応じて援助を実施する

患者指導のポイント

食事，服薬などについて，自己管理できるよう具体的に説明する

C型肝炎やB型肝炎は血液を介して感染するため，感染予防行動についても具体的に指導する

（藤橋理美）

13 肝がん

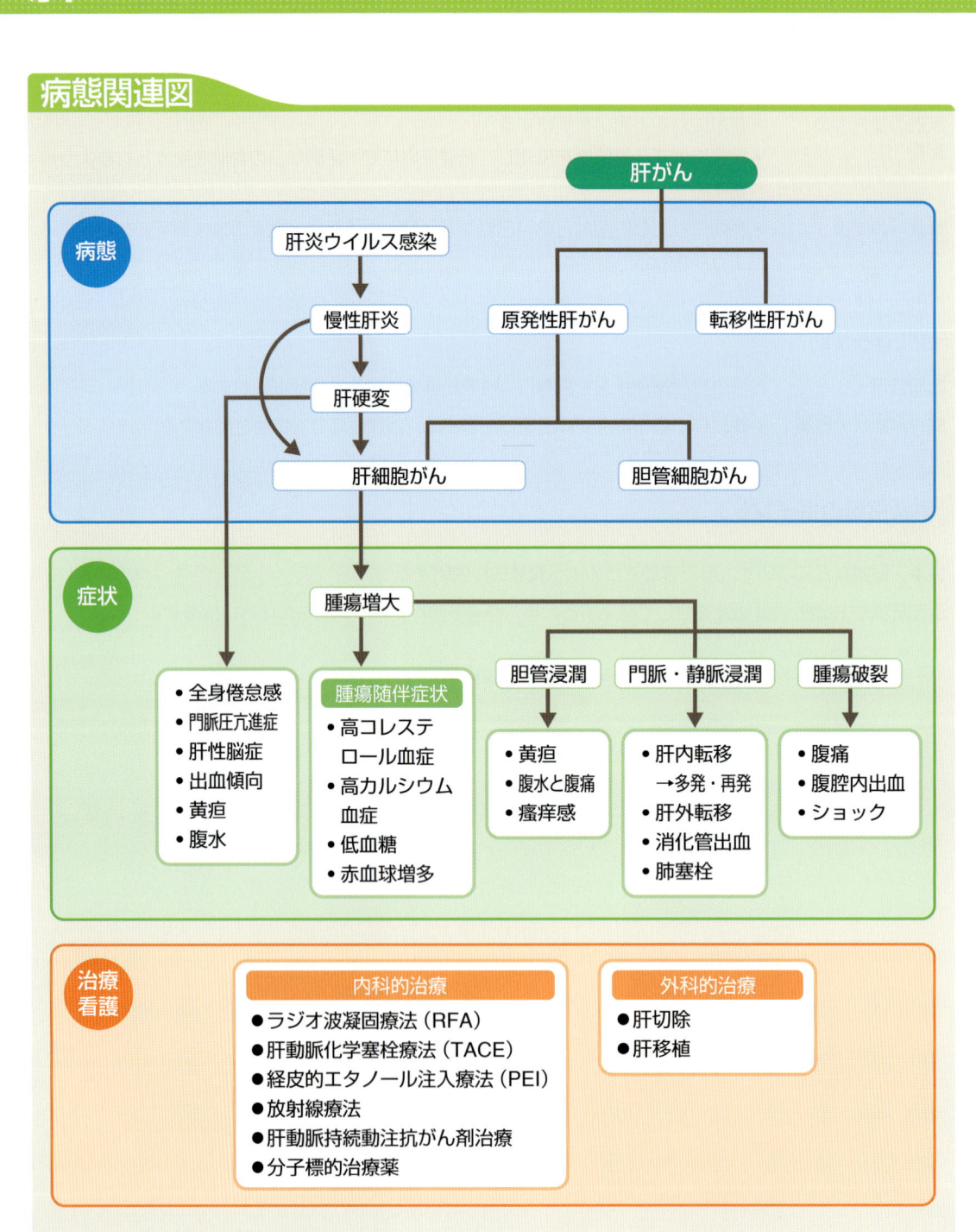

病態関連図

病態

肝がん
- 肝炎ウイルス感染 → 慢性肝炎 → 肝硬変 → 肝細胞がん
- 原発性肝がん → 肝細胞がん／胆管細胞がん
- 転移性肝がん

慢性肝炎 → 肝細胞がん

症状

肝硬変から：
- 全身倦怠感
- 門脈圧亢進症
- 肝性脳症
- 出血傾向
- 黄疸
- 腹水

腫瘍増大：

腫瘍随伴症状
- 高コレステロール血症
- 高カルシウム血症
- 低血糖
- 赤血球増多

胆管浸潤
- 黄疸
- 腹水と腹痛
- 瘙痒感

門脈・静脈浸潤
- 肝内転移 → 多発・再発
- 肝外転移
- 消化管出血
- 肺塞栓

腫瘍破裂
- 腹痛
- 腹腔内出血
- ショック

治療・看護

内科的治療
- ラジオ波凝固療法（RFA）
- 肝動脈化学塞栓療法（TACE）
- 経皮的エタノール注入療法（PEI）
- 放射線療法
- 肝動脈持続動注抗がん剤治療
- 分子標的治療薬

外科的治療
- 肝切除
- 肝移植

病態生理

　肝がんは，肝臓に原発する原発性肝がんと，他臓器のがんが肝臓に転移する転移性肝がんに分けられる．原発性肝がんには，肝細胞から発生する肝細胞がんと，胆管の上皮を形成する細胞から発生する胆管細胞がんの2種類がある．原発性肝がんの約95％は肝細胞がんである．

肝細胞がん

　肝細胞がんの約70～80％がC型肝炎ウイルス（HCV），約10～20％がB型肝炎ウイルス（HBV）感染を背景に発症する．肝細胞がんの多くは，肝炎ウイルス感染から慢性肝炎，肝硬変を経て発生するが，特にC型肝炎の場合には高齢になるに従って，肝硬変を経ずに肝細胞がんを発生することが増えてくる．

　一般に肝細胞がんの危険因子として，肝硬変，C型慢性肝炎，B型慢性肝炎，男性，高齢，アルコール摂取，肥満，糖尿病があげられる．近年においては非アルコール性脂肪性肝炎（NASH）症例の増加に伴い，非ウイルス性肝細胞がん症例も増加している．

　肝細胞がんは多発する傾向にあり，これを多中心性発がんとよぶ．発見時にすでに複数のがん病巣がみられることもある．また，一度がんを治療した後にも再発の可能性が高いため，慎重な経過観察が必要になる．

● 症状

　肝細胞がんは，比較的自覚症状が出にくく，がんが進行してから初めて症状が出現する場合が多いという特徴がある．その症状も，肝がんに特徴的な症状というよりはむしろ，多くは腹水や黄疸などの合併している肝硬変の症状と重なっている．

胆管細胞がん

　肝内の胆管上皮細胞から発生し，原発性肝がんの約5％程度を占める．ウイルス性肝炎や肝硬変とは関連性が低く，多くは正常肝に発生する．リンパ行性に転移し，肝細胞がんと比較して予後不良のことが多い．

● 症状

　肝門部付近の胆管に発生した場合には，閉塞性黄疸などの症状が出やすい．末梢の胆管に発生した場合，無症状のまま大きな腫瘤を形成し，症状が出現したときには，進行していることが多い．

転移性肝がん

　他臓器のがんが肝臓に転移したもので，その病態は原発巣を反映して多彩である．原発性肝がんよりも頻度は高い．血行性に転移することがほとんどで，多発する傾向にある．肝臓は，動脈血のみならず門脈血も流入するため，肺と並び，

悪性腫瘍が最も転移しやすい臓器である．消化器がん（大腸がん，膵がん，胃がん，胆道がんなど）からの転移が多い．

● **症状**

大半は原発巣病変の症状で発見されるが，肝転移で発見されることもある．原発巣の治療後に肝転移を生じることが多く，原発臓器にもよるが，がんの終末像となる．

検査・診断

腫瘍マーカー	・肝細胞がんのマーカーは，AFP（α-胎児蛋白），PIVKA-II（ビタミンK欠乏蛋白-II），AFP-L3分画の3種がある ・腫瘍マーカーのみでは確定診断できない ・早期発見や，治療の指標として有用	
腹部超音波	・検査が簡便で侵襲が少ない ・リアルタイムに観察することができる ・肝がん（→部）のスクリーニング検査として，小型肝がんの検出に有効 ・体型や肝萎縮の程度により死角が生じる	
腹部造影超音波	・造影剤ペルフルブタン（ソナゾイド®）を用いることで詳細な血流が評価できる ・卵アレルギー症例を除き，腎障害などの副作用がなく，高齢者や血液透析患者にも安全に施行できる	肝がん（→部）
造影CT	・肝臓全体を確実に評価できる ・肝臓および周辺臓器の形態診断と血流診断が可能 ・門脈などの脈管侵襲も判断しやすい ・放射線被曝，造影剤使用による副作用のリスクがある	肝がん（→部）
造影MRI	・肝細胞特異性造影剤ガドキセト酸ナトリウム（EOB・プリモビスト®）により腫瘍の血流動態が把握できる ・正常な肝臓組織と肝細胞がん（→部）が明瞭に区別できる ・脳外科クリップやペースメーカの装着者には禁忌	
血管造影	・肝がんの診断，治療方針決定のために行う ・腫瘍の個数と局在を厳密に診断できる（→部） ・出血傾向のある場合は禁忌	

肝細胞がんの治療方針は，肝障害度，腫瘍数，腫瘍径を考慮したうえで，選択される（表1，図1）．

表1　肝細胞がんの肝障害度診断基準

項目＼肝障害度	A	B	C
腹水	ない	治療効果あり	治療効果少ない
血清ビリルビン値（mg/dL）	2.0未満	2.0〜3.0	3.0超
血清アルブミン値（g/dL）	3.5超	3.0〜3.5	3.0未満
ICG R_{15}（%）	15未満	15〜40	40超
プロトロンビン活性値（%）	80超	50〜80	50未満

註：2項目以上に該当した肝障害度が2カ所に生じる場合には高い方の肝障害度をとる．たとえば，肝障害度Bが3項目，肝障害度Cが2項目の場合には肝障害度Cとする．
また，肝障害度Aが3項目，B，C，がそれぞれ1項目の場合はBが2項目相当以上の肝障害と判断して肝障害度Bとする．
（日本肝癌研究会編：臨床・病理 原発性肝癌取扱い規約2009年6月（第5版補訂版）．金原出版；2009. p.15 より）

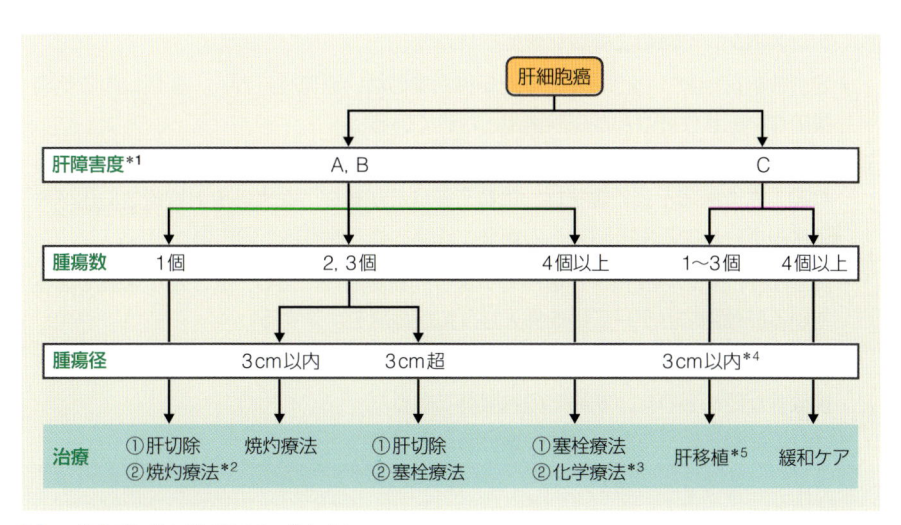

図1　肝細胞がん治療アルゴリズム

（追記）・脈管侵襲を有する肝障害度Aの症例では，肝切除・化学療法・塞栓療法が選択される場合がある．
・肝外転移を有するChild-Pugh分類Aの症例では化学療法が推奨される．

注）*1 内科的治療を考慮する時はChild-Pugh分類の使用も可
　　*2 腫瘍径3cm以内では選択可．
　　*3 経口投与や肝動注などがある．
　　*4 腫瘍が1個では5cm以内．
　　*5 患者年齢は65歳以下．
（日本肝臓学会編：科学的根拠に基づく肝癌診療ガイドライン2013年版．金原出版；2009. p.15 より）

治療

　肝がんに対して有効な治療法として確立しているのは，肝切除，経皮的エタノール注入療法（PEI）[1]，肝動脈化学塞栓療法（TACE），肝移植，抗がん剤（ソラフェニブトシル酸塩）がある．肝予備能および腫瘍の局在，個数，年齢，合併症の有無により治療法が選択される．

　慢性肝疾患を基盤として発生する肝細胞がんは，根治療法を施行した後も再発率が高く，3年で約50％，5年で約80％の再発率に達する．ラジオ波凝固療法（RFA）は，肝切除に比べ低侵襲であり，肝機能低下例にも施行できるため，「入院期間が短い」「身体への負担が少ない」という理由で増えてきている．

[1]「経皮的肝がん局所療法」の項：p.222 参照．

内科的治療	
ラジオ波凝固療法（RFA）[2]	・超音波ガイド下に電極針を腫瘍部に到達させ，熱で腫瘍を焼灼し壊死させる
肝動脈化学塞栓療法（TACE）[3]	・大腿部の動脈からカテーテルを挿入し，肝動脈を経て肝細胞がんの栄養血管まで進め，抗がん剤と油性造影剤を混和したものを固有肝動脈から動脈注射後，ゼラチンスポンジで詰めて腫瘍を壊死させる
放射線療法	・定位放射線治療：径5cm以下で転移病巣のない原発性肝がん，3個以内で他病巣のない転移性肝がんが保険適用とされている ・粒子線治療：到達深度の調節ができ，腫瘍径にかかわらず高い局所制御率が得られる．先進医療として陽子線，重粒子線などがあり，従来の放射線療法に比べ高エネルギーかつ正常肝組織への線量が低減され，他臓器への影響が少ない
肝動脈持続動注抗がん剤治療	・肝がんが門脈のなかに入り込んでしまう門脈腫瘍栓に対し，肝がんに栄養を送っている肝動脈にカテーテルを挿入し，抗がん剤を注入する
分子標的治療薬	・ソラフェニブ（ネクサバール®）は進行肝がん患者に対する全身化学療法として予後改善が認められた，初めての内服薬である ・ほかの治療法と異なり，病状の進行防止を目的とする
外科的治療	
肝切除[4]	・肝細胞がんは，門脈を介して肝内に転移するため，症例によっては門脈支配に沿った系統的な切除が選択される．根治性は高いが，侵襲性，切除後の肝予備能低下，全身麻酔，周手術期のリスクを考慮する
肝移植	・背景の肝硬変も改善しうるが，侵襲が多く，リスクも高い．現状は，生体肝移植に依存しており，適応症例も限られる

[2]「経皮的肝がん局所療法」の項：p.222 参照．
[3]「経動脈的塞栓術」の項：p.228 参照．
[4]「肝切除術」の項：p.185 参照．

肝がん患者の看護

標準看護計画

観察項目

	主観的項目	客観的項目
肝不全症状	全身倦怠感，腹部膨満感，腹痛	・浮腫，腹水，胸水，黄疸 ・腫瘍マーカー（AFP，AFP-L3分画，PIVKA-II） ・血液データ（AST，ALT，ICG，Hb，T-bil，NH_3，血糖値，凝固機能），血圧，脈拍数，SpO_2 ・栄養状態
肝性脳症	思考過程の変調，昼夜逆転，傾眠	意識レベル，羽ばたき振戦，アンモニア臭，異常行動
出血傾向	吐血，タール便，下血	消化管出血

ケア項目

身体的ケア	・皮膚の清潔や保湿ケアにより，瘙痒感を緩和する ・爪を短く保つことで，搔爬による皮膚の感染を予防する ・排便コントロールにより，肝性脳症を予防する ・ADLや安静度を評価し，段階的に安全・安楽な活動を増やす
精神的サポート	・必要な事柄について情報を提供し，患者の理解を深める ・いつでも相談にのる姿勢を示し，キーパーソン，家族との連携を図りつつ，サポートする ・今後の方針について納得し同意しているかを確認する
治療後合併症の予防	・治療後の後出血，疼痛，発熱，悪心を観察し，患者と相談し，患者が納得したうえで薬剤投与による症状緩和を行う ・肝がんによる肝機能障害があるうえに，治療により正常肝細胞が減少するため，肝不全徴候を早期発見する ・血液凝固機能低下による出血傾向，脾機能亢進による血小板減少により易出血状態にあるため，消化管出血や播種性血管内凝固症候群（DIC）に注意する
食事療法	・肝性脳症予防のため，体格，ADL，病態に合わせた低蛋白・適正エネルギー食，血液凝固因子生成のため高ビタミン食とする ・腹水・浮腫がある場合は塩分制限をする

患者指導項目

疾患の理解	肝がんの特性として，再発のリスクが高く，この治療過程が繰り返されるかもしれないことが受容できるよう援助する
生活指導	肝硬変悪化予防のため，日常生活管理の必要性をどの程度理解しているか確認し，不足点を指導する

看護の実際：診断確定から治療までの時期

- 肝がんがどのような経過を経て発症したのか，患者が症状をどのように理解しているか確認して，今後の治療を受容できるようにサポートする．
- 肝炎，肝硬変のための長期療養を経て，肝がんとなった患者は，がん告知の衝撃とともに，治療法の意思決定や治療の侵襲による苦痛，再発の心配や退院後の新たな療養生活への適応など，身体的・精神的苦痛が大きい．
- 肝がんに対する新しい治療法は次々と開発され，治療効果への期待が大きい反面，適応の基準もさまざまであり，実際に治療方法を選択する際には，不安を抱くことも多い．また治療は，一定期間をおいて定期的に繰り返され，長期にわたる．
- 看護師は患者の社会的背景を理解したうえで，十分な観察を行いながら，患者が納得のいく治療を選択できるように支援する必要がある．

観察のポイント

自覚症状	・倦怠感，食欲不振，黄疸，腹部膨満感など
既往歴，生活習慣（飲酒・喫煙・食事），現病歴	
病状・治療についての理解および受け止め方	
治療への意欲，予後に関連した不安	
社会的役割，家族構成，活用できる社会資源	

ケアのポイント

身体的ケア	・自覚症状はほとんどないが，進行すると倦怠感や食欲不振など一般的なものから，黄疸，腹水など外見の変化を呈するものまで多様である．自覚・他覚症状や苦痛を把握し，予防・緩和に努める
精神的サポート	・がんに至るまでに慢性肝障害で長い療養を経験しているため，治療の受け止めや療養上の取り組みも個別性が高いことを理解する ・肝がんは再発率が高いことから，治療の選択に戸惑いも多いため，治療決定までの不安や，再発のリスクを抱える思いを傾聴する
安全	・転倒防止のため，歩行・移動時の見守りや介助をする ・転落防止のため，ベッドの柵や高さなどの環境を整備する ・歩きやすい履き物に配慮する

患者指導のポイント

疾患の理解	・現在行われている検査，治療内容や，今後の予定を説明することで安心感がもてるよう，はたらきかける ・患者・家族の不安を明らかにし，必要な情報を提供する
生活指導	・疾患に対する理解度を把握し，退院後に患者が自立して日常生活を管理・継続できるよう指導する

看護の実際：ターミナル期

- 肝がん患者の多くは長い経過観察期間を経て肝がんと診断され，繰り返し治療を行う過程で，徐々にがんの増大と肝機能低下をきたし，肝不全状態に陥る．そうした経過のなか，患者はよくならない病状に不安と焦りの気持ちを抱きやすい．
- また，黄疸による皮膚瘙痒感や腹水貯留による腹部膨満感，全身倦怠感，肝性脳症による意識障害，血液凝固機能低下による出血など，多くの苦痛症状を伴う状態でターミナル期を迎えなければならない．
- 死を意識しながら苦痛を抱える患者と家族に対し，よりよい関係を築きながら，種々の苦痛や症状のコントロールに努め，できる限り安楽な日々が送れるように，はたらきかけなければならない．

観察のポイント

肝不全に伴う症状	・腹水，黄疸，肝性脳症，食道胃静脈瘤
苦痛や不快症状に関する言動，心理・精神状態	

ケアのポイント

身体的ケア	・食道静脈瘤破裂，腹腔内出血などの徴候は生命危機に直結するため，特に注意し，早期発見に努める ・腹水貯留による腹部膨満感，呼吸困難感，がん性疼痛などの身体症状の苦痛を軽減するための対症療法を医師と相談しながら，積極的に進める ・黄疸出現時は瘙痒感が強いため，痒み軽減のためハッカ油を用いた清拭や保湿クリームを使用したスキンケアを行う ・出血傾向があるときは摩擦や圧迫などの刺激を避ける
精神的サポート	・患者・家族の不安を受け止め，療養に対する意向や価値観に沿えるようにする ・長期にわたり患者を支えてきた家族をねぎらうとともに，患者との時間を大切に過ごすことができるよう配慮する
安全・安楽	・現状の活動レベルや安静度に応じて，安全・安楽に過ごせるようにする ・看護師が見守る時間を増やし，危険行動の早期発見やナースコールを工夫する ・肝性脳症などでは，せん妄をきたし正常な判断による行動が困難となるため，看護師が付き添う ・医師の指示と家族の同意に基づき，身体拘束による安全確保を行うこともある

患者指導のポイント

療養指導	・不安や心配な気持ち，苦痛や症状を我慢せず，看護師に伝えるよう説明する ・患者・家族の思いを受け止め，意向に合わせて，苦痛の軽減・症状緩和を図り，できる限り安楽に過ごせるようにする

（浦野京子）

2章 疾患別看護

14 胆石症・胆嚢炎

病態関連図

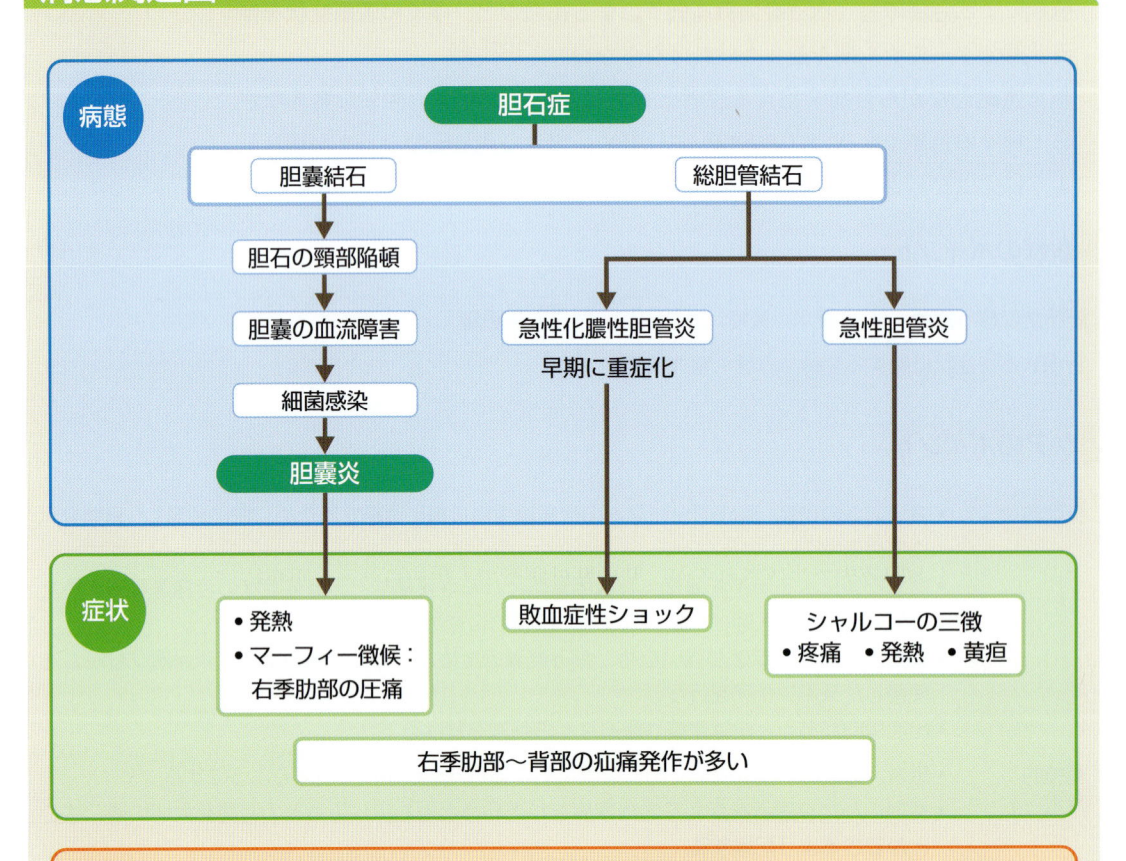

病態

```
                    胆石症
          ┌───────────┴───────────┐
       胆嚢結石                  総胆管結石
          │              ┌──────┴──────┐
    胆石の頸部陥頓      急性化膿性胆管炎    急性胆管炎
          │              早期に重症化
    胆嚢の血流障害
          │
       細菌感染
          │
        胆嚢炎
```

症状

- 発熱
- マーフィー徴候：右季肋部の圧痛

敗血症性ショック

シャルコーの三徴
- 疼痛 ・発熱 ・黄疸

右季肋部〜背部の疝痛発作が多い

治療・看護

内科的治療
- 経口的胆石溶解療法
- 体外衝撃波破砕術（ESWL）

胆嚢炎→
- 経皮経肝胆嚢ドレナージ（PTGBD）、経皮経肝胆嚢吸引穿刺（PTGBA）
- その他
  - 急性胆管炎→抗菌薬投与
  - 食事療法
  - 生活習慣の改善

外科的治療
- 胆嚢摘出術

内視鏡的治療

総胆管結石→
- 内視鏡的乳頭括約筋切開術（EST）
- 内視鏡的乳頭バルーン拡張術（EPBD）

急性胆管炎→
- 内視鏡的ドレナージ

病態生理

　胆汁は肝臓の中の胆管（肝内胆管）を通って肝臓の外に出て，肝外胆管の途中にある胆嚢にためられる．食事を摂ると，胆嚢内で濃縮された胆汁は胆嚢が収縮することにより肝外胆管に送り込まれ，十二指腸に流出する．胆汁の出口の十二指腸乳頭部には筋肉があり，これにより乳頭が開いたり閉じたりして胆汁が十二指腸に出るのを調節したり，十二指腸の中の食べ物や腸液が胆管内に入るのを防いだりしている．

　胆石症とは，胆嚢，総胆管，肝管内に結石を生じるものであり，腹痛，黄疸，発熱を引き起こす．胆嚢炎は胆石症にみられる胆道痛が高度になり，発熱や黄疸を伴う．肝内結石は肝内胆管の狭窄を伴って生じる．総胆管結石は，①胆嚢からの落石，②乳頭機能不全による胆汁うっ帯，感染による一時的な結石（ビリルビン結石）がある（最近は，ほとんどが①である）．

　日本人の胆石保有率は年々増加しており，現在では成人の10人に1人は胆石をもっているといわれている．その理由としては，食生活の欧米化や高齢化，また，検査が普及して発見される率が高くなったことなどがあげられる．好発の特徴として3F（female, fourty, fatty）といわれるように，女性で中年，肥満体に多いといわれ，人間ドックでも4〜5％にみられる．30歳代以降に増加し，40〜50歳代に頻度が高い．加えて，胆嚢結石は胆石症の約80％と最も多く，胆管結石は約20％，肝内結石は約2％を占めている．

　胆石はほとんど胆道内で生成されるが，肝内肝外胆管でも生成される．胆嚢結石はコレステロール胆石，胆管結石はビリルビン胆石に大別される．コレステロール胆石は暴飲暴食，多量の脂肪摂取，便秘，妊娠，心身の過労，胆汁組成の変化が生成促成因子に考えられる．ビリルビン胆石は胆汁うっ滞，細菌感染が生成促成因子である．最近はコレステロール胆石が多く，胆石の60〜80％を占める（表1）．

表1　胆石分類

コレステロール胆石			色素胆石	
純コレステロール石	混成石	混合石	ビリルビンカルシウム石	黒色石
・白色放射状	・内層は放射状，外層は層状 ・内層の主成分はコレステロール，または混合石	・放射状と層状が混在	・茶褐色の年輪様の層状	・無構造，硬い ・小結石

症状

胆石症の自覚症状では以下に示すものが重要である．胆石症の症状は軽い場合は心窩部痛や右背部の鈍痛がみられ，いわゆる胆石発作（胆道痛）では右季肋部痛がみられる．胆囊炎では発熱時に黄疸を呈する．胆管炎では，シャルコーの三徴（胆管炎のサイン：疼痛，発熱，黄疸）がみられる．．

● 疼痛

胆石による胆囊管閉鎖による痙攣性の疼痛で，胆囊内圧の上昇によって起こる．疼痛は最初，心窩部の圧迫感，鈍痛で始まり，激しくなると疝痛発作となる．発作の初期には悪心・嘔吐，冷や汗がみられる．特徴的なのは右肩から右背部に放散痛がみられることである．

● 黄疸

胆石による胆管の狭窄ないし閉塞などによって起こる．胆囊結石よりも，総胆管結石や肝内結石での黄疸の出現頻度は高い．

● 発熱

胆石症による炎症は主に胆道内圧の上昇に基づくものである．悪寒・戦慄は，胆汁うっ滞に細菌感染を併発したために起こる．総胆管結石による症状では疼痛は軽く，膨満感程度のことがあり，胆管炎症状としての発熱，黄疸，肝障害が主症状となる．

合併症

胆石の最も重篤な合併症の一つである急性化膿性胆管炎は，敗血症や播種性血管内凝固（DIC）を引き起こすことがある．これは，胆道で増えた菌が逆行性に肝臓から静脈に入り，血液中に菌が増加して起こるものである．

胆囊結石では，緊満した胆囊部に一致した痛みであるマーフィー徴候[*1]を認めることがある．

内胆汁瘻から落ちた結石が回盲部に嵌頓する，胆石イレウスという，まれな病態もある．

[*1] マーフィー徴候：右季肋部を圧迫しながら深呼吸をすると，痛みで呼気運動を途中で止めてしまうというもの．

検査・診断

腹部超音波	・胆嚢結石は特徴的な胆石のエコー像と音響陰影・移動性によって，ほぼ100％の診断が可能である ・胆嚢炎や総胆管結石では検出率が劣るが，胆管の拡張像は確認できる
直接胆道造影	・胆管にカテーテルを挿入して造影を行うものである ・経皮経肝胆管造影（PTC）：腹部超音波，X線透視下に肝内胆管を直接に穿刺し，胆汁を吸引排除した後に造影剤を注入してX線撮影を行う ・内視鏡的逆行性胆管膵管造影（ERCP）：十二指腸ファイバースコープで観察しながら，乳頭部から細いチューブを総胆管内に挿入し，造影剤を注入してX線撮影を行う ・肝機能が正常で黄疸のある症例や胆管病変の疑われる症例，特に超音波検査で肝内，肝外の胆管の明らかな拡張を認める例に行う
磁気共鳴胆管膵管造影（MRCP）	・胆道MRIの技術を用いて胆管の状態を描出するMRCPは，侵襲性が低く，近年主に行われている
尿・糞便検査	・黄疸の出現：尿中ビリルビン陽性 ・総胆管の完全閉鎖：尿中ウロビリノーゲン陰性，灰白色便となる
血液検査	・感染症の併発：白血球増加，赤沈亢進，C反応性蛋白（CRP）陽性 ・黄疸の出現：血清ビリルビンの上昇，胆道系酵素（ALP，LAP，γ-GTPなど）上昇，GOT（AST）・GPT（ALT）・LDHの軽度上昇

治療

症状の有無，胆石の性状，合併症などを考慮して治療法を決定する．

内科的治療		
薬物療法	経口的胆石溶解療法	・胆石症の発作がない時，胆嚢・胆管炎の炎症消退期に行う **適応** ・コレステロール胆石であること ・カルシウム成分が少ないこと（X線透過性であること） ・直径＜15 mm ・胆嚢造影良好（胆嚢の機能が十分保たれていること） **排胆薬** ・胆汁排泄を促進する ・フロプロピオン〈コスパノン®〉 **催胆薬** ・胆汁分泌を促進する ・ウルソデオキシコール酸（ウルソ®），ケノデオキシコール酸（チノ®）

その他の薬物療法	**除痛剤** ・疼痛に対してはブチルスコポラミン臭化物（ブスコパン®），ブトロピウム臭化物（コリオパン®），アトロピン硫酸塩（硫酸アトロピン®）など ・特に痛みが強い場合：塩酸ペンタゾシン（ソセゴン®），モルヒネ塩酸塩など **抗菌薬** ・胆汁中に排泄されやすいこと，菌に対する感受性が高いことが目標に選ばれる
体外衝撃波砕石術（ESWL）	・コレステロール胆石，主に胆嚢結石が適応となる
内視鏡的胆石除去法	・内視鏡的乳頭括約筋切開術（EST）[1]，内視鏡的乳頭バルーン拡張術（EPBD）[1]，など ・総胆管結石が適応となる
胆嚢ドレナージ	・経皮経肝胆嚢ドレナージ（PTGBD）[2]，経皮経肝胆嚢吸引穿刺（PTGBA）[2] ・胆嚢炎が適応となる
食事療法	・胆石発作後の食事は膵炎に準ずる ・絶食の後は糖質を主体とした消化のよい半流動食から始め，脂肪は厳重に制限する．次いで消化のよい蛋白質を加えた粥食にし，さらに蛋白質を増量するとともに良質の消化のよい脂肪性食品を少量から徐々に増量する ・牛乳や卵，獣肉などを使用した食品や強い香辛料，消化されにくい食品は避ける

外科的治療（表2）

胆嚢結石
・腹腔鏡下胆嚢摘出術（LC, Lap-C）[3]

総胆管結石
・胆嚢摘出術[3]＋総胆管切開＋Tチューブドレナージ
・EST[1] or EPBD（内視鏡的乳頭バルーン拡張術）[1]による総胆管結石除去＋腹腔鏡下胆嚢摘出術（LC, Lap-C）[3]

肝内結石
・拡大胆管切開切石術，肝部分切除術，経皮経肝的内視鏡下結石除去術

[1]「内視鏡的胆石切石術」の項：p.211 参照.
[2] 治療 TOPICS「経皮経肝胆嚢ドレナージ（PTGBD），経皮経肝胆嚢吸引穿刺（PTGBA）」の項：p.221 参照.
[3]「胆嚢摘出術」の項：p.191 参照.

表2 胆石症の外科的治療（観血的治療法）

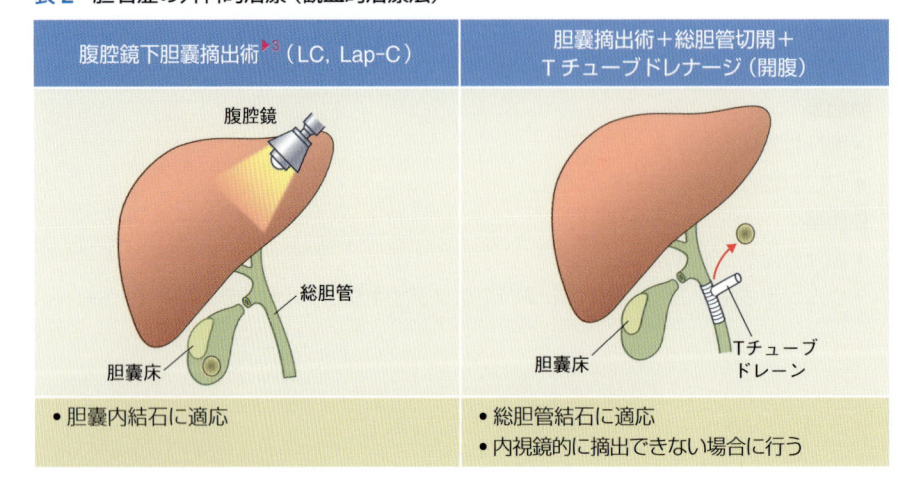

腹腔鏡下胆嚢摘出術[3]（LC, Lap-C）	胆嚢摘出術＋総胆管切開＋ Tチューブドレナージ（開腹）
腹腔鏡／総胆管／胆嚢床	胆嚢床／Tチューブドレーン
・胆嚢内結石に適応	・総胆管結石に適応 ・内視鏡的に摘出できない場合に行う

胆石症・胆嚢炎患者の看護

標準看護計画

　胆嚢炎は疼痛が強いため，まず疼痛対策が必要である．急性化膿性胆管炎では，数時間で重症化し，死に至る可能性があるため，発熱・黄疸の程度の確認と，腹部超音波，MRCPを用いた鑑別診断，迅速な対応が重要になる．

観察項目

食後に起こる心窩部〜胸部・上腹部・右背部の反復する疝痛など，疼痛の程度と部位の観察
悪心・嘔吐，発熱
炎症反応の上昇

ケア項目

バイタルサイン	・重症では疝痛発作，高熱を呈し，ショック状態（冷や汗，血圧低下，脈拍微弱，顔色不良，意識混濁など）になることがあるため，バイタルサインの変化には要注意
苦痛の軽減	・疼痛コントロールのために，適切な鎮痛薬の投与をする ・腹壁の緊張をとる安楽な体位を保つ ・高熱による苦痛を軽減するために，適宜，冷罨法を行う

患者指導項目

食事制限の指導

看護の実際：内科的治療

観察・ケアのポイント

治療前	・全身状態の観察・管理 ・治療前オリエンテーション
治療後	・治療による合併症の早期発見：急性膵炎による発熱や急激な腹痛の有無の確認[*2] ・治療後の疼痛管理

[*2] ERCP後急性膵炎は，処置後6〜8時間後に発症することが多い．

患者指導のポイント

食事制限の指導	低脂肪，低刺激の食事を心がける：牛乳や卵，獣肉などを使用した食品や強い香辛料，消化されにくい食品，アルコール，コーヒーなどは避ける

看護の実際：外科的治療

観察・ケアのポイント

術前	・全身状態の観察・管理 ・術前オリエンテーション
術後	・呼吸器合併症 ・術後出血 ・術後感染 ・縫合不全 ・術後イレウス ・術後の疼痛管理 ・皮下気腫，術後腹部の張り感など（腹腔鏡下手術後の場合）

患者指導のポイント

皮下気腫などは，自然に吸収されるため，心配しないように患者へ説明をする．

看護の実際：退院に向けての生活指導

内科的治療	・低脂肪，低刺激の食事を心がける：牛乳や卵，獣肉などを使用した食品や強い香辛料，消化されにくい食品，アルコール，コーヒーなどは避ける
外科的治療	・術後においては，胆嚢が摘出されていると胆汁は濃縮されずに肝臓から直接十二指腸へ排出される．そのために吸収されずに結腸に入った余分な胆汁酸が腸粘膜を刺激して下痢を起こしたりする ・脂肪の多い食事は，蛋白質や糖分の多い食事よりも胆汁の分泌は多くなるので，胆嚢を摘出した場合，下痢気味になることも多い．そのため，しばらくは低脂肪の食事を摂取する

（江利山衣子）

15 胆嚢がん・胆管がん

病態関連図

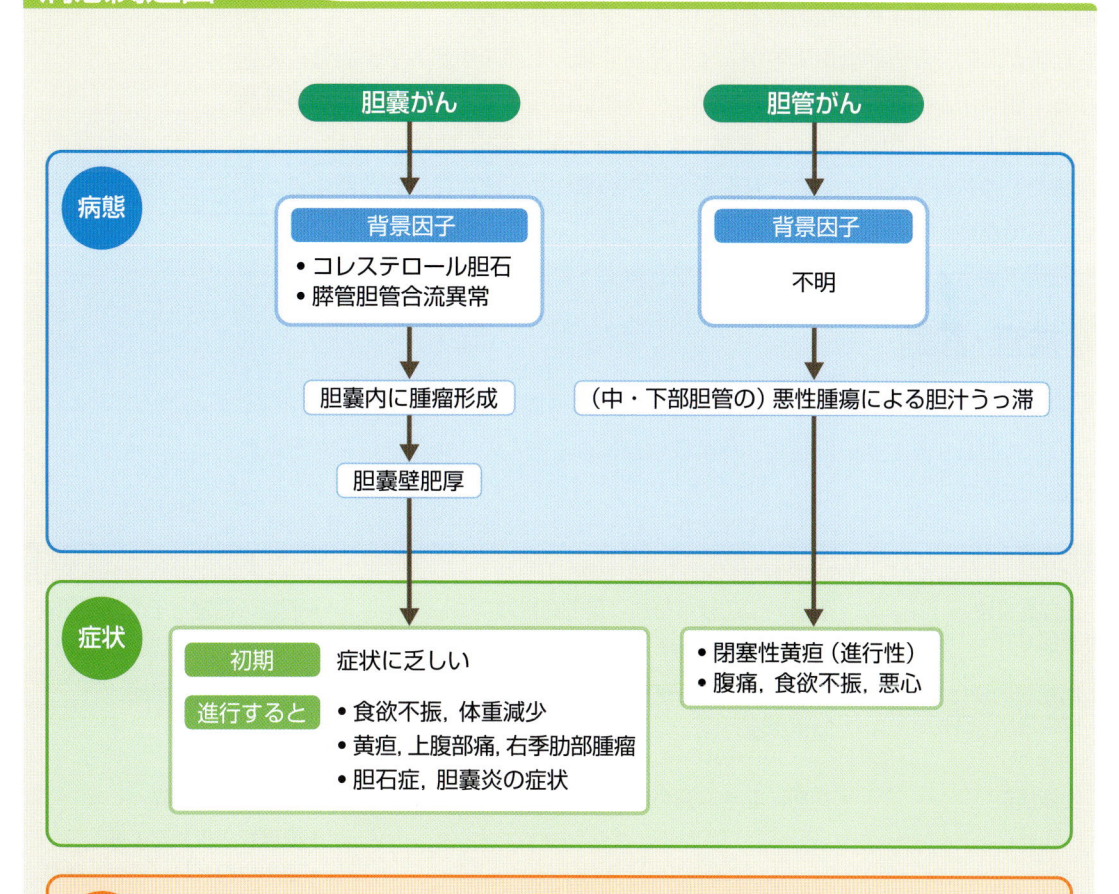

病態

胆嚢がん

背景因子
- コレステロール胆石
- 膵管胆管合流異常

↓
胆嚢内に腫瘍形成
↓
胆嚢壁肥厚

胆管がん

背景因子
不明

↓
（中・下部胆管の）悪性腫瘍による胆汁うっ滞

症状

胆嚢がん
- 初期：症状に乏しい
- 進行すると：
  - 食欲不振，体重減少
  - 黄疸，上腹部痛，右季肋部腫瘤
  - 胆石症，胆嚢炎の症状

胆管がん
- 閉塞性黄疸（進行性）
- 腹痛，食欲不振，悪心

治療・看護

胆嚢がん

早期がん→
- 胆嚢摘出術（胆摘）

進行がんで手術適応→
- 拡大胆嚢摘出術（胆摘＋胆嚢床部の肝部分切除＋リンパ節郭清），拡大肝右葉切除

胆管がん

- 減黄処置
  - 内視鏡的経鼻胆管ドレナージ（ENBD）
  - 経皮経肝胆道ドレナージ（PTBD）
- 根治術
  - 肝門部胆管（肝管＋上部胆管）がん→肝葉切除＋中部胆管まで切除＋胆摘
  - 下部胆管がん→膵頭十二指腸切除術

病態生理

胆嚢がんは，関連性は不明であるが，60〜80％に胆石症が合併する．初期は，無症状に経過するが，ある程度進行すると合併する胆石症や，がんの胆嚢管への進展により，疼痛，発熱などの胆嚢炎様症状を呈することがある．高度進行例では，黄疸がみられ，右季肋部に腫瘤が触知される．胆嚢がんは病変が広がらないと症状が出ないために早期診断が困難であり，発見時にはすでに進行がんである場合が多く，浸潤・転移傾向が著しいため，予後不良である．

胆管がんは，肝外胆管由来のがんで，左右肝管，上部・中部・下部胆管に発生する．胆管がんの初期症状は徐々に進行する胆道閉塞による閉塞性黄疸が特徴的で（胆嚢がんでも胆管へのがん浸潤により黄疸を呈する），胆管がんは，周りの組織にしみ込むように広がることが多く，その病変を正確に描出し診断することは容易でない．しかし，胆嚢がんは「早期胆嚢がん」といわれるように，画像診断技術の進歩と普及により早期に発見できるようになった．

検査・診断

胆嚢がんは，胆石を約60％強の割合で合併し，因果関係が示唆されている．このため胆石が見つかった場合，超音波検査によるがんのスクリーニングが重要になってくる．

胆嚢がん		胆管がん	
腹部超音波 腹部CT	・胆嚢内に辺縁不整な腫瘤や胆嚢壁肥厚	腹部超音波	・胆管の閉塞とその肝側胆管の拡張，肝内胆管の拡張
内視鏡的逆行性胆管膵管造影（ERCP）	・胆嚢内に辺縁不整な陰影欠損	内視鏡的逆行性胆管膵管造影（ERCP） 経皮経肝胆管造影（PTC）	・不整な胆管狭窄部
血液検査[*1]	・初期に異常は認めにくい	血液検査[*1]	・胆道系酵素上昇 ・直接ビリルビン上昇 ・尿中ウロビリノーゲン陰性

[*1] CA19-9やCEAなどの腫瘍マーカーは，診断よりも進行度や治療効果の判定に有用である．ただし，黄疸だけでもCA19-9が上昇するので注意を要する．

胆道がんの肉眼分類

胆管がん，胆嚢がんともに同じ肉眼分類を用いる．胆管がんでは結節浸潤型が約50％，浸潤型が約25％を占める．

良性胆嚢疾患との鑑別

ポリープと総称される胆嚢小隆起性病変のうち大多数は，コレステロールポリープである．その病態からも多発であることが多い．ほかに，胆嚢良性腫瘍の主

なものとして，腺腫と過形成ポリープがあるが，これらは画像によるがんとの鑑別は困難である．コレステロールポリープ*2 や胆囊腺筋腫症は，その特徴的なエコー像が認められた場合は鑑別が可能である．

*2 コレステロールポリープ：多量のコレステロールを含んだ細胞が粘膜固有層内に集まって隆起し，ポリープ状になったもの．

治療

胆囊がん

- 発見時にはすでに進行がんであることが多く，70％は根治手術不可能
- ポリープ状の早期がん（組織深達度が粘膜まで）：胆囊摘出術（胆摘）▶1 のみ
- 進行がんでも手術が可能：拡大胆摘術（胆摘＋胆囊床部の肝部分切除＋リンパ節郭清），拡大肝右葉切除

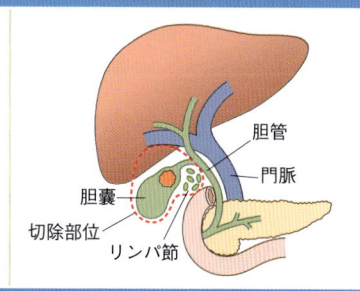

胆管がん

- 発見時すでに進行がんで，根治的手術は不可能な例が多い
- 黄疸がみられ，肝内胆管の十分な拡張を伴った例では減黄処置*3
  - 内視鏡的経鼻胆管ドレナージ（ENBD）▶2
  - 経皮経肝胆道ドレナージ（PTBD）▶3
- 減黄後，閉塞性黄疸がみられる場合には，根治術を行う
  - 部位によって肝臓や膵臓，十二指腸などの合併切除を必要とし，大がかりなものになることが多い

肝門部胆管（肝管＋上部胆管）がん

- 肝葉切除＋中部胆管まで切除＋胆摘

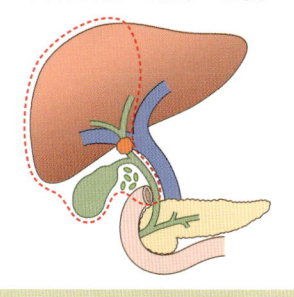

肝外胆管がん

- 膵頭十二指腸切除術▶4

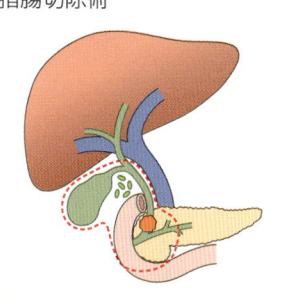

薬物療法

- 胆囊・胆管がんに対する抗がん剤の奏効率は低く，標準的な投与方法は確立されていない
- フルオロウラシル（5-FU®）が最も多く用いられてきたが，奏効率は10％程度であり，2006年に保険適用となったゲムシタビン塩酸塩（ジェムザール®＋シスプラチン〈2011年に承認〉），2007年に適用となったテガフール・ギメラシル・オテラシルカリウム配合（ティーエスワン®）に期待がもたれている

▶1 「胆囊摘出術」の項：p.191 参照．
*3 胆囊がんにおいても閉塞性黄疸がみられる場合など，必要に応じて行う．
▶2 治療TOPICS「内視鏡的胆道ドレナージ」の項：p.216 参照．
▶3 「経皮経肝胆道ドレナージ」の項：p.217 参照．
▶4 「膵頭十二指腸切除術・膵体尾部切除術」の項：p.196 参照．

胆嚢がん・胆管がん患者の看護

標準看護計画

観察項目

胆嚢がん	胆石発作，右季肋部圧痛，発熱
胆管がん	食欲不振，瘙痒感，黄疸，全身倦怠感

看護の実際：術前

観察のポイント

症状	胆石発作，右季肋部圧痛，発熱，食欲不振，瘙痒感，黄疸，全身倦怠感
喫煙状況	喫煙の期間，喫煙の量
呼吸状態	呼吸器疾患の有無，呼吸機能検査の結果
栄養状態	食欲不振，体重減少の有無
疾患の受け止め方	不安の内容と程度，手術に対する認識の程度，キーパーソンの存在と支援の程度

ケアのポイント

全身状態の観察・管理
術前オリエンテーション

患者指導のポイント

症状の増強があるときは，早急に医療者へ伝えること
術前オリエンテーションを十分に行い，理解を促す（術前スタンダードケアプランを使用）
・呼吸訓練装置やネブライザーの使用法，体の動かし方，深呼吸，咳・痰の出し方，など

看護の実際：術後

観察・ケアのポイント

呼吸器合併症	・最も発生頻度の高い合併症である．術後は肺の拡張不全や高度の血管浸透性亢進とそれに伴う間質浮腫から気道分泌物増加による無気肺，肺炎発生の可能性がある **観察項目** ・術直後より呼吸回数，呼吸音の聴取，喀痰の量・性状，経皮的酸素飽和度（SpO$_2$），動脈血液ガス値などの観察を十分行い，積極的に呼吸器合併症予防への援助をする
術後出血	・術後の出血には，創出血，腹腔内出血，消化管出血がある **観察項目** ・血圧の変動，チアノーゼの有無，Hb値の推移，ガーゼ汚染状況，ドレーンが挿入されている場合は排液量と性状を観察する ・大量出血の場合，コアグラ（凝血）が生じてドレーンが詰まってしまうこともあるので注意する
術後感染	・術後感染症には，呼吸器感染症，尿路感染，創部感染，腹膜炎などがある **観察項目** ・創部感染：創部の圧痛，発赤，腫脹，発熱，など ・腹膜炎：発熱，持続する腹痛，悪心・嘔吐，腹部膨満感，など
縫合不全	・消化管吻合部の創傷治癒が進まず，一部もしくは全体が解離した状態．消化管内容物が腹腔内に漏出し，腹膜炎を併発する場合もある．術後3〜10日目が好発時期である **観察項目** ・発熱・頻脈，急激な腹痛，腹部緊張，悪心・嘔吐，など **予防** ・栄養状態の改善，胃管挿入による吻合部の減圧
術後イレウス	・長時間の開腹手術や腸管病変の強い場合，術後，腸蠕動の回復は遅れる **観察項目** ・腸蠕動音，排ガスの有無，腹部膨満感・鼓腸，悪心・嘔吐の有無，など **予防** ・体位変換，早期離床，腹部温罨法，マッサージによる腸蠕動運動の促進
術後疼痛コントロール	・術後疼痛は，呼吸を抑制し，筋肉・神経を緊張させるための順調な機能回復の妨げとなる．硬膜外麻酔による自己調節鎮痛（PCA）などで鎮痛薬の投与を行い，効果を評価する
胆汁漏	・ドレーン類（胆管チューブ，肝切離面チューブ，胆管空腸吻合部ドレーン）からの排液の量・性状
皮下気腫	・腹腔鏡下手術の場合は，二酸化炭素が皮下（脂肪や皮膚と筋肉の間など）にたまってピリピリ感や不快に感じることはあるが，数日間で自然に吸収される

> **ここが重要！**
> ▶手術時間が長く，侵襲が大きいため，厳重な全身管理が必要である．
> ▶留置チューブやドレーンが多く，それらの整理・管理に努める．特に膵管内・胆管内チューブは膵腸吻合や胆管空腸吻合部の縫合不全を予防するために留置されているので，しっかりと固定し，その排液量や色調の変化を厳重にチェックする．

患者指導のポイント

皮下気腫などは，自然に吸収されるため，心配しないよう患者に説明をする．

看護の実際：退院に向けた指導

- 予後が不良の場合が多いため，術後も化学療法を行う場合が多い．身体面でのフォローだけでなく，精神面へのフォローもより必要になる．
- 胆嚢が摘出されると胆汁は濃縮されずに肝臓から直接十二指腸へ排出される．そのために吸収されずに結腸に入った余分な胆汁酸が腸粘膜を刺激して下痢を起こす場合もある．脂肪の多い食事は，蛋白質や糖分の多い食事よりも胆汁の分泌は多くなるので，胆嚢を摘出した場合，すぐに適応できるとは限らない．しばらくは低脂肪の食事を摂取するよう指導する．

(江利山衣子)

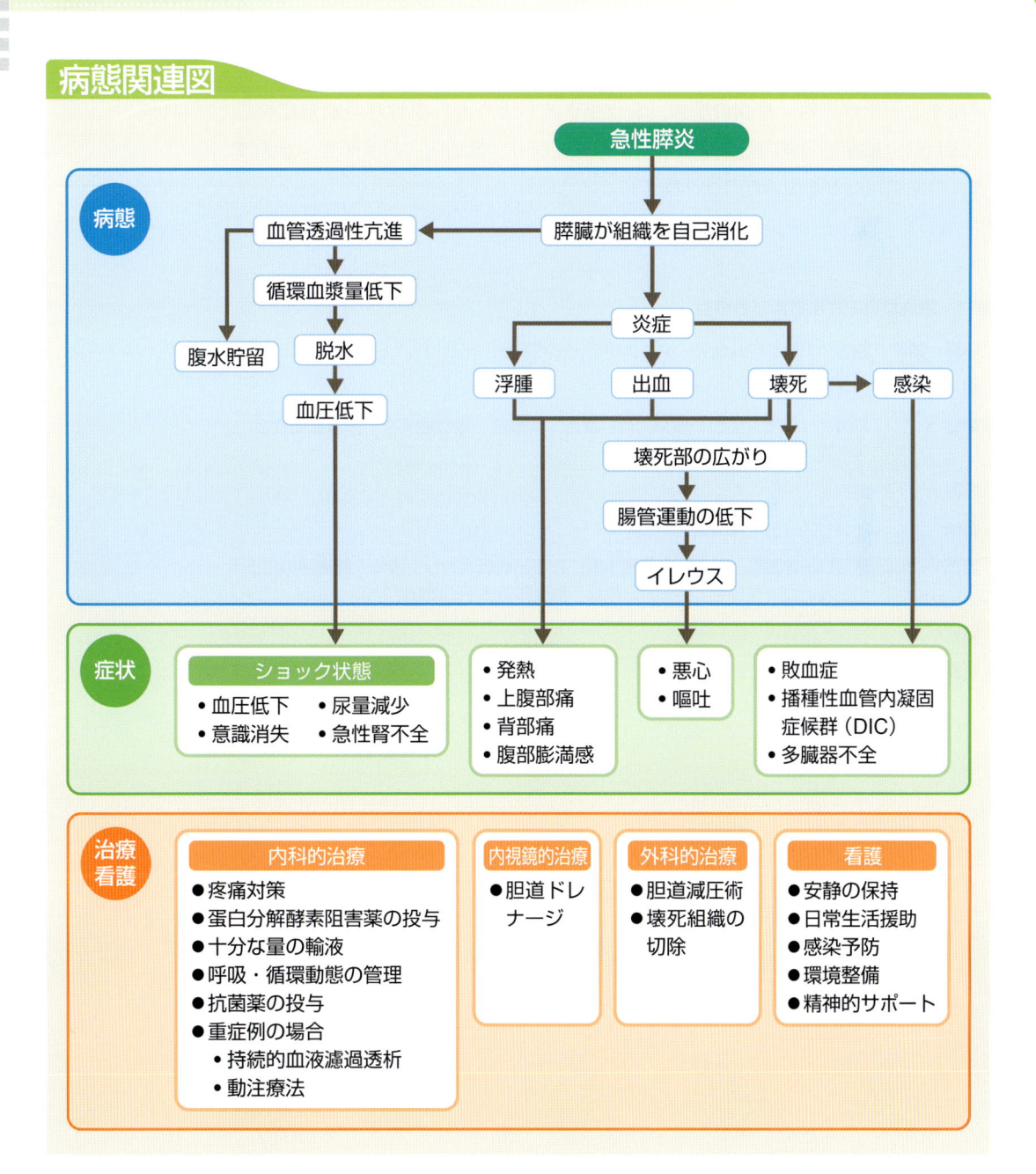

16 膵炎

急性膵炎

病態関連図

急性膵炎

病態
- 膵臓が組織を自己消化 → 血管透過性亢進 → 循環血漿量低下 → 腹水貯留／脱水 → 血圧低下
- 膵臓が組織を自己消化 → 炎症 → 浮腫／出血／壊死／感染
- 壊死 → 壊死部の広がり → 腸管運動の低下 → イレウス

症状
- ショック状態
  - 血圧低下
  - 尿量減少
  - 意識消失
  - 急性腎不全
- 発熱
- 上腹部痛
- 背部痛
- 腹部膨満感
- 悪心
- 嘔吐
- 敗血症
- 播種性血管内凝固症候群（DIC）
- 多臓器不全

治療看護

内科的治療
- 疼痛対策
- 蛋白分解酵素阻害薬の投与
- 十分な量の輸液
- 呼吸・循環動態の管理
- 抗菌薬の投与
- 重症例の場合
  - 持続的血液濾過透析
  - 動注療法

内視鏡的治療
- 胆道ドレナージ

外科的治療
- 胆道減圧術
- 壊死組織の切除

看護
- 安静の保持
- 日常生活援助
- 感染予防
- 環境整備
- 精神的サポート

病態生理

急性膵炎は，腹痛を主訴とする膵臓の急性の炎症性疾患である．

種々の原因により，膵液に含まれる消化酵素が膵臓自体を消化してしまうことで起こる．成因として飲酒，胆石が多い．日本では，男性はアルコール性膵炎が多く，女性では胆石性膵炎が多い．脂質異常症，薬剤，手術や外傷，内視鏡的逆行性胆管膵管造影検査（ERCP）などが誘因となる．

検査をしても原因が不明の突発性のものもある．

急性膵炎の病態はさまざまであり，軽症のものから感染性膵壊死や敗血症，多臓器不全を伴うものまで多彩である．症状としては，上腹部痛，悪心・嘔吐，背部痛などが出現する．重症の場合，ショック症状となり，急性呼吸窮迫症候群（ARDS），播種性血管内凝固症候群（DIC）になり，低血圧，呼吸困難，意識障害，出血傾向などを引き起こす（**表1**）．

表1 急性膵炎のさまざまな合併症

心臓・循環	脱水，カルシウム低下によるテタニー，敗血症，ショック，DIC
肺	呼吸不全，ARDS
膵臓	膵腫大，浮腫，出血，壊死，仮性嚢胞，膵膿瘍，耐糖能異常，膵静脈血栓症，膵石症
胆道	黄疸
腸管	イレウス，消化管出血
腹部	激しい上腹部痛，圧痛，脂肪性下痢，皮下出血斑（カレン徴候：臍周囲の皮下の斑状出血，グレイ・ターナー徴候：側腹部の皮下出血など）
腹腔	腹水，腹膜炎
腎臓	急性腎不全

検査・診断（表2）

検査	目的	検査結果の見方・注意事項
胸腹部X線	・イレウス像の有無 ・大腸の拡張の急な断絶 ・左側腹部の局所的な小腸拡張像 ・十二指腸ループの拡張，ガス貯留像 ・後腹膜ガス像，石灰化胆石 ・膵石像 ・両側肺に浸潤像（ARDS様変化）	・確定することはできないが，他疾患との鑑別には必須の検査
腹部超音波	・膵腫大，膵周辺の炎症変化 ・胆石，腹水の抽出	・重症例ではイレウスによる腸管ガスの影響で抽出が不良となることがある
腹部造影CT	・膵腫大，膵実質の不均一化，膵壊死，仮性嚢胞の形成，液体貯留などが詳細に検出できる	・重症度の判定，治療方針の決定
血液検査	・血清・尿中アミラーゼ↑，血清リパーゼ↑，血清エラスターゼ↑ ・アミラーゼ・クレアチニンクリアランス比↑ ・WBC↑，Ht↑，BUN↑，血糖↑，Ca↓，LDH↑	・リパーゼやアミラーゼの値は診断には有用であるが，重症度とは相関しない
内視鏡的逆行性胆管膵管造影（ERCP） 磁気共鳴胆管膵管造影（MRCP）	・膵胆管系の形態異常の検出	・急性膵炎の診断のためには行わない ・症状が落ち着いてから行う

表2 急性膵炎の診断基準（厚生労働省難治性膵疾患に関する調査研究班2008年）

① 上腹部に急性腹痛発作と圧痛がある
② 血中または尿中に膵酵素の上昇がある
③ 超音波，CT，またはMRIで膵に急性膵炎に伴う異常所見がある

上記3項目中2項目以上を満たし，他の膵疾患および急性腹症を除外したものを急性膵炎と診断する．ただし，慢性膵炎の急性増悪は急性膵炎に含める．
注：膵酵素は膵特異性の高いもの（膵アミラーゼ，リパーゼなど）を測定することが望ましい．
（武田和憲，大槻 眞，北川元二ほか：急性膵炎の診断基準・重症度判定基準最終改訂案．厚生労働科学研究補助金難治性疾患克服研究事業難治性膵疾患に関する調査研究班：平成17年度総括・分担研究報告書．2006. p.27-34 より）

急性膵炎における重症度判定

急性膵炎における重症度判定には，9つの予後因子からなる判定基準（**表3**）と造影CTによる造影CT Grade分類（**表4**）が用いられる．9つの予後因子のみで重症度判定でき，さらに造影CTによる造影CT Gradeと組み合わせて重症とされるものではより致命率が高い．

表3 急性膵炎の重症度判定基準（厚生労働省難治性膵疾患に関する調査研究班 2008年）

重症度判定基準（原則として発症後48時間以内に判定する）
予後因子
① BE≦−3 mEq/L またはショック（収縮期血圧≦80 mmHg）
② PaO_2≦60 mmHg（room air），または呼吸不全（人工呼吸が必要）
③ BUN≧40 mg/dL（または Cr≧2 mg/dL），または乏尿（輸液後も1日尿量が400 mL以下）
④ LDH≧基準値上限の2倍
⑤ 血小板数≦10万/mm^3
⑥ Ca≦7.5 mg/dL
⑦ CRP≧15 mg/dL
⑧ SIRS 診断基準*における陽性項目数≧3
⑨ 年齢≧70歳

*：SIRS 診断基準項目：（1）体温＞38℃または＜36℃，（2）脈拍＞90回/分，（3）呼吸数＞20回/分または $PaCO_2$＜32 torr，（4）白血球数＞12,000/mm^3 か＜4,000 mm^3 または10％幼若球出現．

重症度の判定	予後因子が3点以上，または②造影 CT Grade2 以上の場合は重症とする

（武田和憲，大槻 眞，木原康之ほか：急性膵炎重症度判定基準最終改訂案の検証．厚生労働科学研究費補助金難治性疾患克服研究事業難治性膵疾患に関する調査研究，平成19年度総括・分担研究報告書．2008；29-33 より）

表4 造影 CT による CT Grade 分類（予後因子と独立した重症度判定項目）

膵造影不良域 \ 膵外進展度	前腎傍腔	結腸間膜根部	腎下極以遠
膵周辺のみあるいは各区域に限局	Grade 1	Grade 1	Grade 2
2つの区域にかかる	Grade 1	Grade 2	Grade 3
2つの区域全体あるいはそれ以上	Grade 2	Grade 3	Grade 3

■ Grade 1，■ Grade 2，■ Grade 3，CT Grade 2 以上を重症
膵外進展度：3つに分類して判定：前腎傍腔，結腸間膜根部，腎下極以遠．
膵造影不良域：便宜的に，3つの区域（膵頭部，膵体部，膵尾部）に分けて判定する：膵周囲のみあるいは各領域に限局，2つの区域にかかる，2つの区域全体あるいはそれ以上．
（急性膵炎診療ガイドライン2010改訂出版委員会編：急性膵炎診療ガイドライン2010年版（第3版）．金原出版；2009．p.77 より）

治療

内科的治療	外科的治療
・膵臓の安静：絶食による膵外分泌刺激の回避 ・活性化酵素の不活性化：蛋白分解酵素阻害薬の投与 ・適切な輸液管理 ・腹痛に対する処置：十分な除痛 ・厳密な呼吸・循環管理 ・水分・電解質の異常に対する是正・処置 ・感染予防：抗菌薬の投与 ・合併症・臓器不全対策 ・重症例には，持続的血液濾過透析，動注療法 ・急性胆石性膵炎のうち，胆管炎合併症例，胆道通過障害の遷延疑い症例に対して，内視鏡的ドレナージ[1]，経皮的ドレナージ[2]	・胆道減圧術 ・感染性膵壊死に対して，壊死組織の切除

[1] 治療 TOPICS「内視鏡的胆道ドレナージ」の項：p.216 参照．
[2] 「経皮経肝胆道ドレナージ」の項：p.217 参照．

急性膵炎患者の看護

標準看護計画

疼痛の緩和と安楽の援助によって，苦痛を最小限に抑える．また，合併症の予防，異常の早期発見をし，不安を緩和し，心身ともに安静を図ることを目標にする．

観察項目

	主観的項目	客観的項目
疼痛	腹痛・背部痛の有無・部位・程度・性質，鎮痛薬の効果	疼痛の出現時期・持続時間，鎮痛薬の使用状況・効果
随伴症状・ショック症状	悪心・嘔吐，食欲不振，全身倦怠感，呼吸困難，気分不快，腹部膨満感	バイタルサイン（血圧，体温，SpO_2，呼吸回数，脈拍数），意識レベル，四肢冷感，冷や汗，尿量，体重，便の有無，腸蠕動音，排ガスの有無，皮膚の状態，黄疸，瘙痒感，出血傾向，浮腫，腹水，血液データ，検査データ

ケア項目

疼痛の緩和・苦痛の軽減	・安静，医師の指示のもと鎮痛薬の投与 ・体位の工夫
確実な治療	・確実な薬剤投与
ショック症状の早期発見，合併症の観察	・脈拍，血圧，体温，尿量，呼吸回数，腹部の聴診などのバイタルサインの継続的な測定を行う ・異常発見時には医師に速やかに報告する
日常生活援助	・安静度に合わせた日常生活援助（清潔・排泄，移動などの援助）
環境整備	・室温調整，換気，物品の配置
精神的サポート	・訴えの傾聴，処置・検査の説明，疼痛や絶食・安静に対するストレス，病状に対する不安を含めて，精神的安静を脅かす要因に対して配慮する

患者指導項目

安静・絶食・輸液・酸素療法・薬剤・モニタリングの必要性を説明する
自覚症状出現時には，看護師に報告するように説明する
内視鏡的治療・外科的治療を行う場合には，術前オリエンテーションを行う
生活指導を行う

- 確実な内服，定期受診の必要性，緊急受診の方法
- 食事内容について問題があれば，栄養士と連携を図り家族を交えて食事指導を行う
- 症状軽快後もしばらくは，アルコール摂取・暴飲暴食を避け，動物性脂肪の摂取を控える

看護の実際：急性期

- 食事や飲水は，間接的に膵臓を刺激して膵酵素の分泌を促し，膵炎を悪化させるので，急性期には厳密な絶飲食が必要となる．また，膵炎では炎症のために大量の水分が失われているので，多量の輸液が必要になる．
- 腹痛などの痛みに対しては，鎮痛薬を適宜使用する．膵酵素の活性を抑えるはたらきのある蛋白分解酵素阻害薬もよく使われる．軽症と中等症の多くは，このような基本治療で軽快するが，重症膵炎では，さまざまな合併症に対する治療を行わなければならず，全身管理が必要になる．血液浄化療法や蛋白分解酵素阻害薬の動脈注射療法などの，特殊な治療も検討される．

観察のポイント

発症してから数日（特に48時間以内）は，重症膵炎に移行する可能性があるので注意して観察する．

急性期は全身状態の把握が重要となる．異常の早期発見，合併症の観察が重要となる．

自覚症状の有無や程度，時間的変化などを，見落とさずに観察し，異常があれば速やかに医師に報告し対処する．

　確実な治療が受けられるよう，患者が環境へ適応できるように家族も含めた精神的サポートが重要となる．

ケアのポイント

確実な治療

確実な薬剤投与	・輸液管理を確実に行う．必要に応じてポンプを用いるなど，より正確を期すようにする ・重症例には蛋白分解酵素阻害薬の持続静注が行われる．輸液の内容によっては混ざると凝固してしまうものもあるため，確実なライン管理を行い，安全に患者に投与する
酸素療法	・指示された酸素療法を確実に実施する
感染予防	・脱水症状，発熱，体力低下に伴う，口腔，全身，皮膚粘膜，尿路などの感染予防に注意する

苦痛の軽減

疼痛の緩和	・強い痛みに対しては鎮痛薬を医師の指示のもと投与する ・患者と話し合い，痛みが軽くなるような効果的な方法があれば手伝う
体位の工夫	・腹痛は仰臥位で増強し，深い前屈位で軽減しやすいという特徴があるため，体位を調整し，衣類や掛け物による圧迫を除去し，冷罨法などを行う

安静度[*1]に合わせた日常生活援助

清潔援助	・清拭：室温の温度調節を行うとともに，物品を準備し，短時間で実施できるように注意をする．仰臥位で痛みが増強するため，患者の状態に合わせて実施する ・洗髪：患者の状態に合わせて方法を選択する
排泄援助	・大量の輸液を投与するため，尿量も増える．必要に応じて膀胱留置カテーテルを挿入し，苦痛を軽減する
食事・水分管理	・急性期は絶飲食となる．口渇が強い場合は冷水での含嗽で対処する
転落予防	・環境の整備
服薬管理	・内服が中止の間は，必要に応じて看護師が管理をする

[*1] 急性期は臥床安静となる．

ここが重要！
▶急性期には，全身状態の観察が重要！
▶腹痛・背部痛などの身体的苦痛が強いため，患者が安静を保ち，安楽に入院生活を送れるように配慮する．

看護の実際：回復期

- 急性膵炎の再発率は成因や治療の有無により異なる．炎症が治まり，急性期を脱して回復期へと移行しても，アルコール性膵炎であれば，アルコールの摂取により再発する可能性が高まり，胆石性膵炎では初発時に胆嚢摘出術などの治療をしていなければ，再発する可能性もある．したがって，再発させないためには，生活上のコントロールが重要となる．患者が順調に回復し，退院してからもできるような日常生活援助，生活指導が必要である．
- 回復期には流動食，粥食，そして常食へと移行して，安定期に入ると退院し，その後は家庭での食事療法が必要になる．

観察のポイント

回復に伴い食事が開始すると，症状が増悪する可能性がある．症状の観察を継続して行い，変化を見逃さないように注意をする．

ケアのポイント

安静度に合わせた日常生活援助

清潔援助	・清拭・シャワー：回復状態に合わせて実施する
服薬管理	・患者自身で管理できるように支援する 例）患者が薬をセットし，内服するところを看護師が数日間確認し，確実であることを確認できたら，以後は患者の自己管理とする
転倒予防	・環境整備 ・臥床安静により体力低下がみられるため，体力が安定するまでは患者の移動時は見守る ・患者に合わせた履き物を選ぶ
食事管理	・栄養士と協力しながら栄養指導を行う

精神的サポート

疾患の受容への援助	・患者が疾患を受容し，自身の生活との折り合いをつけることができるように支援する
家族への支援	・生活習慣の是正の苦労は，患者自身にもあるが，家族にもある．看護師は患者の家族への精神的サポートも忘れてはいけない

看護の実際：退院に向けての生活指導

- 退院すると，入院中のように内服や食事のコントロールができなくなり，再発してしまうことがある．社会生活を送るなかでの注意点をしっかり説明し，患者が理解してから退院できるように援助することが大切である．
- 患者の個別性に合わせ，退院後も継続できるよう指導することが重要となる．

患者指導のポイント

確実な内服	・決められた時間に決められた量を内服する ・外出時は飲み忘れが多いため注意する
定期受診の必要性	・定期受診することで病気の再発を早期に発見し，早期に対処できることを説明する
食事管理	・症状がなくても，コーヒー，香辛料，炭酸飲料などの胃液分泌を促進する食品は避ける ・よく噛んで，一度にたくさん食べない ・消化のよいものを摂る ・膵液の分泌に対する刺激が強いため脂肪は制限する ・患者だけでなく家族にも説明し協力を依頼する
生活指導	・禁酒 ・禁煙
ストレスの回避	・十分な睡眠をとる ・疲れを残さない ・精神的なストレスを抱え込まない ・疾病に対する不安，家庭上，職場，経済上の問題を把握し，解決への努力をする

16 膵炎

慢性膵炎

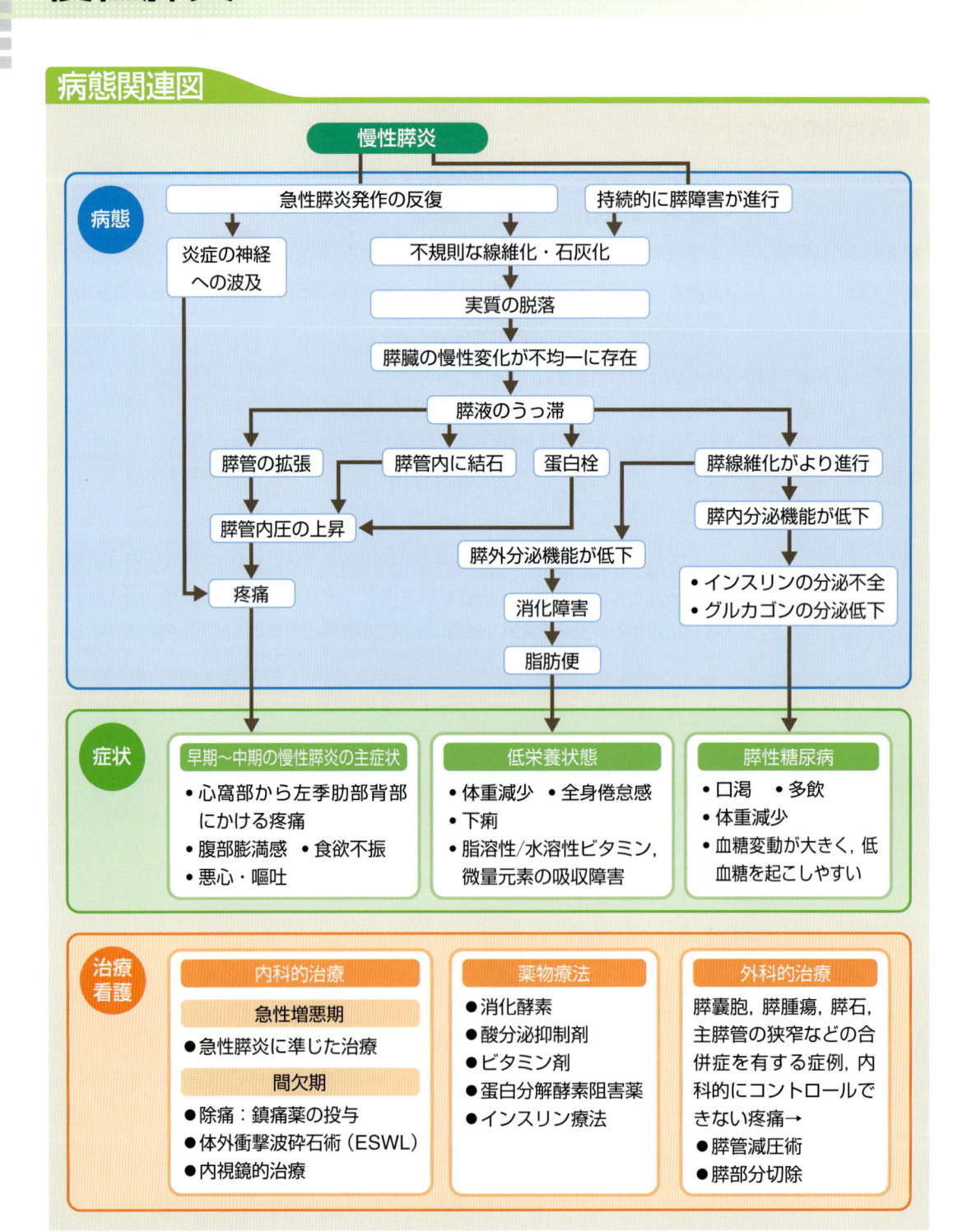

病態関連図

病態

慢性膵炎
- 急性膵炎発作の反復
- 持続的に膵障害が進行

- 炎症の神経への波及
- 不規則な線維化・石灰化
  → 実質の脱落
  → 膵臓の慢性変化が不均一に存在
  → 膵液のうっ滞
    - 膵管の拡張
    - 膵管内に結石
    - 蛋白栓
    - 膵線維化がより進行
      → 膵内分泌機能が低下
        - インスリンの分泌不全
        - グルカゴンの分泌低下
  → 膵管内圧の上昇
  → 疼痛
  → 膵外分泌機能が低下
    → 消化障害
    → 脂肪便

症状

早期〜中期の慢性膵炎の主症状
- 心窩部から左季肋部背部にかける疼痛
- 腹部膨満感 ・食欲不振
- 悪心・嘔吐

低栄養状態
- 体重減少 ・全身倦怠感
- 下痢
- 脂溶性/水溶性ビタミン，微量元素の吸収障害

膵性糖尿病
- 口渇 ・多飲
- 体重減少
- 血糖変動が大きく，低血糖を起こしやすい

治療看護

内科的治療

急性増悪期
- 急性膵炎に準じた治療

間欠期
- 除痛：鎮痛薬の投与
- 体外衝撃波砕石術（ESWL）
- 内視鏡的治療

薬物療法
- 消化酵素
- 酸分泌抑制剤
- ビタミン剤
- 蛋白分解酵素阻害薬
- インスリン療法

外科的治療
膵嚢胞，膵腫瘍，膵石，主膵管の狭窄などの合併症を有する症例，内科的にコントロールできない疼痛→
- 膵管減圧術
- 膵部分切除

病態生理

慢性膵炎とは，膵実質の持続的な炎症により，腺房細胞の脱落と膵実質の線維化が非可逆的に長い年月をかけて進行する病態である．

慢性膵炎の原因としては飲酒によるもの（アルコール性膵炎）が多く，その他，まれな原因として膵損傷，高脂血症，副甲状腺機能亢進症などがある．原因がわからない慢性膵炎（特発性膵炎）も多く存在する．男性ではアルコール性膵炎が最も多く，女性では特発性慢性膵炎が最も多い．

慢性膵炎の多くは，血中の膵酵素の上昇を伴う腹痛発作を繰り返し，徐々に実質の減少が進行することによって，膵液中への膵酵素の分泌が減少し，膵外分泌機能不全をきたす．それとともに，膵内分泌機能の障害，膵臓の形態の変化が進む．主膵管が周囲の線維化のために狭窄したり，主膵管に膵石が形成されたりすることによって，膵液がうっ滞すると，膵管内圧が上昇し，痛みが起こりやすくなる．

慢性膵炎は，無痛性・無症候性のものから，腹痛，膵外・内分泌機能不全に基づく症状がみられるものまで，多種多彩な臨床症状がある．

無症状期を経て，以下のような経過をたどる（表5）．

●代償期
腹痛，背部痛の反復があり，そのつど膵機能は障害されていく．予備機能の代償により，消化吸収障害や耐糖能異常は顕在化しない．

●移行期
代償期と非代償期の間．

●非代償期
実質の荒廃が進行する後期は，腹痛が軽減し，血中膵酵素が低下するとともに，膵機能が低下し，消化吸収不良や糖尿病などが主症状となる．

表5 慢性膵炎の経過

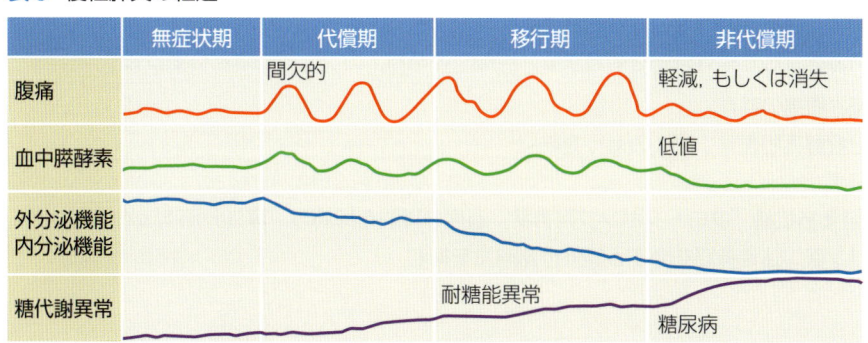

	無症状期	代償期	移行期	非代償期
腹痛		間欠的		軽減，もしくは消失
血中膵酵素				低値
外分泌機能 内分泌機能				
糖代謝異常		耐糖能異常	糖尿病	

検査・診断

腹部単純X線	・CTなどには劣るが，膵臓の位置に石灰化像がみられる
CT	・膵内の石灰化が抽出される
内視鏡的逆行性胆管膵管造影（ERCP）	・膵全体に不均一に分布する膵管分枝の不規則な拡張がみられる
磁気共鳴胆管膵管造影（MRCP）	・ERCPと比較して，患者に対する侵襲が小さい，造影剤を必要としない，など多くの利点がある一方で，分枝膵管の微細な変化の抽出は容易ではない
超音波内視鏡	・実質の変化がより明瞭に抽出される
血液検査	・膵酵素は代償期，特に急性増悪期に高値となる ・膵腺房細胞が減少していくと血中膵酵素は低下する ・非代償期の消化吸収障害が高度になると，血中の蛋白，コレステロール，鉄，脂溶性ビタミンなどが低下する
膵外分泌機能検査	・PFD試験：膵酵素不足によりもたらされる二次的な影響を測定する方法
膵内分泌機能検査	・経口ブドウ糖負荷試験，尿中C-ペプチド測定

治療

慢性膵炎の治療は，代償期，非代償期とで異なる．

代償期は，腹痛に対する治療が主となる．再燃を予防し，移行期，非代償期への進行を阻止することも必要となる．

急性増悪に対しては，急性膵炎に準じた治療を行う[3]．

[3]「急性膵炎」の節：p.127参照．

代償期

原因の除去	・アルコール性ならば禁酒，胆石性であれば胆石の除去 ・膵石の除去，ステント留置
食事療法	・脂肪制限：膵臓への過度の刺激を避ける ・胃の刺激を介して膵外分泌を刺激する，炭酸，香辛料，カフェインなどは避ける
薬物療法	・鎮痛薬：腹痛の軽減 ・蛋白分解酵素阻害薬：膵炎の進行を防ぐ ・消化酵素 ・H_2受容体拮抗薬，プロトンポンプ阻害薬：過度の胃酸を抑制し，膵外分泌刺激を抑制 ・抗コリン薬：迷走神経を介する膵外分泌刺激を抑制

非代償期

食事療法	・消化吸収障害，膵性糖尿病によるエネルギー喪失のため高カロリー食が必要となるため，適切な食事指導が必要となる
薬物療法	・消化酵素 ・H₂受容体拮抗薬，プロトンポンプ阻害薬：酸の分泌を抑制し，pHを上昇させ，消化酵素の不活性化を防ぐ ・インスリン療法：インスリン分泌不全により耐糖能異常が生じる

慢性膵炎患者の看護

慢性膵炎の代償期，急性増悪時の看護は，急性膵炎患者の看護に準ずる[4]．

[4]「急性膵炎」の節：p.127参照．

標準看護計画

長期に経過する疾患のため，急性再燃を予防し，疾患とうまく付き合う方法を指導する．

観察項目

	主観的項目	客観的項目
膵性糖尿病	低血糖発作の有無，口渇，多飲	血糖値
随伴症状	食欲	栄養状態，消化吸収不良による下痢・脂肪便の有無，体重減少の有無，血液データ，飲酒・喫煙の有無

ケア項目

確実な治療	・確実な薬剤投与 ・膵性糖尿病：インスリン療法
生活指導	・栄養指導 ・アルコール性膵炎の場合：禁酒 ・禁煙
精神的サポート	・訴えの傾聴，処置・検査の説明，病状に対する不安を含めて，精神的安静を脅かす要因に対して配慮する

患者指導項目

自覚症状出現時には，看護師に報告するように説明する
生活指導を行う
・確実な内服，定期受診の必要性，緊急受診の方法 ・食事内容について問題があれば，栄養士と連携を図り家族を交えて食事指導を行う ・再燃予防のためアルコール摂取や暴飲暴食を避ける

看護の実際：非代償期

- 慢性膵炎の非代償期では，上腹部痛，背部痛などの膵炎症状は軽減あるいは消失していることが多い．膵外・内分泌機能不全が出るため，適切な食事療法と薬物療法を行わないと，消化吸収障害や膵性糖尿病が顕在化し，低栄養状態が進行する．

観察のポイント

自覚症状の有無や程度，時間的変化などを，見落とさずに観察し，異常があれば速やかに医師に報告し対処する．

膵性糖尿病の場合，血糖の日内変動が大きく，低血糖に陥りやすいことを念頭におき観察する．

ケアのポイント

確実な治療が受けられるよう，患者が環境へ適応できるように家族も含めた精神的サポートが重要となる．

服薬管理	・インスリン導入時には自身で管理できるように指導する ・インスリンに抵抗がある患者も多い．必要性を適宜説明し，受容していけるように支援する
栄養管理	・栄養士などの協力も得て，患者・家族が適切な食事療法が行えるように支援する

精神的サポート

疾患の受容への援助	・患者が疾患を受容し，自身の生活との折り合いをつけることができるように支援する
家族への支援	・生活習慣の是正の苦労は，患者自身にもあるが，家族にもある．看護師は患者と家族への精神的サポートも忘れてはいけない

看護の実際：退院に向けての生活指導

急性膵炎患者の看護に準ずる[5]．

[5]「急性膵炎」の節：p.127 参照．

（諸橋朋子）

17 膵がん

病態関連図

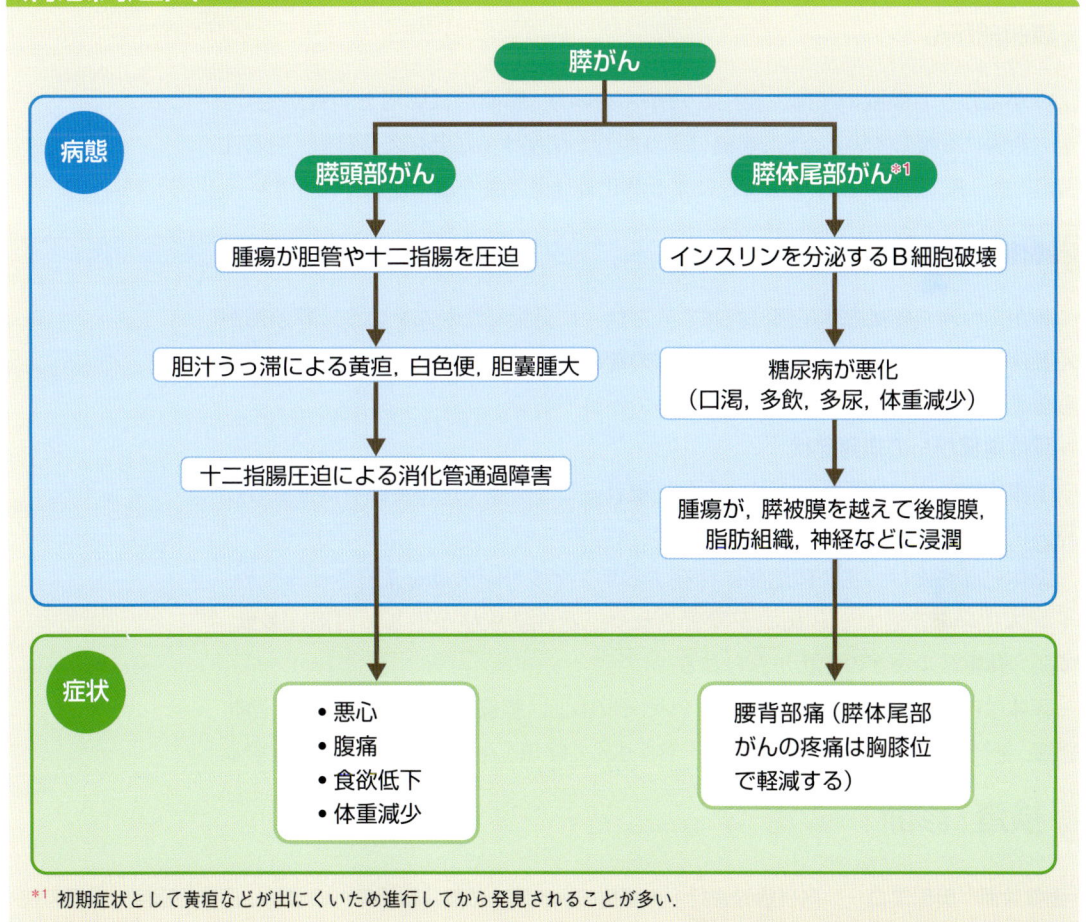

```
膵がん
├── 膵頭部がん
│   └── 腫瘍が胆管や十二指腸を圧迫
│       └── 胆汁うっ滞による黄疸，白色便，胆囊腫大
│           └── 十二指腸圧迫による消化管通過障害
│
└── 膵体尾部がん*1
    └── インスリンを分泌するB細胞破壊
        └── 糖尿病が悪化（口渇，多飲，多尿，体重減少）
            └── 腫瘍が，膵被膜を越えて後腹膜，脂肪組織，神経などに浸潤
```

病態

症状

膵頭部がん：
- 悪心
- 腹痛
- 食欲低下
- 体重減少

膵体尾部がん：
- 腰背部痛（膵体尾部がんの疼痛は胸膝位で軽減する）

*1 初期症状として黄疸などが出にくいため進行してから発見されることが多い．

治療・看護

内科的治療
- 減黄
- 化学療法
- 放射線療法

外科的治療
- 膵頭十二指腸切除術（PD）
- 幽門輪温存膵頭十二指腸切除術（PpPD）
- 膵体尾部切除術
- 膵全摘術

病態生理

膵がんは，膵管上皮あるいは膵実質細胞から発生するがんである．膵管上皮から発生するがんを膵管がんといい，膵がんの大部分を占める．膵がんは早期発見が難しく，症状の出現時には進行がんであることが多い．膵がんは膵頭部に多く，膵島腫瘍（インスリノーマなど）は膵体尾部に多い．

中高年以降に好発し，男女比は2：1である．

膵頭部がん

膵がんのうち膵臓の頭部に発生したがんをいう．膵頭部は膵内を胆管が走り，十二指腸にも接しているため，腫瘍により胆管が閉塞することによる黄疸（閉塞性黄疸）や，十二指腸が狭窄することによる消化管通過障害などの症状が出やすい．

膵体尾部がん

膵がんのうち膵臓の体尾部（門脈より左側）に発生したがんをいう．膵頭部がんとは異なり，初期症状として黄疸などの症状が出現しにくいため，進行してから発見されることが多い．予後はきわめて不良である．

● **膵体尾部がんの初発症状**

上腹部痛は比較的腫瘍の小さいうちに現れることが多く，腰背部痛は進展した膵体尾部がんに多くみられる．

膵体尾部がんは，主に体尾部に存在するランゲルハンス島を荒廃させるため，インスリンを分泌するB細胞が障害され，二次性糖尿病が生じ，口渇，多飲，多尿，体重減少などの症状がみられる．

膵体尾部がんでは黄疸は出現しにくい．その反面，膵被膜を越えて後腹膜，脂肪組織，神経などに浸潤しやすく，神経を巻き込んで疼痛を生じるという特徴を有する．

検査・診断

画像診断：腹部エコー，内視鏡的逆行性胆管膵管造影（ERCP），MRI，腹部CT，血管造影（腹腔動脈，上腸間膜動脈，胃十二指腸動脈など）	・腫瘍の大きさ・位置，総胆管への浸潤・圧排の程度，膵管の狭窄の有無，十二指腸への浸潤の程度，門脈・上腸間膜静脈への浸潤の有無，リンパ節転移・肝転移の有無などを総合的に判定
膵外分泌機能検査：血清・尿アミラーゼ測定，PFD試験	・慢性膵炎の有無，膵管閉塞からの膵炎の程度などを判定
膵内分泌機能検査：空腹時血糖，HbA1c，など	・耐糖能をチェックし，術後管理の指標とする
血液検査	・T-bil，GOT，GPT，ALPなど：閉塞性黄疸の程度，経皮経肝胆道ドレナージ（PTBD）などの減黄の効果判定 ・CEA，CA19-9：腫瘍マーカーとして診断上必要 ・TP，Albなど：術前の栄養状態の判定に必要

治療

内科的治療（手術ができない場合）

- 進行度によって治療法が異なる
  - 他組織への転移がある場合には化学療法を選択
  - 転移はないが，大血管への浸潤があり，手術適応にならない場合は化学療法，放射線療法を併用する

外科的治療

膵頭十二指腸切除術（PD）[1]，幽門輪温存膵頭十二指腸切除（PpPD）[1]	
膵体尾部切除術[1]	・膵体尾部がんに対して行われる ・膵臓を後腹膜より剥離，脾臓とともに膵体尾部を摘出する手術である．良性病変に対しては脾動静脈を温存し，脾臓を摘出しない場合もある **利点** ・再建のない術式であるため，手術時間は膵頭十二指腸切除術よりも短く，侵襲が少ない **問題点** ・膵臓の切離部より膵液が漏れると，腹腔内出血や腹腔内膿瘍の原因となる ・膵ランゲルハンス島が豊富に分布する膵体尾部を切除するため，糖尿病を発症する可能性があり，内服薬やインスリン製剤の投与を必要とする場合がある
膵全摘術[2]	・膵全摘術は，びまん性に浸潤した膵がんや，広範囲な膵管内乳頭粘液性腫瘍（IPMN）症例が適応である．膵全体，胆管，胆囊，脾臓を切除する手術である **利点** ・消化液を分泌する膵臓を全摘出するため，膵頭十二指腸切除術に比べて膵液にかかわる合併症がない分，管理は単純となる **問題点** ・膵臓を全部切除するため，外分泌能，内分泌能ともに100％機能を失うことになる ・膵臓はインスリンを分泌する唯一の臓器であり，膵全摘術によってまったく分泌されなくなるため，インスリン製剤の永続的な投与が必要になる

[1]「膵頭十二指腸切除術・膵体尾部切除術」の項：p.196参照．
[2]「膵全摘術」の項：p.202参照．

膵がん患者の看護

標準看護計画

観察項目

疼痛	心窩部痛，腰背部痛（胸膝位で和らぐかどうか）
胆汁うっ滞	黄疸，白色便，瘙痒感
消化管通過障害	悪心・嘔吐，食欲低下，体重減少
ENBD・PTBD 施行中	排液の量・性状，出血の有無，感染徴候の有無，ドレーンの捻転・折れ・閉塞の有無

ケア項目

除痛	
黄疸による易感染状態のため，感染予防．出血傾向のため皮膚の掻爬をさせないようにする．瘙痒感の緩和	
ENBD 施行による苦痛の緩和，ドレーンの管理，閉塞・捻転・折れの有無	
告知後の精神的サポート	
化学療法・放射線療法の場合	悪心・嘔吐，宿酔に対するケア，皮膚ケア

患者指導項目

疼痛時の緩和体位	胸膝位
感染予防，皮膚損傷予防	爪を切る．手洗い励行．皮膚保護材の塗布
ENBD・PTBD 施行中	ドレーンが折れないよう，体動時に気をつける

看護の実際：周手術期

循環・呼吸管理	・バイタルサイン，IN・OUT バランス
除痛	
ドレーン管理	・ドレナージを効果的に行い合併症の予防と発見に努める ・縫合不全による膵液漏：腹痛がある，膵臓断端の吻合部のドレーンのアミラーゼ値が上がる，ドレーンからの排液のにおいに注意する ・ドレーンや創の位置，目的，注意事項などを説明する ・ドレーン類が多いことにより ADL の向上が妨げられやすいが，医師に安静度を確認しながら早期離床について説明し，援助する．その際，チューブの固定状態に注意する（屈曲していないか，ねじれていないか，ゆとりがあるか）

糖代謝障害	・二次性糖尿病は大量の膵切除のときのみ出現する．基礎疾患がなければ80%以下の膵切除で糖尿病が出現することは少ない ・術後は定期的に血糖値を測定する
呼吸器合併症予防	・術後の肺合併症予防のため排痰ケア，口腔ケアを行う
ドレーン周囲の皮膚保護	・胆汁を含んだアルカリ性滲出液や膵液を含んだ弱アルカリ性滲出液により，ドレーン周囲の皮膚が炎症を起こしてしまう可能性がある ・皮膚発赤が生じた場合，ガーゼ交換を頻繁に行う．また，皮膚表面にデュオアクティブ®などの貼用，皮膚保護材使用などを検討および実施をする

看護の実際：回復期

経口摂取への援助	・消化吸収を容易にするため，消化酵素を投与する ・便の性状・量，排便回数を観察し，必要時は止痢薬，水分の投与を行う（消化吸収障害による脂肪便や下痢になりやすい）
ドレーン周囲の皮膚保護	・胆汁を含んだアルカリ性滲出液や膵液を含んだ弱アルカリ性滲出液により，ドレーン周囲の皮膚が炎症を起こしてしまう可能性がある ・皮膚発赤が生じた場合，ガーゼ交換を頻繁に実施する．また，皮膚表面にデュオアクティブ®などの貼用，皮膚保護材使用などを検討する
退院後の食事指導	・退院前には必ず栄養士からの栄養指導を受けてもらう ・低脂肪食：脂肪の摂りすぎは膵液の分泌を促進するため，揚げ物，炒め物，サラダのドレッシング，肉や魚の脂身は控えめにする ・消化のよい食品や調理法を選ぶ ・胃液の分泌を亢進し，膵液の分泌を促進するため，刺激物は控える．ただし，料理をおいしく，食欲を増進させる程度の使用なら構わない ・禁酒（膵臓の負担となる） ・よく噛んで規則正しい食事を摂る：膵液にはアミラーゼが含まれており，よく噛めば唾液に含まれるアミラーゼがより分泌され，膵臓のはたらきを助けることになる．また，消化液の分泌は一定のリズムをもっているため規則正しさが大事である ・膵全摘術では，インスリン製剤導入となるため指導をする

（柿本裕子）

18 腹膜疾患

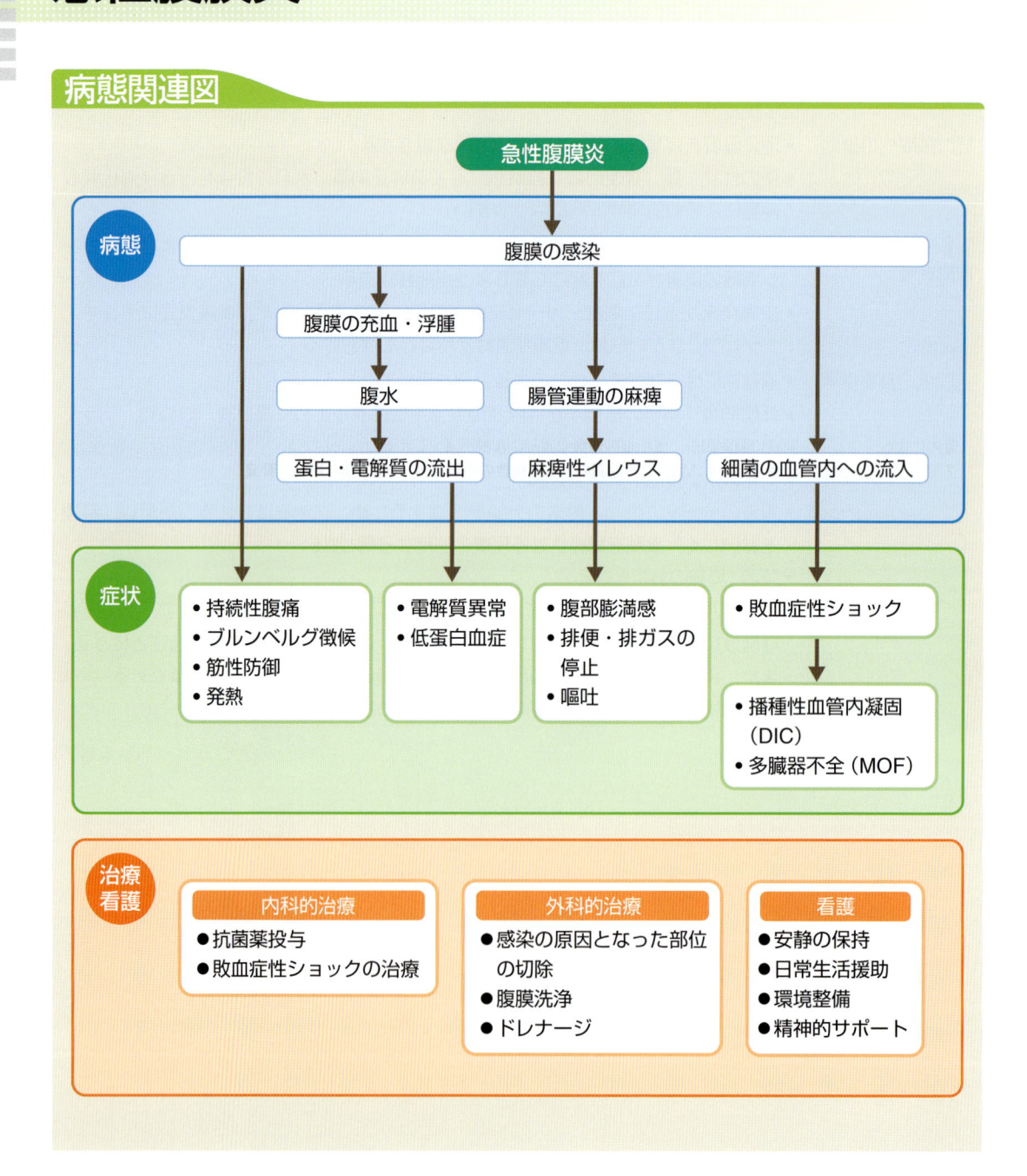

急性腹膜炎

病態関連図

急性腹膜炎

病態
- 腹膜の感染
  - 腹膜の充血・浮腫
    - 腹水
      - 蛋白・電解質の流出
  - 腸管運動の麻痺
    - 麻痺性イレウス
  - 細菌の血管内への流入

症状
- 持続性腹痛
- ブルンベルグ徴候
- 筋性防御
- 発熱
- 電解質異常
- 低蛋白血症
- 腹部膨満感
- 排便・排ガスの停止
- 嘔吐
- 敗血症性ショック
  - 播種性血管内凝固（DIC）
  - 多臓器不全（MOF）

治療・看護

内科的治療
- 抗菌薬投与
- 敗血症性ショックの治療

外科的治療
- 感染の原因となった部位の切除
- 腹膜洗浄
- ドレナージ

看護
- 安静の保持
- 日常生活援助
- 環境整備
- 精神的サポート

病態生理

急性腹膜炎はもともと無菌である腹腔内に何らかの転機によって細菌感染が生じたり，機械的・化学的刺激が加わったりして，急性に発症した腹膜炎のことをいう．腹膜に炎症が起こり，発熱，持続性腹痛，腹水の貯留，電解質の異常や蛋白の喪失を起こし，重症化すると敗血症性ショック[*1]，DIC[*2]，多臓器不全（MOF）[*3]などを引き起こす．

原因としては消化管穿孔が最も多く，ほかには外傷，腹腔内血液の感染，膵炎，腸管捻転，骨盤腹膜炎，腸管の塞栓・血栓などがあげられる（表1）．

症状は持続性腹痛，高熱，麻痺性イレウスによる嘔吐，腹部膨満などであるが，その原因や発生部位，発生機序によりさまざまな症状を呈する．また，腹壁は硬直して筋性防御[*4]を生じ，ブルンベルグ徴候[*5]も著明となる．

初期や高齢者では腹部所見や白血球増加などの所見が明らかではないこともあり，注意が必要．

本項では急性腹膜炎を取り上げるが，それ以外の腹膜炎には限局性腹膜炎，がん性腹膜炎がある．

[*1] 敗血症性ショック：菌体内毒素（エンドトキシン）を産生するグラム陰性桿菌の感染によって起こるショック状態．症状は血圧低下，頻脈，乏尿，高熱など．
[*2] DIC（disseminated intravascular coagulation；播種性血管内凝固）：悪性腫瘍，白血病，敗血症などの基礎疾患により，血管壁が障害されることで，凝固反応・血小板の活性が起こり，全身の細小血管内に血栓を生じる．同時に凝固因子，血小板の消費によりこれらが減少し，出血傾向となる．
[*3] 多臓器不全（multiple organ failure；MOF）：短期間のうちに複数の重要臓器（心臓，肺，肝臓，腎臓，消化管，中枢神経系，凝固系のうち3つ以上）が機能不全に陥る状態．多くの場合，予後不良で致死的である．
[*4] 筋性防御：触診すると腹壁が板のように硬く触れる．腹膜刺激症状の一つ．
[*5] ブルンベルグ徴候：腹壁をゆっくり圧迫し，急に離すと圧迫していたときよりもかえって強い痛みを感じる（反跳痛）．腹膜刺激症状の一つ．

表1 急性腹膜炎の原因

続発性腹膜炎	・消化性潰瘍による胃または十二指腸穿孔 ・炎症による腸管の壊死，穿孔：虫垂炎，憩室炎，クローン病，潰瘍性大腸炎，腸チフス，腸結核など ・術後の消化管内容の漏出（縫合不全など） ・循環障害による腸管の壊死，穿孔：絞扼性イレウス（腸管捻転，腸重積，嵌頓ヘルニア），腸間膜動脈血栓など ・悪性腫瘍による胃・腸管穿孔 ・肝膿瘍破裂 ・胆嚢炎による壊死，穿孔 ・急性膵炎 ・子宮付属器炎 ・多発外傷
原発性腹膜炎	・小児型（主としてネフローゼ症候群）：肺炎球菌，溶血性レンサ球菌 ・成人型（主として肝硬変，腹水）：グラム陰性桿菌

検査・診断

血液検査	・白血球増加，C反応性蛋白（CRP）上昇：炎症反応の増強
腹部X線	・小腸・大腸にガス貯留（ニボー像[*6]）：麻痺性イレウス ・横隔膜下に遊離ガス（free air[*7]）像：穿孔
腹部CT	・腹水，腹腔内遊離ガス像：X線よりも鋭敏に描出できる
腹部超音波	・原因疾患部周囲に限局性腹水
腹腔穿刺	・腹水の性状，培養による細菌の証明

[*6] ニボー像：立位において腸管腔内の液体と気体がつくる水平面が線状影として認められる．
[*7] 遊離ガス（free air）像：立位において横隔膜直下に穿孔部から腸管外にガスが漏れ出ている．

治療

内科的治療	外科的治療
・抗菌薬投与 ・輸液：血圧，尿量の維持目的（多量の水分が腹腔内に逸脱し，血管内脱水の状態のため） ・敗血症性ショックの治療	・開腹手術：感染の原因となった部位の切除，修復，原因部位のドレナージを行う ・細菌や血液などの原因物質を洗い流すために，3,000 mL以上の生理食塩水で腹腔内を洗う

急性腹膜炎患者の看護

標準看護計画

観察項目

	主観的項目	客観的項目
急性腹膜炎	腹痛，全身倦怠感	血圧，脈拍，体温，呼吸状態，意識レベル，尿量，腹痛の程度・部位・性質，筋性防御，ブルンベルグ徴候，血液データ，ドレーン挿入時の排液の量・性状・色調
麻痺性イレウス	腹痛，悪心・嘔吐，腹部膨満感	排便・排ガスの有無，腸蠕動音，経鼻胃管・イレウス管挿入時の排液の量・性状・色調

ケア項目

確実な治療	頻繁なバイタルサイン測定，確実な薬剤投与，酸素投与，クーリング，ドレーン挿入時の管理，経鼻胃管・イレウス管挿入時の管理
苦痛の軽減	指示された鎮痛薬の使用，環境整備，不眠への援助
日常生活援助	清潔ケア，口腔ケア，排泄ケア，移動の介助
精神的サポート	感情の表出を促し傾聴，検査や処置についての説明，患者にとって大切な人とのかかわりを支える

患者指導項目

安静・輸液・酸素療法について説明する
ドレーンや経鼻胃管，イレウス管挿入時の管理方法を説明する
自覚症状出現時には看護師に報告するよう説明する
外科的治療を行う場合は術前オリエンテーションを行う

看護の実際：急性期

- 急性腹膜炎の病態は進行性であり，しばしば急変するため，頻繁な観察，バイタルサインの測定を要する．
- 重症化すると死に至ることがあるため，家族も含めた精神的サポートが重要となる．

観察・ケアのポイント

確実な治療

頻繁な観察	・状態の変化を把握するために頻繁なバイタルサイン測定を行い，変化があれば医師に報告する ・医師の指示により膀胱留置カテーテルを挿入，尿量減少があれば医師に報告する ・腹痛や腹壁の硬度を観察し，腸蠕動音の聴取を行う
酸素療法	・指示された酸素療法を実施する ・呼吸状態に合わせて，経鼻カニューレや酸素マスクを選択する
クーリング	・発熱時，適切なクーリングを行う
点滴管理	・医師の指示により確実な薬剤投与を行う ・医師の指示により中心静脈栄養を行い栄養を補う
経鼻胃管・イレウス管挿入時の管理	・低圧持続吸引，間欠的吸引を行う ・排液の量・性状・色調に変化があれば医師に報告する
経口摂取の禁止	・腸管の安静のために行う

苦痛の軽減

疼痛，悪心の緩和	・医師の指示により鎮痛薬，制吐薬を使用する
体位の工夫	・重症例ではベッド上安静となるため，長時間の同一体位を避けるように体位変換を行う
褥瘡の予防	・同一部位への圧迫を避けるため体位変換を行う ・褥瘡好発部位の観察 ・エアマットの使用

日常生活援助

清潔援助	・清拭・洗髪：ベッド上安静の場合は臥床したままで行う ・陰部洗浄：膀胱留置カテーテル挿入中は清潔保持のため連日行う ・口腔ケア：患者自身で含嗽できない場合は吸引をしながら行う
排泄援助	・重症例ではベッド上での排泄となる ・尿器の使用介助，差し込み便器の使用介助，おむつ・パッドの交換
移動の介助	・安静度に応じて，ストレッチャー・車椅子の使用，歩行時の付き添いなどの移動の介助を行う

看護の実際：慢性期

- 炎症反応が陰性化するまでは点滴管理を継続する．
- ベッド上安静が長期間にわたった場合や術後の場合は離床に向けたケアを行う．
- 術後は創部の出血，感染に注意する．

観察・ケアのポイント

点滴管理	・医師の指示により抗菌薬，輸液の投与を行う
食事管理	・医師の指示により水分摂取，流動食を開始する
離床	・症状回復に応じて安静度の解除を行う ・早期離床に向けて医師の指示により歩行を開始する
創部の観察	・出血，腫脹，発赤，硬結の有無，滲出液の性状を観察する

看護の実際：退院に向けての生活指導

- 外科的治療を行った場合は術後イレウスを予防する指導を行う．

患者指導のポイント

食事	・規則正しい食事を摂る
排泄	・排ガス・排便が停止し，腹痛や悪心が出現した場合は，市販薬を使用せず受診する
運動	・適度な運動を行う

18 腹膜疾患

鼠径ヘルニア

病態関連図

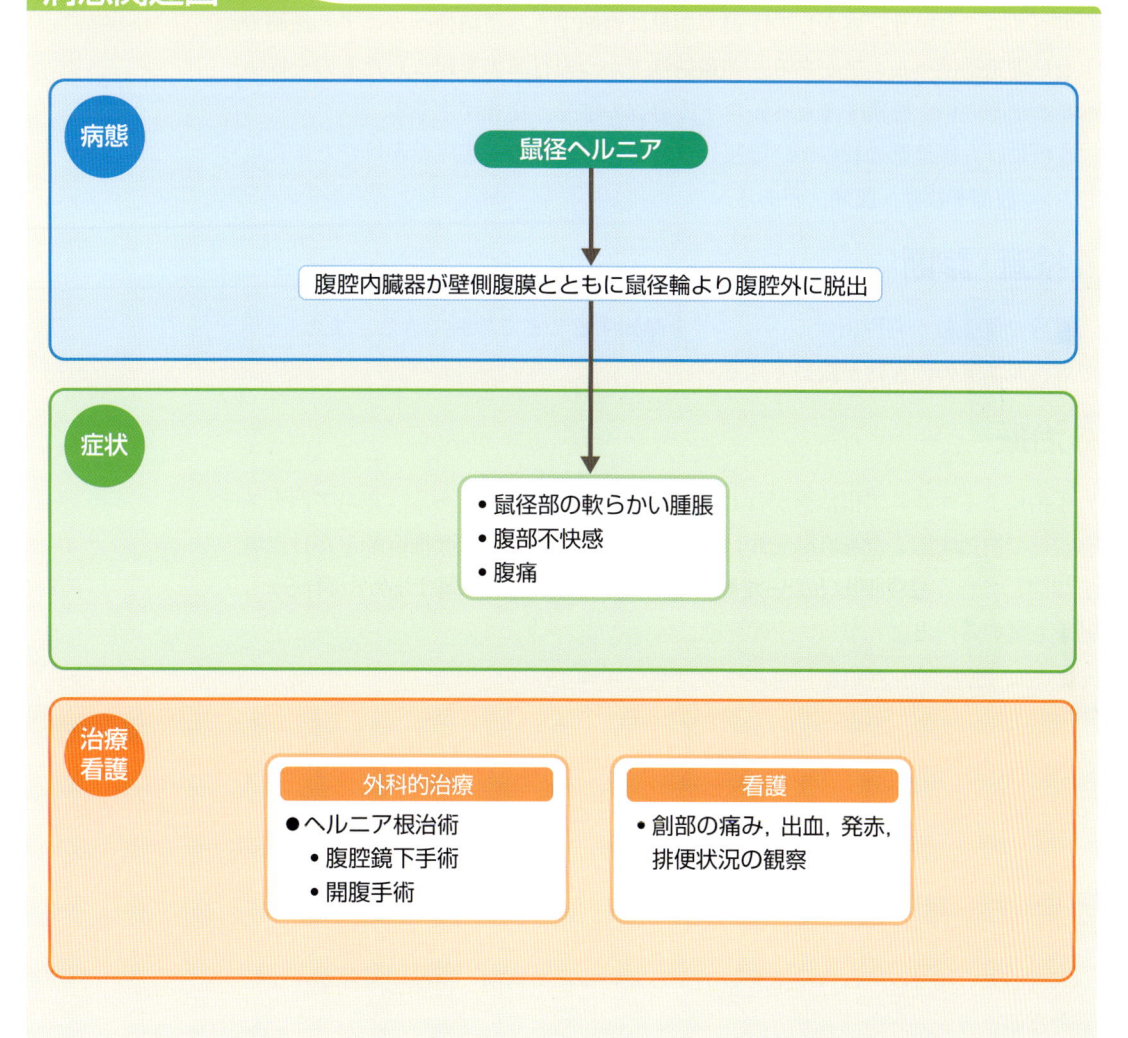

病態

鼠径ヘルニア
↓
腹腔内臓器が壁側腹膜とともに鼠径輪より腹腔外に脱出

症状

- 鼠径部の軟らかい腫脹
- 腹部不快感
- 腹痛

治療看護

外科的治療
- ヘルニア根治術
  - 腹腔鏡下手術
  - 開腹手術

看護
- 創部の痛み，出血，発赤，排便状況の観察

病態生理

　ヘルニアは，腹壁や腹腔の隔壁にある生理的あるいは病的な間隙を通って，腹腔内臓器が壁側腹膜とともに腹外に脱出するものである．

　鼠径部に出る鼠径ヘルニアが最も頻度が高い．その他，筋肉を欠き抵抗が弱い臍に生じるものを臍ヘルニア，開腹手術などによる瘢痕部分で生じるものを腹壁瘢痕ヘルニアという．外からの圧迫で簡単に還納できる還納性ヘルニアと還納できない非還納性ヘルニアがある．非還納性でかつ血行障害を起こしたものを嵌頓ヘルニアといい，放置するとヘルニア内容物の壊死・穿孔が生じる．

　症状には，鼠径部の軟らかい腫脹（立位をとったときや腹圧をかけたときに生じる），腹部不快感，腹痛，がある．

検査・診断

　触診で鼠径輪から脱出するヘルニアを触知することで診断できる．また，CTでもヘルニアの内容物が観察できる．

治療

　手術によるヘルニア根治術が行われる．ヘルニアの出口であるヘルニア門をメッシュで閉鎖する．全身麻酔をかけ腹腔鏡下で行う場合と，腰椎麻酔をかけ皮膚を切開して行う場合がある．いずれも2～3泊程度の入院期間であり，再発率も低下している．

鼠径ヘルニア患者の看護

標準看護計画

　入院治療の場合は，ほぼ手術を目的としているため術前・術後の看護がポイントとなる．

観察項目

術前	・鼠径部の腫脹，疼痛の有無，排便状況
術後	・バイタルサイン，創部の痛み・出血・発赤（創部は透明性のある創傷被覆ドレッシングで覆われている），排便状況

ケア項目

術後	・疼痛緩和：鎮痛薬投与
	・排便コントロール：必要時緩下薬投与（便秘による腹圧上昇を防ぐ）

患者指導項目

腹圧の上昇を防ぐ	・緩下薬の内服，重い物を持たない

看護の実際：急性期

- 手術は全身麻酔または腰椎麻酔下で行われ，手術が終了してから翌朝まではベッド上安静となる．その間の点滴管理や苦痛の緩和を行う．

観察・ケアのポイント

確実な治療

点滴管理	・手術当日は食事摂取できないため，輸液を行う．医師の指示に従い，速度調整を行う
創部の観察	・出血・腫脹・発赤の有無の観察

苦痛の軽減

疼痛緩和	・疼痛がある場合は鎮痛薬を点滴注射する
体位の工夫	・長時間の同一体位を避けるため，体位変換を行う

看護の実際：慢性期

- 手術翌日からは術前と同じ安静度，食事となる．疼痛がある場合は鎮痛薬の内服，排便がない場合は緩下薬の内服を行う．

看護の実際：退院に向けての生活指導

- 便秘を防ぐ生活習慣の指導を行う．

（長田ゆり子）

3章 周手術期看護

外科的治療 1

食道切除術

目的

食道切除術は，広範囲のリンパ節郭清とともに食道がんの根治を目的として行う．化学療法や放射線療法が併用されることが多い．

適応

食道がんが適応となる．

方法

がんの部位，がんの進行度によって，手術の範囲，方法が変わる．

がんの深達度（T），リンパ節転移（N），他の臓器への転移（M），の3つの因子で進行度を判定し，その状態に合わせた手術法が決定される．

右開胸・開腹下に胸部と腹部の食道と胃の上部を切除し，頸部・胸部・腹部の3領域のリンパ節を郭清し，残胃を頸部まで持ち上げ，食道の代用とする手術が標準となる．また，胃の代わりに，小腸や結腸で代用する場合もある．頸部のリンパ節転移が認められない場合は，胸部・腹部の2つの領域のリンパ節郭清になることもある．近年，低侵襲のため，胸腔鏡や腹腔鏡を用いた手術を行う施設が増えている．

下部食道がんに対しては，左開胸開腹連続切開術（LTA）が採用されることもある．

食道切除術を受ける患者の看護

術前

　食道がん切除術は侵襲が非常に大きいため，合併症のリスクも高い．よって，術前の禁煙，栄養状態の改善，体力づくり，早期離床・呼吸訓練の重要性を理解してもらうことが重要である．

▼観察項目

- 消化器症状の有無：つかえ感，嚥下困難，嚥下時痛，逆流，嘔吐
- 嗄声，咳嗽
- 体重，栄養状態，禁煙状況
- 呼吸機能，経皮的酸素飽和度（SpO_2），血液データ

▼ケア項目

術前オリエンテーション	● 呼吸訓練（ネブライザー，レスピフロー™）：1日3回ずつ実施してもらう ● 含嗽練習，排痰練習 ● DVD視聴：術後の周術期は，ICUを含め患者にとってイメージできないことが多いため，術後，自分がどのような状態になるのか，どのように離床していくのかを理解できるように，DVDをみてもらう ● ICU見学
精神的サポート	● 手術に対する不安やストレスをできるだけ軽減できるよう，患者の話を傾聴し，必要時に医師からの説明やオリエンテーションを行う ● 家族へサポート状況を確認する
栄養管理	● 免疫補強栄養：手術5日前から栄養補助剤を摂取 ● 栄養管理：食道狭窄で食事摂取困難，または嚥下障害が出ている場合は食止めとし，早期から高カロリー輸液，もしくは経管栄養を行う．術前治療など長期間に及ぶ場合は経皮的内視鏡下胃瘻造設（PEG）などを考慮する

▼患者指導項目

日常生活習慣	● 禁煙：術後は肺合併症がハイリスクとなるため，禁煙を徹底する ● 食事：つかえ感・嚥下困難などの症状がある場合は，食事摂取量が減り，栄養状態が低下してしまうこともあるため，食事指導や栄養補助食品の摂取を促す ● 運動：術後の早期離床，合併症予防には，体力づくりが重要であるため，毎日ウオーキングをしてもらう ● 睡眠：体力の保持と精神的安定のために，十分な睡眠と休息を促す

術後

食道切除術は，胸腔内操作を行う侵襲の大きい手術のため，呼吸・循環管理が重要である．チューブやドレーン類も多く，創痛も強い．また術後せん妄を起こさないようなケアも必要となる．

▼観察項目

呼吸状態	● 呼吸数，副雑音の有無，肺呼吸音，胸郭の左右差の有無（胸水貯留や左右差が起こる），喀痰の有無，痰の性状，嗄声の有無 ● 経皮的酸素飽和度（SpO$_2$），動脈血液ガス ● レスピフロー™の程度 ● 胸腔ドレーンからの排液の量・性状，リークの有無，呼吸性移動の有無，乳糜胸の有無 ● 皮下気腫の有無 ● 胸部X線
循環動態	● 動脈血圧，心拍出量，心係数，心拍数，不整脈の有無 ● 尿量，水分出納バランス，体重，ドレーンからの排液の量・性状 ● 末梢冷感，四肢や体幹の浮腫の有無
消化管の状態	● 胃減圧チューブからの排液の量・性状，悪心の有無 ● 腸蠕動音の有無，排ガスの有無 ● 腹部X線
感染徴候	● 創部の状態：発赤・腫脹・熱感・痛みの有無，滲出液の有無・性状・量 ● ドレーン類からの排液の量・性状

▼ケア項目

除痛	● 硬膜外麻酔による持続注入の管理 **看護のPOINT** ◎一度，激痛を体感してしまうと恐怖体験となってしまい，その後強い咳嗽が困難になったり，離床が遅れたりするため，体動時，離床時などは痛み止めを追加し，痛みを感じさせないようにする． ● 夜間は，痛み止めに加えて催眠作用のある薬剤も投与し，疲労回復のために十分な睡眠の確保を行う ● 術中の体位により，術後に首から肩関節にかけての痛みや筋肉痛を訴える患者が多いため，湿布剤などで軽減を図る
肺合併症予防	● 口腔内清浄：誤嚥性肺炎予防のために歯磨き，含嗽を1日3回行う ● ネブライザー，レスピフロー™：特にレスピフロー™は，より肺を膨らませるために，患者を励ましながら行う必要がある ● 痰が粘稠で喀痰が困難な場合は，スクイージングを行い，創痛が最小限になるように患者にも創部を自分の腕や手で押さえてもらい，咳嗽を援助する ● 胸腔ドレーンからの排液を促すために，ローリングを行い，胸水を胸腔内に貯留させないようにする ● 反回神経麻痺による誤嚥性肺炎予防と肺拡張のため，また消化管からの逆流防止のため，臥床時は上半身を20～30°挙上する

循環管理	●手術侵襲により血管透過性亢進が進み，術後にサードスペースへ血管内の水分が移行し血管内脱水となり，血圧低下や頻脈，心房細動などの不整脈になる可能性がある．昇圧薬などを使用する場合もある
	看護のPOINT ◎サードスペースへ移動した水分は，術2〜3日後のリフィリング期に血管内に戻ってくる．また，胸腔内のリンパ節を多量に郭清し，肺水腫や急性呼吸窮迫症候群（ARDS）を起こしやすい状態であるため，術直後から厳重な水分出納管理が必要．
ドレーン管理	●術後は，末梢循環不全による血流低下や，再建臓器の吻合部の血流低下，呼吸器合併症など循環・呼吸状態により，縫合不全を起こしやすい．吻合部にかかる消化管内圧を軽減する目的で，術後は胃に減圧チューブが挿入されている．1〜2時間ごとに吸引圧をかけ直し，減圧・排液を行う ●頸部ドレーンは，創部の離開，出血の有無を観察し，滲出液の貯留を予防するために，持続的に陰圧がかかっているかを確認する
	看護のPOINT ◎頸部は少量の出血で，気管を圧迫してしまうため，挿入部の血腫の有無も観察する．
	●胸腔ドレーンは，挿入部痛が強いため，除痛を行う．指示された水圧で吸引されているかの観察が必要である ●ドレーン類は，離床時に抜けたりずれたりしないように，挿入の長さを確認し，発汗や滲出液でテープがはがれないよう固定の強化を毎日行う
早期の消化管の使用	●術後X線を確認しながら，腸瘻からの経腸栄養を開始する ●白湯を10 mL/時くらいから開始し，腹痛・悪心・下痢などに注意しながら，栄養補助剤に切り替え，日ごとに増量していく
せん妄予防	●食道切除術は，高齢者に行われる場合が多く，侵襲も大きいため，術後せん妄になるリスクが高い．持続する痛みや，多数のドレーンやモニター類，点滴などによる拘束感や，ICU入室などがせん妄を引き起こす．そのため，術直後から除痛を強化し，患者を精神的に支え，早期離床を進める ●ドレーンを多数装着した状態でも，歩行ができることで拘束感を緩和し，早期回復の自信をもってもらうことも必要である ●夜間は，除痛と催眠作用のある薬剤を投与し，睡眠の確保を図る
肺塞栓（下肢静脈血栓）予防	●術直後から離床可能となるまで，間欠的空気マッサージ器を装着する ●離床後も下肢の運動を継続する

退院まで

▼ 観察項目・ケア項目・患者指導項目

食事開始	● 術後7日目に術後透視が行われ，縫合不全が認められず，誤嚥がなければ，経口摂取が開始される ● 術後は嚥下機能が低下しているため，飲み込みやすい食事となる．5回分食で流動食から開始し，患者に合わせて常食にまであげる．腸瘻から栄養補充を積極的に併用することで体重減少を最小限にする ● 胃挙上再建の場合は，胃の消化機能の低下や胃内停滞時間が短縮され，ダンピング症候群[1]の症状が出やすいため，特に時間をかけて食事を行う ● 腹痛，悪心，腸蠕動亢進，下痢，心悸亢進，頻脈，めまい，などの症状を観察する ● 誤嚥リスクもあるため，ベッドはフラットにせず，常に30〜45°ヘッドアップを保つ．夜間も20〜30°挙上する
退院後の食事管理	● 退院前に家族とともに，管理栄養士による栄養指導を受けてもらう ● 入院中から経腸栄養の指導を行い，食事の摂取状況に応じて経腸栄養剤の量を決定し，退院後も継続できるようにする
乾性咳嗽	● 開胸して食道切除術を行った場合，一般病棟に帰室して食事が開始されるころになると，痰を伴わない空咳（乾性咳嗽）が出現する．この咳は開胸による胸膜の刺激症状の一つと考えられ，体動開始時や話し始めといった刺激で誘発されることが多い ● 乾性咳嗽は術後半年くらい続くことがあり，そのことを患者に理解してもらう ● 患者が咳によって夜間眠れないときは，鎮咳薬を処方する

[1]「胃がん」の表1：p.48，看護については p.52 参照．

（柿本裕子）

外科的治療

2

喉頭切除術（喉摘術）

目的

がんの根治．

適応

下咽頭がん，喉頭がん，頸部食道がんに適応になる．
- 手術では声を失うため，機能温存を考え，化学放射線療法が第一選択になることが多い．
- 化学放射線療法で根治できなかった場合，もしくは根治後，再燃してきた症例．

方法

がんの部位やリンパ節転移の程度によって，切除範囲や，食道・気管の再建方法（図1）を決定する．

頸部をＵの字に切開し，喉頭摘除，頸部食道切除，リンパ節郭清を行う．甲状腺や副甲状腺を合併切除する場合もある．

気管の再建のため，永久気管孔を作製する．

消化管の再建のため腹部からアプローチし，小腸・結腸遊離移植術，胃挙上・回結腸挙上再建術などを行う．腸管の遊離移植術の場合，腸管の血管と頸部の動静脈を吻合する．

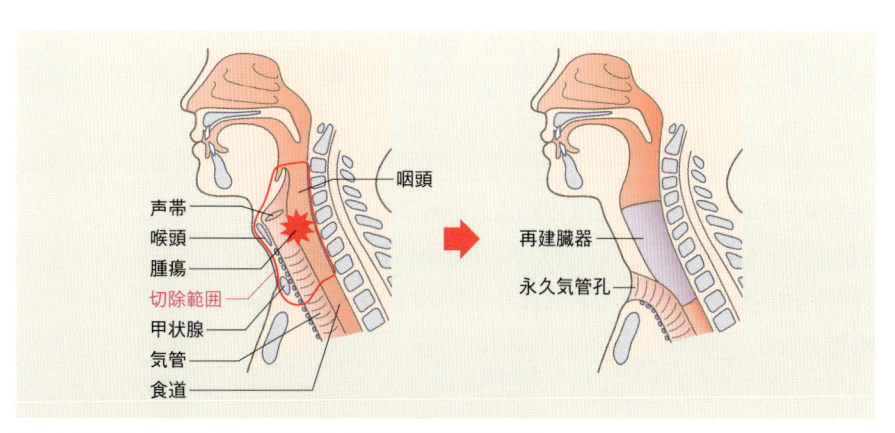

図1　喉摘術（喉頭・下咽頭摘除）の対象範囲と再建術
（渡邊五朗，宗村美江子編：消化器看護ポケットナビ．中山書店；2008．p.93 より）

喉頭切除術（喉摘術）を受ける患者の看護

術前

　喉頭切除術施行後は，声を失ってしまうため，術前からの精神的サポートが非常に重要になる．術後は呼吸も鼻や口からするのではなく，喉に開けた孔からすることになるため，術前のオリエンテーションを確実に行い，患者が術後の状態をイメージでき，納得したうえで手術に臨めるようにすることが重要である．

▼観察項目

- 咽喉頭違和感，つかえ感，嚥下時痛，嚥下困難
- 咳嗽，嗄声，血痰
- 喫煙状況
- 食事摂取状態

▼ケア項目・患者指導項目

術前オリエンテーション	・術後のイメージができるよう，図などを用いて説明をする ・術後は，声が出ないだけではなく，嗅覚もなくなる，ストローで吸えない，鼻がすすれない，嚥下がうまくできない，怒責ができないことなども説明する ・術前に筆談，文字盤で会話する練習を行う．メモ帳やボード，単語帳などを準備してもらう ・術後は，呼気抵抗が失われ微小無気肺になりやすいため，呼吸訓練を行い，深呼吸の練習をする：レスピフロー™やネブライザーを使用 ・術後は，ネブライザー，気管孔からの吸引も自分でやってもらうことになることを説明する ・術後3〜4日間は，創部安静のため唾液嚥下ができないので，ティッシュに出すよう説明する
精神的サポート	・手術に対する不安やストレスをできるだけ軽減できるよう，患者の話を傾聴し，必要時に医師からの説明やオリエンテーションを行う ・術後，家族へのサポートが必須となるため，情報収集を行う

術後

　術後は，安静による苦痛と呼吸器合併症のリスクがあるため，創部管理と呼吸管理が重要である．安静度が上がってからは，患者が失声の状況を受容しながら，自己吸引や気管孔管理の手技を体得していかなければならないため，家族も含めた精神的サポートが重要となる．

▼観察項目

呼吸状態	●呼吸数，肺呼吸音，副雑音の有無，胸郭の左右差の有無，痰の性状，経皮的酸素飽和度（SpO_2），動脈血液ガス ●胸部X線
循環動態	●動脈血圧，心拍数，不整脈の有無 ●尿量，水分出納バランス，体重，ドレーンからの排液の量・性状
創部の状態	●気管孔出血，腫脹，気管粘膜色，気管皮膚縫合の状態，痛み ●気管カニューレ（GBアジャストフィット®[*1]）の固定 ●皮下ドレーンからの排液の量・性状
消化管の状態	●悪心，腸蠕動音の有無，排ガスの有無 ●腹部X線
その他	●テタニー・痙攣の有無：甲状腺や副甲状腺を合併切除した場合は，甲状腺機能低下症や低カルシウム血症を起こすため

[*1] GBアジャストフィット®：軟かいらせん入りのカニューレ．

▼ケア項目

疼痛コントロール	●術後は，安静のため自力でほとんど動くことができない状態であり，疼痛緩和体位もとれない．また，気管カニューレ挿入の刺激で咳嗽が出やすく，創痛が強くなるため，できるだけ痛みのない状態で過ごしてもらうようにする
頸部安静	●血管吻合があるときには，頸部の安静が必要である ●顔の横に枕を2つ置き，顔が左右へ動かないように固定する ●スポンジで，気管カニューレが動かないように固定する ●気管カニューレのカフは，医師の指示で最小限の圧で入れる．圧が高いと気管の虚血の原因となる ●術後，創部の出血や滲出液が減少したら，創部循環不良の予防のためカフは抜く ●術後せん妄状態になり頸部安静が得られない場合は，鎮静薬の使用を検討する ●体位調整，体重測定などは，1人が頭部側から頭部を支え，ほかの2人以上で左右から体幹を支え，バスタオルやシーツなどを用いて体幹と頸部がねじれないように行う
呼吸管理	●吸引は，気管カニューレの長さより短くカテーテルを挿入し，カニューレ内の痰を吸引する **看護のPOINT** ◎経口，経鼻からの吸引も入口付近のみとし，吻合部近くの咽頭を損傷させないようにする． ●咽頭粘膜縫合部の創離開を避けるために嚥下運動をしないようにしてもらう．唾液は嚥下せず口腔ケア時も，唾液は吸引したりティッシュにとったりする ●術後は，加湿ジェットネブライザーで酸素投与を行う ●深呼吸を促し，安静度の許容内で体位ドレナージを行う．肺理学療法の実施 ●頸部の安静度が上がれば，早期離床，歩行介助を行う
循環管理	●術直後から水分出納バランス管理を厳密に行う ●術後2日目ごろからリフィリング期になるため，体重測定，確実な点滴管理を行う
栄養管理	●早期から経腸瘻での栄養開始

精神的サポート	●患者は，術後の疲労と慣れない筆談や文字盤で自分の思いを伝えることにイライラしやすいため，患者の思いを察知して対応できるように配慮する

▼患者指導項目

気管孔管理	●気管カニューレ（GBアジャストフィット®）の洗浄・管理方法 ●入浴時，洗髪時の注意点 ●吸引方法，ネブライザーの使用方法 ●カニューレ抜去後，エプロンガーゼなどの使用方法
食事指導	●嚥下訓練 ●家族とともに食事指導
排便コントロール	●術後は，怒責がかけられないため，食事指導，内服薬調整
その他	●身体障害者手帳3級の申請 ●代用音声訓練 ●患者の会の紹介 ●自宅環境：室内の湿度管理

（柿本裕子）

外科的治療／3　胃摘出術

外科的治療 3

胃摘出術

目的

胃に病変がある場合，胃摘出術を行う．

適応

胃がんの場合，胃摘出術を行う．

胃良性腫瘍（胃粘膜下腫瘍）の場合，良性で小さなものは治療をせず経過をフォローする．しかし，ある程度の大きさになり，良性か悪性かの判定がつかない場合や，出血，通過障害などの症状がみられる場合は手術の対象となる．

方法

外科的根治術（胃切除＋所属リンパ節郭清＋消化管の再建）を行う．胃切除には，幽門側胃切除，胃全摘，噴門側胃切除がある．

手術適応のない場合は，化学療法や放射線療法が行われる．また，がんの深達度に合わせて内視鏡下で行う場合（内視鏡的粘膜切除術〈EMR〉[1]，内視鏡的粘膜下層剥離術〈ESD〉[1] など）もある．

[1]「内視鏡的切除術（ポリペクトミー，EMR，ESD）」の項：p.204 参照．

幽門側胃切除		
・幽門部，胃体中・下部のがんに対して行われる ①胃の幽門側約 2/3 を切除する ②胃の切離は，肛門側は幽門部を越えた十二指腸球部で切離し，口側は腫瘍の部位によって決定する ③切離断端にがんが遺残しないように，がんから十分に離して切離する ・近年では，QOL を重視した幽門輪温存幽門側胃切除（切離線が幽門輪の 4 cm ほど口側となる）も行われている		
再建法	ビルロート I 法	ルーワイ吻合術
吻合	残胃と十二指腸の端々吻合	残胃と空腸を端々吻合（胃空腸吻合）と空腸の端側吻合
手術操作	単純	やや複雑

縫合不全	吻合部にテンションがかかるので，やや可能性がある	吻合部にテンションがかかりにくいので，起きにくい
適応	・ほとんどの幽門側胃切除 ・特に胃・十二指腸吻合においてテンションがかからない症例	・ほとんどの幽門側胃切除 ・特に残胃が小さくビルロートⅠ法が無理な場合 ・十二指腸潰瘍の癒着が強く吻合に必要な十分な剥離ができない場合 ・幽門部のがんなどで浸潤が膵・十二指腸へ広がり術後の狭窄，十二指腸周囲の再発が予想される場合
食事の通過	・生理的 ・ただし，胆汁による逆流性食道炎がやや多い	・非生理的（胃への胆汁の逆流がない） ・胆汁逆流がないので，逆流性食道炎は起きにくい

胃全摘

- 胃体中・上部から噴門側のがんに対して行われる
- 切除範囲：腹部食道から十二指腸球部を切除するのが典型的である
- がんの口側が食道に及んでいるときには，胸部下部食道で切除する
- 脾動脈沿いのリンパ節や脾門部のリンパ節郭清のために膵体尾部や脾臓の合併切除を追加することがある
- 下部食道切除や下縦隔のリンパ節郭清を徹底するために，開胸を加えた手術（左開胸開腹連続切開術〈LTA〉）を行うこともある

再建法	ルーワイ吻合術
吻合	肛門側空腸端と食道を端側吻合，口側空腸端は挙上した空腸の側壁に端側吻合：吻合2か所
食事の通過	非生理的
その他	最も基本的な方法

噴門側胃切除		
	・胃上部の比較的小さながんに対して行われる ・胃全摘と同様，下部食道切除やリンパ節郭清のために膵脾合併切除をすることがある		

再建法 吻合・その他	空腸間置法	回結腸間置法	食道残胃吻合
	・最も基本的な方法 ・胃酸の逆流を防ぐために空腸を吻合する 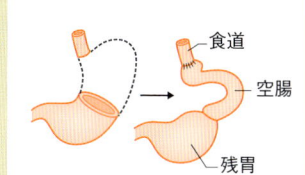	・QOLを重視する場合に行われることがある ・手技が難しくリスクもあるため，一般的ではない 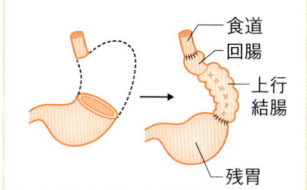	・以前は逆流性食道炎が多発していたが，近年，噴門形成の工夫が凝らされ，逆流が減り，施行が増えている 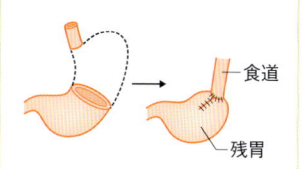

胃摘出術を受ける患者の看護

術前

早期胃がんの場合，無症状で経過することもある．しかし，がんの進行により症状を呈することも多い．消化器症状が出現するため，栄養状態の観察が必要である．また，がんという疾患に対する認識など精神面の観察も必要である．

▼観察項目

- 自覚症状：悪心・嘔吐の有無，胃部不快感
- 栄養状態：Alb値，体重の減少，食事摂取量
- 喫煙状況
- 排便状況
- 合併症の有無
- 精神面

▼ケア項目

術前オリエンテーション	・患者と家族の不安や恐怖を緩和するために，術式や麻酔法について理解できるようにする ・パッチテスト：テープ類のアレルギーを未然に防ぐため ・呼吸訓練 ・排痰訓練：ネブライザーの使用法，深呼吸，痰の出し方

輸液管理	●食事摂取困難や侵襲の大きい手術，術前リスクのある症例に対して中心静脈栄養カテーテルを挿入し管理する
精神的サポート	●がんという病気に対する患者・家族の認識を把握し，手術に対する不安やストレス軽減に努める
検査	●手術に備えて必要な検査を確実に行えるようにする

術後

　がんの発生部位や浸潤度により手術法が異なる．人工肺を使用するため，肺合併症を起こしやすく，上腹部の手術では創痛により呼吸が抑制され，気道内分泌物が貯留するなど術後肺合併症も生じやすい．通過障害が起きることもあるため，ドレーンからの排液の性状や腹部症状の観察を注意深く行う．

▼観察項目

循環動態	●循環動態モニター：血圧，心拍数，経皮的酸素飽和度（SpO_2），末梢冷感，動脈触知 ●心電図モニター，12誘導心電図：心拍数，ST変化，不整脈の有無 ●体温，発汗の有無，悪寒・戦慄の有無 ●ドレーンからの排液の量・性状，リークの有無 ●利尿，水分出納バランス，尿比重，体重推移 **看護のPOINT** ◎術直後は血管内脱水の状態であるが，術後2〜4日目にかけてサードスペースに貯留した水分が血管内に戻ってくる（リフィリング）という現象が起こるため，このときは点滴を減量し，場合によっては利尿薬を使用しながら肺水腫，心不全の発症に注意しなければならない． ●血液検査 ●動脈血液ガス ●胸部X線
呼吸状態	●呼吸様式，呼吸数，呼吸音，含気の状態とその左右差 ●気管内分泌物の量・性状，自己去痰の可否 ●経皮的酸素飽和度（SpO_2） ●動脈血液ガス ●胸部X線 ●呼吸訓練実施の可否 **看護のPOINT** ◎疼痛により活動や咳嗽が抑制され自己喀痰ができず，術後肺炎や術後無気肺になることが多い．疼痛コントロールを行い，術後肺合併症を予防することは大切．
疼痛	●疼痛の有無，部位，性質，間隔 ●鎮痛薬の使用状況と効果 ●活動と休息状況：歩行状況，睡眠状況 **看護のPOINT** ◎疼痛により活動と休息が阻害されることが多いため，疼痛コントロールは重要．

ドレーン		●ドレーンからの排液の性状・量・色・臭気
		看護のPOINT ◎術後5〜6日目に縫合不全が起きやすい．腹腔ドレーン内のアミラーゼ値を観察し早期に膵液漏を発見することが大事．膵液漏時は白濁した排液がみられ，排液量も増加しやすい．
		●ドレーンの固定状況
		看護のPOINT ◎ドレーンを固定しているナイロン糸の強度やはずれがないかの確認は必須．テンションがかかったときにすぐに抜けないよう補助固定を行う．
		●感染徴候：発熱の有無（発熱の持続），悪寒・戦慄の有無，ドレーン刺入部の感染徴候の有無（発赤，腫脹，熱感，疼痛），滲出液の性状（膿性滲出液の有無），検査データ（白血球数〈WBC〉，C反応性蛋白〈CRP〉，血液培養）
食事開始後		●食事摂取量，腹部膨満感の有無，悪心・嘔吐の有無，排便状況
		看護のPOINT ◎食事は分割食（5回食）とし，過剰な水分摂取を控える．消化器症状がある場合は，1食抜きにして消化管を休めるとよい．
		●胸やけ，消化液の逆流の有無
		看護のPOINT ◎食事は必ず坐位で摂取する．食後1時間は臥位にならない．就寝時はベッド上でセミファーラー位とし，上半身が高くなるようにする．また，就寝前の食事は避ける．
		●通過障害の有無
		看護のPOINT ◎解剖学的な胃の形状から，食後に右側臥位となり食物の通過を促すように指導する．
		●ダンピング症候群[2]の有無

[2] 「食道がん」の表1：p.48，看護については p.52 参照．

▼ケア項目

- 確実な薬剤・輸液管理
- 確実な酸素投与
- 呼吸理学療法：呼吸訓練，排痰ケア（ネブライザー，気管内吸引，体位ドレナージ）
- 疼痛コントロール
- ドレーン管理：流れが滞らないようドレーンをしごく
- 創部の消毒・保護
- 安静度に応じた日常生活援助：清潔の保持，排泄介助
- 転倒予防
- 排便コントロール
- 検査・処置に関する説明
- 患者・家族に対する声かけ，精神的サポート
- 環境整備・調整

▼患者指導項目

- 呼吸理学療法の必要性
- 疼痛コントロールの必要性
- 危険防止，チューブ類の管理法
- 安静度，安静度の拡大・早期離床の必要性
- 経口摂取方法，ダンピング症候群出現時の対処方法：栄養士と連携を図る
- 日常生活の方法

(松田　明)

外科的治療／4 結腸切除術

外科的治療 4

結腸切除術

目的

大腸のうち結腸の部分にできた病巣（がん）を切除することで，がんの治癒や腫瘍による腸の通過障害を改善させるために行う．

適応

腫瘍が結腸部分にある場合に適応となる．

方法

切除する結腸の範囲によって，回盲部切除，右半結腸切除（図1），横行結腸切除，左半結腸切除，S状結腸切除，などがある．いずれも病巣と周辺のリンパ節を一緒に切除する．

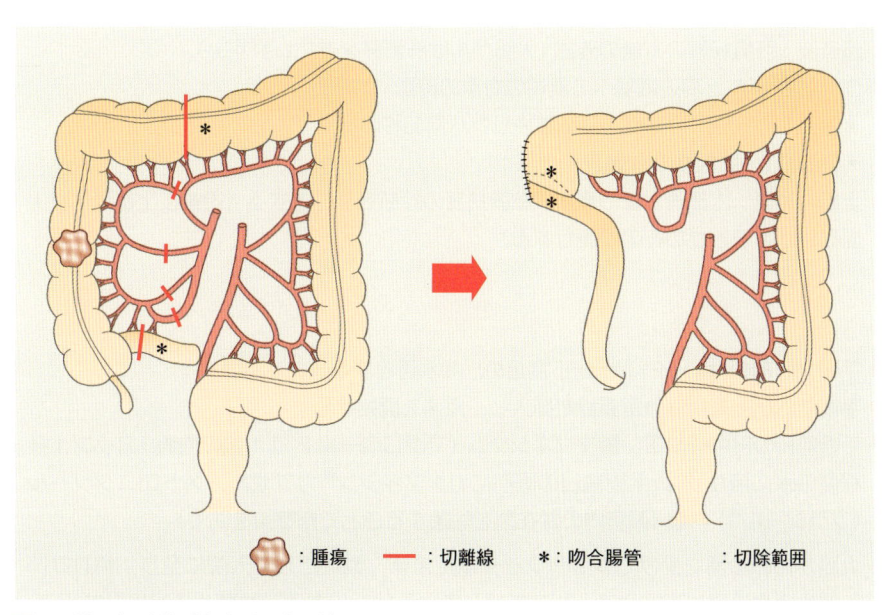

：腫瘍　　　：切離線　　＊：吻合腸管　　：切除範囲

図1　結腸切除術（右半結腸切除）

結腸切除術を受ける患者の看護

術前

　結腸部分に腫瘍がある患者は自覚症状が少ないことが多い．近年の入院期間短縮化に伴い，入院直後から手術まで慌ただしく準備を行わなければならないため，術前の患者の全身状態を把握しながら患者の不安を汲み取りつつ，手術に向けた準備を進めることが必要である．また，患者の高齢化が進んでいるため，合併疾患のチェックは重要である．

▼観察項目

自覚症状	●排便状況：腫瘍による通過障害のため，便秘や，便の1回量が少ない ●貧血の有無・程度：腫瘍からの出血により貧血傾向となる
全身麻酔に向けての全身状態	●心電図，呼吸機能検査，止血機能，感染症，その他の既往症
腫瘍の状態	●がん胎児性抗原（CEA）：20 ng/mLを超える場合，肝臓転移の可能性が高い ●尿検査所見：がんが膀胱や尿管に直接浸潤したり腎臓転移があったりすると，尿中の白血球数（WBC）や赤血球数（RBC）が異常に上昇することがある．まれに直腸膀胱瘻が形成されることがあり，その場合は，排尿時に糞便の混入がみられる ●X線：二重造影法を用い，病変の位置やポリープ合併症，重複がんの有無の確認 ●超音波：肝臓転移の有無の確認（大腸がんは肝転移をきたしやすい） ●CT：進行がんと周辺臓器への浸潤の有無の確認 　・腹部CT→腹水の有無，肝転移やリンパ節転移の有無 　・胸部CT→肺転移の有無 ●上部内視鏡：上部消化管の観察，粘膜病変の診断を目的とする（術後に上部消化管出血を生じることがあるので施行する）

▼ケア項目

大腸内の洗浄	●手術2日前の眠前（21時）から食止め，飲水可とする ●手術前日から末梢静脈留置針を挿入し，点滴を開始する ●手術前日の日中にクエン酸マグネシウム（マグコロールP®）1包の内服（コップ1杯程度の水に溶かす），手術前日の眠前にカナマイシン®カプセル，メトロニダゾール（フラジール®）内服（腸管内の常在菌を除菌することで創感染を防ぐ）
精神的サポート	●大腸がんの診断を受けてショックを受けたまま，慌ただしく入院に至り，慣れない入院生活や処置に不安やストレスを感じている状態にある．傾聴や情報提供を行い，安心感を与える態度で接することで，不安やストレスの軽減に努める

表1　術後の経過の目安

	当日	術後1日目	術後2日目	術後3日目
食事	止め	飲水可（500 mL以内）	流動食	五分粥
処置	採血，血糖測定	離床（清拭や更衣，尿管留置カテーテル抜去）		
内服	止め	止め	止め	内服再開の指示受け（痛み止めの内服可）

▼患者指導項目

術前オリエンテーション	●術後の一般的な経過の説明（表1） ●術後早期離床の必要性 ●術後の排尿障害や，便の性状の変化の可能性の説明
日常生活動作（ADL）	●臥床した状態での含嗽 ●創部に負担の少ない排痰方法 ●創部に負担の少ない起き上がり方法

術後

　結腸の切除は準清潔手術であり，どれほど無菌状態で手術を行っても，腸管を切除する際には術野が大腸菌で汚染される場合がある．そのため，創部に大腸菌が付着し創感染を起こす可能性がある．結腸切除術ではドレーンが留置されないことも多いため，創部の観察やバイタルサインから感染徴候を見逃さないことが大切である．

▼観察項目

循環動態	●血圧，経皮的酸素飽和度（SpO$_2$），脈拍数，心電図モニター ●体温，発汗の有無，シバリングの有無 ●胸部X線 ●利尿，水分出納バランス，体重 ●血液検査
感染徴候	●創部の状態：発赤，腫脹，波動（ブヨブヨした感触）の有無 ●発熱の有無 ●検査データ：WBC，C反応性蛋白（CRP），細菌培養 ●末梢ライン挿入部の状態：発赤，腫脹，熱感，疼痛の有無 ●尿の性状，浮遊物の有無 **看護のPOINT** ◎創感染を起こしていると，術後4〜5日ごろに発熱が始まる． ◎創の消毒は毎日行わないことが多いが，創部の状態の観察は毎日行うことが重要である． ●ドレーンからの排液の量・性状
消化管の状態	●排ガス・排便の有無，腹部膨隆の有無，腸管の蠕動の状態[*1]，腹部X線 ●イレウス症状：排ガス・排便の停止，悪心・嘔吐，腹痛，腹部膨満感

[*1] 術後は一時的に腸管の蠕動は減弱・消失し，48〜72時間で回復する．これを生理的イレウスという．

▼ケア項目

疼痛コントロール	●PCA（自己調節鎮痛）ポンプの使用 ●頓用の点滴（フルルビプロフェンアキセチル〈ロピオン®〉や塩酸ペンタゾシン〈ソセゴン®〉など）の使用 ●五分粥開始以降は内服（ロキソプロフェン〈ロキソニン®〉など）となる ●創部に負担のかからない体位の工夫 **看護のPOINT** ◎痛みには創部痛や身体を自由に動かせないための筋肉痛もあり，不安や緊張によってそれらの痛みがさらに増すことがある．無理に我慢させることはさらなる不安の増強につながることを念頭におく．
ADLの拡大	●腸蠕動の促進や創治癒促進につながる ●術後1日目は離床とトイレ歩行程度を目標とし，2日目以降は病棟内歩行など行動範囲を拡大する **看護のPOINT** ◎術後日数×200ｍの歩行，もしくは8時間程度ベッドから離れる（起きている）ことを推奨するとよい．

▼患者指導項目

排便コントロール	●緩下薬や止痢薬の調整方法 ●術後数か月〜1年ほどかけて，改善していくことを伝える **看護のPOINT** ◎大腸の機能障害により頻繁な排便や便秘と下痢の繰り返しなど，術前と比較し排便パターンが変調することが多いことを理解してもらうことが大切．
食事管理	●食事制限はないが，バランスよい食事を心がける ●アルコール類，炭酸，コーヒーは腸管を充填するので，退院後の外来までは禁止．外来時に主治医に確認してもらう ●下痢時：繊維質や脂肪の少ないもの，消化のよいものを少量摂取，卵や豆腐などの良質な蛋白質の摂取 ●水分摂取：下痢の続くときはスポーツドリンクや経口補水液の摂取
社会生活，旅行，スポーツ，など	●仕事への復帰は体力の回復をみながら，退院後2週間〜1か月ほどで可能 ●旅行は初回外来時に主治医に確認．許可が出れば遠方も可能 ●適度な運動や趣味は，食欲の増進や気分転換，睡眠につながるため望ましい
定期受診	●退院後初回外来は，2週間後 ●初回外来以降は1〜2か月後に受診し，その後は3か月〜半年に一度となる ●術後5年間は定期受診を続ける ●定期受診以外の受診の目安：イレウス症状（発熱，便秘，腹痛，悪心，体重減少など），便秘や下痢が過度でつらいとき

（大野木由美子）

外科的治療／5　直腸切除術

外科的治療 5

直腸切除術

目的

大腸のうち直腸（図1）の部分にできた病巣（がん）を切除する．

適応

腫瘍が直腸にある場合に適応となる．

方法（表1）

結腸切除術と同様に，病巣と周辺のリンパ節を一緒に切除する．肛門括約筋を温存しない場合はストーマを造設[1]する．

[1]「人工肛門造設術（ストーマ造設術）」の項：p.180 参照．

吻合方法の違い

- 高位前方切除術（HAR）：手縫い吻合．
- 低位前方切除術（LAR）：器械吻合（自動吻合器を肛門から挿入して行う）．
- 超低位前方切除術：器械吻合．

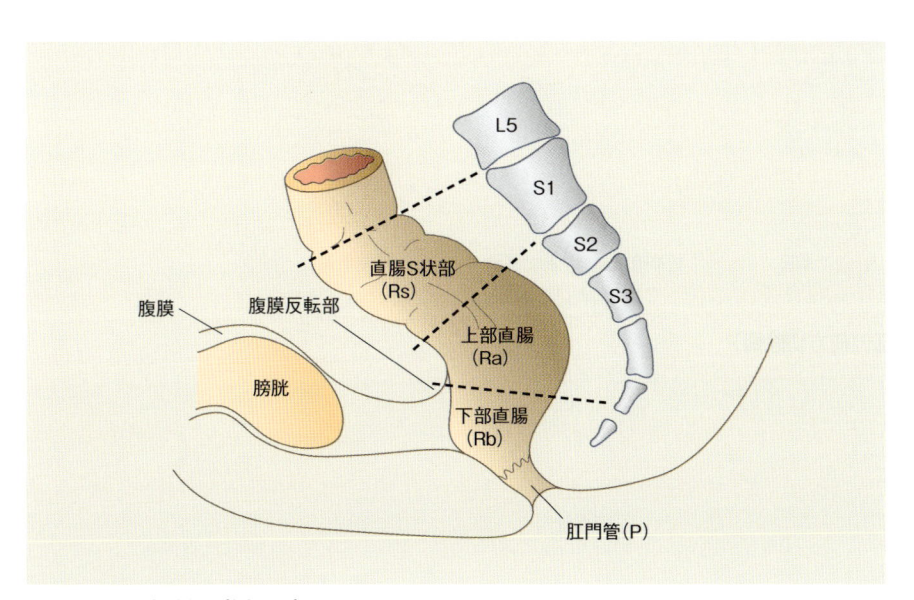

図1　直腸の解剖図（側面図）

●低位の場合の吻合方法

- ストレート型：S状結腸と直腸を直接吻合．
- Jパウチ型：結腸をJ型に折り曲げて作製した結腸嚢・直腸吻合．

表1 直腸切除術の種類

局所切除		
• ポリープ切除：早期病変の場合 • 腫瘍摘除術：経肛門的，経肛門括約筋的，経仙骨的		
肛門括約筋温存術[*1]		
• 腸管を3cm以上切除できる場合に行われる • 進行がんであれば括約筋が腫瘍から2cm以上，早期がんであれば1cm以上離れていれば括約筋を温存できる		
前方切除術	高位前方切除術（HAR）	• 吻合部が腹膜反転部よりも口側
	低位前方切除術（LAR）(図2)	• 吻合部が腹膜反転部よりも肛門側
内肛門括約筋切除術（ISR）		• 肛門に非常に近いがんであっても，肛門括約筋を一部切除して肛門を温存する

[*1] 術前の既往症や患者が高齢であると，術後の排便管理や縫合不全を考慮して，あえて肛門括約筋温存術を適応せずに人工肛門を造設することもある．

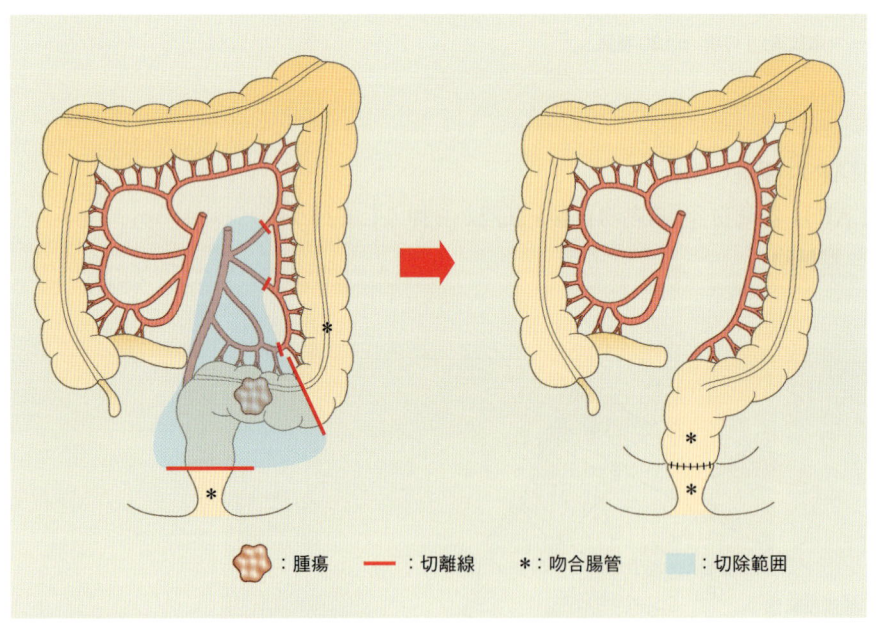

図2 直腸がん手術（低位前方切除術）

直腸切除術を受ける患者の看護

術前

基本的な観察項目などは結腸切除術と同じである．がんの診断を受け不安のなかにある患者の思いを受け止めながら，入院への適応状況を確認し，手術に関するオリエンテーションを進めていく．

▼観察項目

自覚症状	●便通異常：便秘や下痢，またはこの両者が交互にみられたり，便柱が細くなったりする ●下血，血便：腫瘍からの出血により貧血傾向となる ●疼痛：通過障害によるイレウス様の腹痛，浸潤が骨盤壁に及んだときの神経痛，肛門痛，など ●その他：他臓器浸潤による血尿や頻尿，性器出血，貧血，体重減少，など
全身麻酔に向けての全身状態	「結腸切除術」に準ずる[2]
腫瘍の状態	

[2]「結腸切除術」の項：p.171 参照．

▼ケア項目

大腸内の洗浄	●基本的には「結腸切除術」に準ずる[3] ●腫瘍の大きさによっては，入院と同時に食止めの指示が出る場合もあり，その場合は洗浄を実施しないこともある
精神的サポート	「結腸切除術」に準ずる[3]

[3]「結腸切除術」の項：p.171 参照．

▼患者指導項目

術前オリエンテーション	「結腸切除術」に準ずる[4]

看護のPOINT ◎結腸切除術と異なり，術後に肛門部ドレーンが挿入されてくることが多い．便が漏れることも多いため，事前におむつやパッドを購入してもらうとよい．

[4]「結腸切除術」の項：p.171 参照．

術後

直腸切除術は結腸切除術と同様，準清潔手術であり，創感染の徴候に気づくことが大切である．結腸切除術との違いには，吻合部出血や縫合不全の徴候の発見

のためにドレーンの観察が重要となること，排便機能障害・排尿機能障害・性機能障害の発生の可能性が高いことがあげられる．

排便機能障害（場合によって）

場合によって前方切除術後の患者は便貯留能の低下・肛門括約筋の機能低下・腸管の運動異常により，1日に数回から十数回に及ぶ頻繁な排便に悩まされることになる．切除の位置がより低位であるほど，症状が出現しやすい．退院後も便失禁や夜間の排便による睡眠不足が続き，仕事への支障，排便の悩みを誰にも言えないなど，患者の生活に大きな支障をきたすことになる．成人にとって排泄の失敗や社会生活への支障は，自尊感情に多大な影響を与える．

排尿機能障害

骨盤神経叢の切除やその付近の手術操作の影響により，一時的あるいは永久的に排尿障害が生じることがある．術後半年程度で回復することが多いが，永久的な場合もある．

退院時に自己導尿を行っている場合は，泌尿器科外来看護師と情報共有を行い継続看護を依頼する．

性機能障害

近年，より低位に生じた直腸がんであっても，人工肛門を造設せずにがんを摘出することが可能になった．しかし，特に男性は神経温存を行っても必ずしも機能温存とはならず性機能障害が生じることもある．性機能障害はQOLにかかわる重要な問題であり，非常にプライベートな問題であるため，患者－医療者の信頼関係を築き，誠実にかかわる姿勢が重要となる．

人工肛門（ストーマ）造設

また，直腸切除術では，縫合不全予防のために一時的ストーマを造設することも多い．術後半年を目安に閉鎖されることが多いが，セルフケアの確立などのケアが必要である[5]．

[5]「人工肛門造設術（ストーマ造設術）」の項：p.180を参照．

▼観察項目

循環動態	「結腸切除術」に準ずる[6]
感染徴候	
消化管の状態	
排尿機能	●術後1日目から尿管カテーテル抜去は可能 ●本人のADLを考慮し抜去のタイミングを図る ●排尿機能障害が生じやすいため，抜去後の尿量や残尿を観察する

[6]「結腸切除術」の項：p.171参照．

▼ ケア項目

疼痛コントロール	●基本的には「結腸切除術」に準ずる[7] ●肛門ドレーンが入っているため，離床後もドレーン挿入部が刺激で痛むこともある
ADLの拡大	「結腸切除術」に準ずる[7]
ドレーン管理	●離床すると肛門ドレーンは非常に抜けやすい．歩行しやすいようにドレーンバッグの位置を調整し，各勤務帯で抜けていないかを確認する ●吻合部ドレーン，肛門ドレーンともにチューブの閉塞がないか固定方法が正しいかを確認する

[7]「結腸切除術」の項：p.171 参照．

▼ 患者指導項目

排便機能障害	●症状について説明する 　例：soiling（便や粘液によって下着が汚染される状態），便失禁，頻繁な排便，残便感，便意促迫，便性コントロール困難 **看護のPOINT** ◎術後半年から1年ほどかけて1日に3～4回に落ち着いてくることが多く，患者にその時期を説明することは重要である．
頻繁な排便時	●ウォシュレットの使用 ●便を紙で拭きとることは，肛門周囲の皮膚を刺激するため避ける ●肛門部がただれる場合はアズレン（アズノール®軟膏）などで保護する ●仕事の途中で使用する駅やコンビニエンスストアなど，外出時のトイレの場所を確認しておく
排尿機能障害	●残尿が多い場合は，自己導尿の仕方 ●退院時に自己導尿が行われている場合は，継続看護が行われることを説明する
性機能障害	●症状について説明する 　・性的欲求の低下：術後の頻繁な排便が気になり，欲求が低下する 　・性器反応不全：骨盤神経損傷による，勃起障害や腟乾燥，など **看護のPOINT** ◎退院して外来通院になっても主治医に言いだせない患者も多い．まずは一般論として患者に話し，医療者にも関心があることを伝え，話しやすい雰囲気をつくる．
食事管理	基本的には「結腸切除術」に準ずる[8] **看護のPOINT** ◎結腸切除術に比べ，排便機能障害を抱えることが多いため，下痢時の食事指導は特に大切である．
社会生活，旅行，スポーツ，など	●「結腸切除術」[8]と同じく，特に制限はない ●排便機能障害が強い場合，どのような工夫が必要かともに考える ●営業職など，外出が多い患者は，外出時のトイレの場所を調べるなどの工夫をするとよい
定期検診	「結腸切除術」に準ずる[8]

[8]「結腸切除術」の項：p.171 参照．

（大野木由美子）

外科的治療 6

人工肛門造設術（ストーマ造設術）

目的

　種々の疾患により，腸管に出血，穿孔，狭窄，閉塞が存在する場合，がん切除において肛門が切除された場合の排便経路の確保，大腸がん切除後の縫合不全予防，潰瘍性大腸炎重症例の腸管の安静，を目的として行われる．肛門機能が廃絶される場合は永久ストーマを造設し，病変が改善された後にストーマを閉鎖する場合は一時的ストーマを造設する．

　横行結腸，下行結腸，S状結腸につくるストーマをコロストミー，回腸につくるストーマをイレオストミーという．病変の部位によりどの場所にストーマを造設するのかが選択される．

適応

　ストーマを必要とする疾患を**表1**に示す．

　永久ストーマはハルトマン手術，腹会陰式直腸切断術（マイルズ術），大腸全摘術，骨盤内臓器全摘術で造設され，一時的ストーマは主に低位前方切除術において縫合不全予防目的にて造設される．

方法

　単孔式ストーマと双孔式ストーマを**図1**に示す．

単孔式ストーマ

　1本の消化管を途中で切断し，肛門側の腸管を取り除き，口側の端を腹壁に引き出したもので，多くが永久ストーマである．

双孔式ストーマ

　ループ式と二連銃式がある．ループ式は消化管を途中からループ状に引き出し，腹壁側の一部を切開してつくられる．腸管の後壁は切断されずにつながっており，単孔式に比べると大きくなるのが特徴である．また二連銃式は，消化管を途中で切断し，それぞれの断端が腹壁から出て，2つの銃口が並んでいるように見える．ループ式，二重銃式ともに，多くは一時的ストーマである．

表1 ストーマを必要とする疾患

腫瘍	直腸がん，結腸がん，肛門がん，他臓器がんが直腸・結腸・肛門に転移・浸潤
炎症	大腸憩室炎，潰瘍性大腸炎，クローン病，放射線大腸炎，難治性痔瘻
その他	巨大結腸症，鎖肛，外傷，脊髄損傷

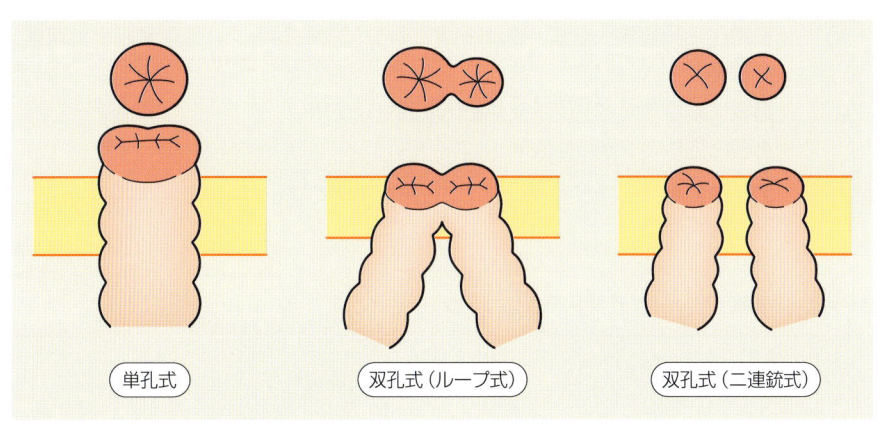

図1 単孔式ストーマと双孔式ストーマ

単孔式　　双孔式（ループ式）　　双孔式（二連銃式）

人工肛門造設術（ストーマ造設術）を受ける患者の看護

術前

ストーマを造設することで，患者はライフスタイルやボディイメージの変容を余儀なくさせられるため，一般的に不安がとても強くなる．看護師は，家族も含めた個々の患者の不安内容について十分把握し，ストーマを受容できるように援助する必要がある．

▼観察項目

- ストーマ造設に関しての認識と感情
- 皮膚統合性
- セルフケア能力
- ストーマ造設に関する家族の反応
- 患者の家庭内での役割，家族関係
- ライフスタイル変容への不安
- ボディイメージ変容への不安
- 社会復帰への不安
- セルフケアへの不安
- 性生活への不安

▼患者指導項目

患者の心理状態や理解度をアセスメントしてから行う．また，無理に説明するとかえって不安を増強させることもあるため，患者個人に合わせた説明を行う．

ストーマの概略説明	●ストーマの解剖・生理 ●ストーマ管理方法，ストーマ用品 ●日常生活，食事，仕事，スポーツ，レクリエーション，性生活が十分可能なこと ●必要に応じてガイドブックやビデオ教材を使用 ●必要に応じて家族にも説明
ストーマサイトマーキング (表2, 3, 図2)	●造設前に患者自身が管理しやすい位置を決めてマーキングする

表2 ストーマサイトマーキング基準（クリーブランド・クリニック）

- 臍より低い位置
- 腹部脂肪層の頂点
- 腹直筋を貫く位置
- 皮膚のくぼみ，しわ，瘢痕，上前腸骨棘の近くを避けた位置
- 本人が見ることができ，セルフケアしやすい位置

表3 ストーマサイトマーキング手順

① 水平仰臥位になり，臍の下縁を通る横線（図2①）を描く
② 下腹部正中線（図2②）を描く
③ 腹直筋外縁を確認し両外縁に沿って線（図2③）を描く（仰臥位の姿勢で頭を上げ，つま先を見るようにして腹筋を緊張させると確認しやすい）
④ 適当なマーキングディスク[*1]を選び，各線に囲まれた腹部の最も安定している位置に置き，ディスクの中央の穴に仮の印をつける
⑤ 坐位，立位と体位を変化させ，仰臥位でつけた仮のマーキングが腹部の盛り上がった位置にあり，患者自身が見ることができるか，しわが入り隠れてしまわないか，普段着用する服装のベルトや帯が当たらないかを確認し，最終的に位置を決定する

[*1] マーキングディスク：腹部面積の広さでディスクのサイズを選択する．基本的には小児では直径 6 cm，標準体格の成人は 7 cm，肥満体格の成人は 8〜10 cm のディスクを使用する．

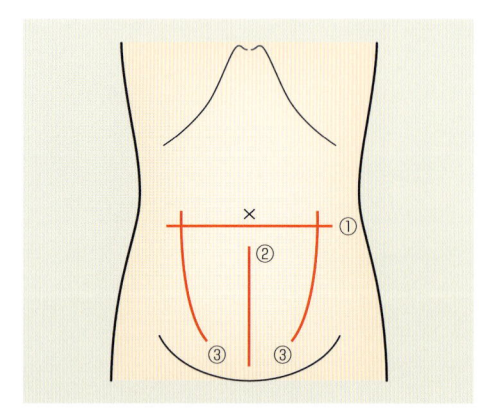

図2 ストーマサイトマーキングで描く補助線
①臍下縁を通る横線，②下腹部正中線，③腹直筋外縁．
コロストミーでは左側，イレオストミーでは右側にマーキングディスクを置く．

術後

▼観察項目

ストーマ	● サイズ（縦×横×高さ），形 ● 色（鮮紅色：正常，ピンク色：低ヘモグロビン，暗紫色：壊死） ● 浮腫の有無と程度：どのストーマでも観察され，術後4～5日が最も強く，4～6週間で徐々に消退 ● ストーマ皮膚縫合部の状態：縫合糸の脱落・離開の有無，出血の有無，感染徴候の有無 ● ストーマ周囲の皮膚の状態：瘙痒感・疼痛・発赤・びらんの有無 ● ストーマからの排泄物：排便の有無，排便量，便性状
術後早期合併症	● 壊死，血流障害の有無 ● 浮腫の継続の有無 **看護のPOINT** ◎ 腹壁切開口が狭く，腸管が締めつけられている場合は浮腫が持続することがあるので注意する． ● 出血の有無 **看護のPOINT** ◎ 術中の不十分な止血が原因で主に皮下から出血が生じ，出血部位を縫合，止血する外科的処置が必要な場合もある． ◎ 装具の交換時にストーマや縫合部から出血することがあるが，静脈性の出血であり問題ない． ● ストーマ皮膚縫合部の離開の有無，縫合糸の脱落，感染徴候の有無 ● ストーマの脱落の有無 ● ストーマの陥没の有無 ● ストーマ周囲皮膚炎の有無：便の付着によるもの，皮膚保護材によるアレルギー
術後後期合併症	● 腸管の脱出の有無 ● 狭窄の有無 ● 傍ストーマヘルニアの有無：ストーマ周囲に軽度の出っ張りとして認められるもの，全周的に膨隆するもの
ボディイメージ変容	● ストーマに対する言動，表情 ● 否認，ショック，怒り，うつ状態の有無 ● 睡眠状況，食事摂取量

▼ケア項目

- 患者がセルフケアを習得できるまでは看護師がメインとなりストーマのケアを行う
- 便やガスの処理
- 装具の交換（表4）
- ストーマ周囲の皮膚のケア
- ストーマに対する感じ方，考え方，見方を患者が表現しやすい環境にする
- ストーマについての情報を提供し，すでに提供された情報の理解を強化する
- ストーマが造設された患者に家族が対応できるよう援助する

表4 装具の交換手順

① 必要物品を準備する：ストーマ装具，微温湯，石鹸，ガーゼ，はさみ

② 装具をはがす：皮膚を押さえながら丁寧にはがす．はがしにくい場合はリムーバーを使用する

③ はがした面板を観察する：溶けている範囲を観察し，程度や状況に応じて装具交換の時期や補強に関するアセスメントを行う

④ ストーマ周囲皮膚を清拭する：石鹸と微温湯で清拭する．石鹸は皮膚に残さないように注意する．水分は十分に拭き取る

⑤ ストーマサイズを計測する

⑥ 面板の中央をストーマサイズに合わせて切る：切り口はサイズより2～3mm大きく切る（プレカット〈既成孔〉のものも2～3mm大きいものを選択する）．切り口を指でなでて滑らかにする

⑦ ストーマ周囲の皮膚にしわやくぼみがある場合はペーストで補正，補強する

⑧ 面板を貼る

▼患者指導項目

セルフケアに向けての段階的指導	● 術後2～3日目から徐々に指導を行う ① ストーマを見る：体力の回復と活動状況に応じて直視するよう勧めていく ② 便やガスの処理：パウチ内に1/3程度の排泄物を認めたら処理をする ③ 装具の交換を行う
洗腸	● 永久ストーマ，S状結腸ストーマ，横行結腸ストーマで，医師が許可した場合に適応 ● ストーマから500～1,000mLの微温湯を注入し，腸蠕動を起こすことによって強制的に排便を促し，毎日定期的に排便させる
退院に向けての指導	● ストーマ用品の購入：購入方法を伝える ● 社会資源の活用：永久ストーマに限り身体障害者手帳が取得できる ● ストーマ外来の紹介

（長田ゆり子）

外科的治療 7 肝切除術

目的

主に肝腫瘍を取り除くために行う．

適応

肝切除術は原発性肝がん，転移性肝がんのほか，難治性の肝内結石，肝膿瘍などが対象となる．

肝がんの分類と原因（表1）

肝がんは原発性肝がんと転移性肝がんに分けられる．原発性肝がんは肝細胞がんと胆管細胞がんの2つに分けられる[1]．ほとんどが肝細胞がんである．

[1] 病態生理については，「肝がん」の項：p106参照．

方法

正常な肝臓は70％まで切除することができる．残存肝臓は術後4～5か月で再生・肥大し，患者は障害なしに日常生活を送ることができる．肝硬変が合併している場合には，術後の肝予備能の低下，肝再生の低下のため，肝切除は制約される．

肝臓は血管に富み，複雑な機能を営む実質臓器であるので，術後出血や胆汁瘻，副腔内膿瘍などの合併症があり，慎重な術後管理が必要である．

表1 肝がんの分類と原因

肝細胞がん	・発生の大部分には，B型，C型の肝炎ウイルスが関与している ・最近は非アルコール性脂肪性肝炎（NASH）という脂肪肝と関連するものからの発がんも増加している ・肝細胞がんが発生しても自覚症状は少ない
胆管細胞がん	・原因は不明（最近，印刷工場での発がんが問題になった）
転移性肝がん	・腹腔内臓器の胃，大腸，膵臓などから門脈を経由しての転移が最も多い ・肝動脈経由の転移は肺がん，悪性リンパ腫などでみられる

肝切除術を受ける患者の看護

術前

　肝切除術では，切除範囲の大きさと肝予備能が，術後合併症に影響するため，術前の詳細な検査が必要である．

　術前には肝臓の予備能を評価し，肝切除の可否・範囲を決める．特に肝硬変のある場合は重要である．

▼観察項目

- 全身状態：慢性肝炎や肝硬変の程度
  - 黄疸：皮膚・眼球結膜の黄染，ビリルビン尿
  - 腹水：腹部膨満の有無，体重増加の有無
- 栄養状態：食事摂取量，アルブミン値
- 合併症の有無：閉塞性黄疸，肝硬変，肝機能障害，糖尿病，心血管疾患
- 喫煙状況
- 排便状況
- 検査データ：総蛋白，アルブミン，血小板数，ICG-R15，プロトロンビン時間，活性化部分トロンボプラスチン時間

▼ケア項目

肝機能保持	● 高カロリー，高蛋白，高ビタミンの食事を摂取する ● できるだけベッド上安静を保つように（特に食後）指導する ● 薬剤投与：抗アルドステロン薬，グリチルリチン製剤（強力ネオミノファーゲンシー®），ビタミンK，新鮮凍結人血漿（FFP），アルブミンなど ● 呼吸訓練：レスピフロー™を使用する **看護のPOINT** ◎術後の肺合併症予防に必須．術前から手技を獲得しておくことが大事．
術前オリエンテーション	● 手術に対する情報を提供して，術後の状態のイメージ化や，合併症の予防，手術に向けての意欲の向上，不安の軽減につなげる **看護のPOINT** ◎患者の個性に応じて，説明内容や方法（家族と一緒に説明するなど）を工夫する．

精神的サポート	●患者・家族，医療者間の信頼関係を築くと同時に，キーパーソンが誰かを把握し，患者をともにサポートする ●疾患に対する患者の受け止め方をとらえ，不安に思っていることを表出しやすい環境整備を心がける **看護のPOINT** ◎術前に信頼関係を築くことが大切．術後のサポートにつながる．
輸液管理	●耐糖能異常がある場合は，術前から経静脈高カロリー輸液（IVH）を施行し，カロリーを投与しつつ，インスリンで血糖をコントロールする
検査，処置の徹底	●必要性をわかりやすく説明し理解を得たうえで，患者の安全，安楽を考慮し確実に実行できるようにする

術後

　肝切除術，特に肝硬変などを伴った症例での広範囲切除の術後は，肝不全，呼吸不全を中心とした多臓器不全に陥る危険が高い．また術直後の循環不全，低酸素血症，消化管出血などから，多臓器の合併症に発展することが多い．これらを予防するためには，患者の余力がきわめて少ないものであるという認識をもとに，術直後から厳重な輸液管理を中心とした全身管理（観察とケア）が必要である．

▼観察項目

循環動態	●循環動態モニター：血圧，心拍数，経皮的酸素飽和度（SpO_2），末梢冷感，動脈触知 ●血圧のコントロール **看護のPOINT** ◎血圧が高くなると，腹腔内や創部の出血をまねくため，血圧を 100〜150 mmHg に維持することが望ましい． ●心電図モニター，12誘導心電図：心拍数，ST変化，不整脈の有無 ●体温，発汗の有無，悪寒・戦慄の有無 ●ドレーンからの排液の量・性状 ●利尿，水分出納バランス，尿比重，体重推移，中心静脈圧（CVP） **看護のPOINT** ◎肝硬変はアルドステロンなどのホルモン異常に起因する水，Na の貯留を生じる．また，術直後は血管内脱水の状態であるが，第2〜4病日にかけてサードスペースに貯留した水分が血管内に戻ってくる（リフィリング）という現象が起こる．肺水腫さらには心不全を引き起こす要因となることがあるため，注意が必要． ●血液検査データ ●動脈血液ガスデータ ●胸部X線

呼吸状態	● 呼吸様式，呼吸数，呼吸音，含気の状態とその左右差 ● 気管内分泌物の量・性状，自己去痰の可否 ● SpO₂ ● 動脈血液ガスデータ ● 胸部X線 ● 呼吸訓練実施の可否 **看護のPOINT** ◎疼痛により活動や咳嗽が抑制され自己喀痰ができず，術後肺炎や術後無気肺になることが多い．疼痛コントロールを行い，術後肺合併症を予防することが大切．
肝不全の徴候	● 黄疸，全身倦怠感，脱力感，悪心の出現 ● アラニンアミノトランスフェラーゼ（ALT），アスパラギン酸アミノトランスフェラーゼ（AST），総ビリルビン（T-bil），プロトロンビン時間，血中アンモニア ● 意識障害 **看護のPOINT** ◎鎮静薬は肝臓では代謝されにくいため，慎重な投与を心がけ，医師の指示を受ける． ● フラッピング（手指振戦）
疼痛	● 疼痛の有無・部位・性質・間隔 ● 鎮痛薬の使用状況と効果 ● 活動と休息状況：歩行状況，睡眠状況 **看護のPOINT** ◎疼痛により活動や休息が阻害されることが多いため，疼痛をコントロールすることが大切．
ドレーン	**看護のPOINT** ◎肝硬変による門脈圧亢進と血液凝固因子欠乏がある場合，特に24時間以内は後出血に注意が必要． ● ドレーンからの排液の性状・量・色・臭気 **看護のPOINT** ◎腹腔ドレーン内のビリルビン値を観察し早期に胆汁瘻を発見することが大事．胆汁瘻ができると胆汁色の排液がみられ，排液量も増加しやすいため，観察が重要． ● ドレーンの固定状況 **看護のPOINT** ◎ドレーンを固定しているナイロン糸の強度やはずれがないかの確認は必須．引っ張られたときにすぐに抜けないよう補助固定を行う． ● 感染徴候：発熱の有無（持続），悪寒・戦慄の有無，ドレーン刺入部の感染徴候の有無（発赤，腫脹，熱感，疼痛，滲出液の性状（出血，胆汁，腹水の有無），検査データ（白血球数〈WBC〉，C反応性蛋白〈CRP〉，血液培養検査） ● 出血の有無

活動と休息	● 昼夜のリズム：活動状況，睡眠状況 ● 不安やストレスの有無
血液検査	● ヘモグロビン数，ヘマトクリット値，血小板数（PLT），プロトロンビン時間が特に重要

▼ケア項目

- 確実な薬剤・輸液管理
  - ブドウ糖の投与：肝細胞への栄養補給と血糖管理
  - 低蛋白血症に対してFFPやアルブミン製剤の補給
  - 強力ネオミノファーゲンシー®投与
  - ビタミン剤（B群，C，K）投与
  - 肝性脳症を予防するために分岐鎖アミノ酸配合輸液（アミノレバン®など）を投与する場合がある
- 確実な酸素投与：肝臓に十分な酸素を与える（動脈血酸素分圧〈PaO_2〉：80〜100 mmHgを維持する）
- 呼吸理学療法：呼吸訓練，排痰ケア（ネブライザー，気管内吸引，体位ドレナージ）
- 疼痛コントロール
- ドレーン管理：流出が滞らないようドレーンをしごく
- 創部の消毒・保護
- 術後せん妄コントロール
- 安静度に応じた日常生活援助：清潔の保持，排泄介助

> **看護のPOINT**
> ◎医師の指示によるが，通常，手術後3日間程度は十分な安静が必要．

- 転倒予防
- 排便コントロール
- 検査・処置に関する説明
- 患者・家族に対する声かけ，精神的サポート
- 環境整備・調整

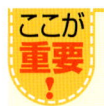

ここが重要！ ▶術後合併症としての腹腔内出血・胆汁瘻・腹腔内膿瘍の管理については，早期発見することが重要[2]．

[2] 具体的な看護ケアについては，本項の「観察項目　ドレーン」：p.188参照．

▼患者指導項目

- 呼吸理学療法の必要性
- 疼痛コントロールの必要性
- 安静度,安静度の拡大・早期離床の必要性
- 危険防止,チューブ類の管理
- 日常生活の方法
- 食事指導

(松田　明)

外科的治療

8 胆囊摘出術

目的

胆嚢摘出術は，主に胆石症，胆嚢がん（表1）に対して行う．

適応

①有症状で患者に手術意向のある場合，②胆嚢炎，総胆管結石，膵炎などの生命予後にかかわる合併症を伴う場合，③画像診断でがんの存在を疑う場合の胆石症，早期がん病変を疑う胆嚢がん，に適応である．

方法

胆石症の場合

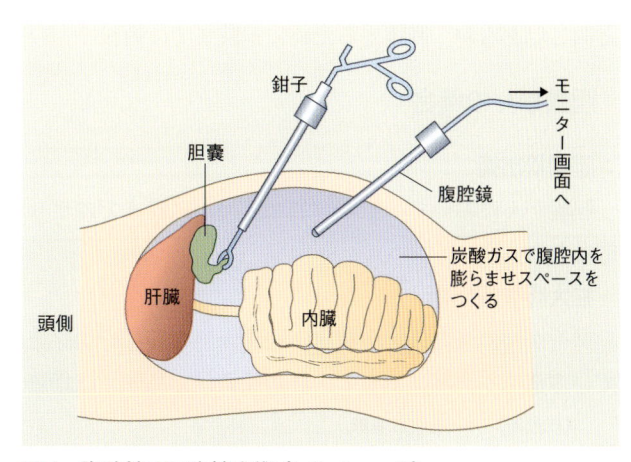

●腹腔鏡下胆囊摘出術（LC，Lap-C）（図1）

全身麻酔下で行う．胆嚢結石の手術では，結石だけを取り出すと，胆嚢がある限り再度，石が胆嚢内にできる可能性があるため，結石を含む胆嚢そのものを切除することを原則としている．胆嚢を摘出しても，胆汁は肝臓から十分に分泌されるので，消化吸収機能に障害が出ることはほとんどない．

手順
①臍の上部（下部あるいは臍陥凹そのものを創とすることもある）を小切開して

表1 胆石症，胆嚢がんの原因

胆石症	・結石のできる原因は必ずしも全て解明されているわけではないが，胆汁中のコレステロールの過飽和や胆汁組織の変化，胆汁うっ滞，細菌感染が関連しているといわれている ・誘因として暴飲暴食，多量の脂肪摂取，便秘，妊娠，心身の疲労などが考えられている
胆嚢がん	・関連性は不明であるが，胆嚢がんの60〜80％に胆石症が合併する

図1 腹腔鏡下胆嚢摘出術（LC，Lap-C）

針を刺し，その針から腹腔内に炭酸ガスを注入したうえで，この臍上の傷から腹腔鏡を挿入する．炭酸ガスで腹腔を膨らませることによりカメラで胆囊やその他の臓器が観察しやすくなる．

②心窩部と肋骨の下の計4か所の穴から細長い手術器械を挿入して，胆囊頸部で胆囊管と胆囊動脈を剥離露出し，クリップで挟んでそれぞれを切離する．総胆管に結石がないか，クリップをかけた位置が適切であるかを確認するために術中胆道造影をすることが望ましい．

③胆囊は臍の筋膜を少し大きく広げて腹腔外に取り出す．皮膚は吸収糸で埋没縫合するため，抜糸は不要．

総胆管結石合併例は術前に内視鏡的乳頭括約筋切開術（EST）を行った後，LC（Lap-C）を施行する．術中胆道造影で総胆管結石が見つかった場合には，LC後ESTを試みるか，開腹術に切り替えて総胆管を切開し，Tチューブを留置する．

利点
- 傷が小さいために痛みが軽度で回復が早く早期に退院できる．
- 腸管機能の回復が早いため翌日昼食から経口摂取することができる．

慎重適応
- 上腹部手術の既往があり，広範な癒着が予想される場合．
- 心肺系に問題があり，気腹を避けたほうがよい場合．
- 黄疸，肝硬変などで出血傾向のある患者．
- 急性胆囊炎およびその直後．

合併症
- 術中には，出血，胆道損傷（0.5～0.6％），腸管損傷などが生じることがある．
- 術後には，出血，胆汁瘻，創部ヘルニア（特に臍部）などがある．

- **開腹胆囊摘出術**

　LCが困難な場合に行われる．また，LC中に出血や胆管損傷，他臓器損傷がみられた場合は開腹に切り替える（開腹移行率は2～4％程度）．手術手技はLCと同じであるが，開腹するために退院までに術後7～8日を要する．

胆囊がんの場合

- **胆囊摘出術**

　胆囊がんにおいて，組織学的深達度が粘膜までのポリープ状の病変の場合が適応となる．

- **拡大胆囊摘出術**

　進行がんの場合は胆囊摘出＋胆囊床部の肝部分切除を行う．さらに浸潤転移している部位や程度によって，肝切除術[1]，膵頭十二指腸切除術[2]が追加される．

[1]「肝切除術」の項：p.185参照．
[2]「膵頭十二指腸切除術・膵体尾部切除術」の項：p.196参照．

胆嚢摘出術を受ける患者の看護

術前

腹腔鏡下胆嚢摘出術は比較的簡単な手術と考えられがちであるが，開腹術に移行したり胆道損傷などの合併症により，思わぬ事態となったりする可能性のある手術法であることを認識する必要がある．

▼観察項目

- 自覚症状の有無：上腹部痛，嘔気，腹部の違和感，発熱など
- 合併症の有無：急性胆嚢炎，閉塞性黄疸，肝機能障害
- 既往歴：上腹部手術の既往や気腹を避けたほうがよい既往があるか
- 排便状況：閉塞性黄疸を合併している場合，便の色が変化する
- 喫煙状況
- 検査データ：肝-胆道系酵素（アラニンアミノトランスフェラーゼ〈ALT〉，アスパラギン酸アミノトランスフェラーゼ〈AST〉，γ-GPT），総ビリルビン（T-bil）値，C反応性蛋白（CRP），白血球数（WBC）
- 食事内容

▼ケア項目

術前オリエンテーション	● 患者と家族の不安や恐怖を緩和するために，術式や麻酔法について理解できるよう説明する ● 必要時呼吸訓練（喫煙者），排痰訓練（呼吸器疾患がある患者）を行う
臍処置	● オリーブ油を用いて清浄化する **看護のPOINT** ◎術後創感染，腹腔内感染の予防のために重要である．
検査	● 手術に備えて，安全に必要な検査を確実に行えるようにする
精神的サポート	● 患者，家族の病気に対する認識を把握し，手術に対する不安やストレス軽減に努める
閉塞性黄疸	● 胆汁ドレナージを行い，適切な減黄（T-bil 3 mg/dL以下）を図る

▼患者指導項目

- 疝痛発作を予防するため動物性脂肪の過量摂取，刺激物を避け，暴飲暴食を慎むよう指導する

術後

肝臓から胆嚢を剥離した胆嚢床から少量の胆汁が漏出することがあるが，腸管運動の回復とともに漏れは止まる．胆汁性腹膜炎に注意する必要がある．

▼観察項目

循環動態	● 循環動態モニター：血圧，心拍数，経皮的酸素飽和度（SpO$_2$），末梢冷感，動脈触知 ● 心電図モニター，12誘導心電図：心拍数，ST変化，不整脈の有無 ● 体温，発汗の有無，悪寒・戦慄の有無 ● 血液検査データ
呼吸状態	● 呼吸様式，呼吸数，呼吸音，含気の状態とその左右差 ● 気管内分泌物の量・性状，自己去痰の可否 ● SpO$_2$ ● 胸部X線
疼痛	● 疼痛の有無，部位，性質，間隔 ● 鎮痛薬の使用状況と効果 ● 活動と休息状況：歩行状況，睡眠状況 **看護のPOINT** ◎疼痛により活動や休息が阻害されることが多いため，疼痛コントロールを行う．
感染徴候	● 発熱の有無（持続），悪寒・戦慄の有無 ● 創部：発赤・腫脹・熱感・疼痛の有無，滲出液の性状（膿性滲出液の有無） ● 検査データ（WBC，CRP，血液培養）
食事開始後	● 腹痛の有無 ● 排便状況（色，性状）

▼ケア項目

- 確実な薬剤・輸液管理
- 確実な酸素投与
- 必要時呼吸理学療法：呼吸訓練，排痰ケア（ネブライザー，気管内吸引，体位ドレナージ）
- 疼痛コントロール
- 創部の消毒・保護
- 安静度に応じた日常生活援助：清潔の保持，排泄援助
- 転倒予防
- 排便コントロール
- 検査・処置に関する説明
- 患者・家族に対する声かけ，精神的サポート
- 環境整備・調整

▼患者指導項目

- 疼痛コントロールの必要性
- 呼吸理学療法の必要性（必要時）
- 安静度，安静度の拡大・早期離床の必要性
- 栄養指導

> **看護のPOINT** ◎胆嚢が摘出されていると胆汁は濃縮されずに肝臓から直接十二指腸へ排出される．そのため下痢を起こすことがある．脂肪の多い食事は，蛋白質や糖分の多い食事より胆汁の分泌が多くなるので，胆嚢を摘出した場合，適応がすぐにできるとは限らない．そのため，しばらくは低脂肪の食事を摂取することを説明する．

- 事故防止（ライン類など）
- 日常生活の方法

（松田　明）

外科的治療 9

膵頭十二指腸切除術・膵体尾部切除術

目的

膵領域にできた膵がん，あるいは前がん病変の根治を目的に行う．

適応

膵頭部がん，膵体部がん，膵尾部がん，中下部胆管がん，十二指腸乳頭部がん，十二指腸がん，膵管内乳頭粘液性腫瘍（IPMN），神経内分泌腫瘍（NET）など．

方法

膵頭十二指腸切除術（PD），幽門輪温存膵頭十二指腸切除（PpPD）

- 膵頭部領域の病変として行われ，黄疸のある場合は経皮経肝胆道ドレナージ（PTBD）[1]，内視鏡的経鼻胆管ドレナージ（ENBD）[2] などの減黄を行ったうえで施行する．
- 胃の幽門側1/3，十二指腸・空腸の一部，膵頭部，胆嚢・中下部胆管を切除し，リンパ節郭清を行い，消化管を再建する（表1）．
- 膵臓の再建は，日本では主に膵腸吻合が行われていたが，安全性・簡便性を目的に膵胃吻合も行われるようになってきた．

[1]「経皮経肝胆道ドレナージ」の項：p.217 参照．
[2] 治療 TOPICS「内視鏡的胆道ドレナージ」の項：p.216 参照．

- **膵胃吻合の主な利点**
  - 胃と膵断端が隣接した位置にあるため，縫合操作が容易である．
  - 血流の豊富な胃壁が創治癒に適している．
  - 膵吻合部の縫合不全による膵液漏出が少なく，重症化しにくい．

表1 膵頭十二指腸切除術（PD）における再建法

	吻合	特徴
ウィップル法	空腸に，胆管→膵→胃の順に吻合	食物が胆管空腸吻合部や膵空腸吻合部を通過しないので，逆行性胆管炎が発生しにくく，膵空腸吻合部の縫合不全も少ない
チャイルド法	空腸に，膵→胆管→胃の順に吻合	
今永法，Cattel法	空腸に，胃→膵→胆管の順に吻合	食物と膵液・胆汁との混和が生理的である
膵胃吻合法	胃後壁に膵を吻合	―

●最近の傾向

- 胃の温存を目的に，幽門輪と十二指腸2〜3 cmを残して切除するPpPDが主流となっている（これは吻合部の難治性潰瘍に対する工夫であった）．
- 幽門輪を切除する亜全胃温存膵頭十二指腸切除（SSPD）も行われている（これは潰瘍薬の進歩によるところである）．

膵体尾部切除術

膵体尾部病変に対して行われる．膵臓を後腹膜より剥離し，脾臓とともに膵体尾部を切除する．脾動静脈を温存し，脾臓を摘出しない場合もある．

●利点

- 再建のない術式であり，手術時間は前述の膵頭十二指腸切除術よりも短く，侵襲が少ない．

●合併症

- 膵臓の切離部から膵液が漏れると，腹腔内出血や腹腔内膿瘍の原因となる．
- 膵ランゲルハンス島が豊富に分布する膵体尾部を切除するため，糖尿病を発生する可能性があり，内服薬やインスリン製剤の投与を必要とする場合がある．

膵頭十二指腸切除術・膵体尾部切除術を受ける患者の看護

術前

膵臓の手術は，ドレーン数が多く，術後に食事を開始してからも，しばらくドレーンが挿入されたままになり拘束感が強い．また，挿入部の皮膚トラブルも多く，術直後から精神的サポートが重要となる．

▼観察項目

- 検査データ：総ビリルビン（T-bil），アラニンアミノトランスフェラーゼ（ALT），アスパラギン酸アミノトランスフェラーゼ（AST），アルカリホスファターゼ（ALP），総蛋白（TP），アルブミン（Alb），アミラーゼ，がん胎児性抗原（CEA），糖鎖抗原19-9（CA19-9）など
- 便・尿の性状，皮膚の色調の観察（黄疸）
- 血糖値，尿中ケトン，尿糖
- 腹痛，心窩部痛，背部痛

▼ケア項目

日常生活習慣	・喫煙・アルコール摂取状況の確認
栄養管理	・栄養状態を良好に保つ 　・食欲不振，消化不良などで低栄養状態の場合，輸液を行うこともある 　・脂肪制限食の指導
減黄処置	・膵頭部の病変では閉塞性黄疸を呈しているケースが多い．術前に減黄を図るため，内視鏡的経鼻胆管ドレナージ（ENBD）[3]，経皮経肝胆道ドレナージ（PTBD）[4] チューブ挿入を行う場合がある ・ENBD・PTBD チューブからの排液の量・性状の観察 ・ドレーンチューブに折れやねじれがないかの観察 ・便・尿の性状，皮膚の色調の観察，皮膚瘙痒感の有無の確認 ・胆汁を体外にドレナージすると，便秘になりやすいため，排便コントロールを行う
出血・感染の予防	・黄疸により出血傾向となり，免疫力が低下しやすい ・手洗い・含嗽の励行 ・爪を切り，清潔に保つ
術前オリエンテーション	・術後，呼吸器合併症予防のため，呼吸訓練を行う ・ネブライザー，レスピフロー™ の使用

[3] 治療 TOPICS「内視鏡的胆道ドレナージ」の項：p.216 参照．
[4] 「経皮経肝胆道ドレナージ」の項：p.217 参照．

術後

膵頭十二指腸切除術

▼観察項目・ケア項目

| ドレーン管理 | ・ドレナージを効果的に行い合併症の予防と発見に努める
・ドレーンや創の位置，目的，注意事項などを説明する
・ドレーン類が多いことにより ADL 向上が妨げられやすいが，医師に安静度を確認しながら早期離床について説明し，援助する
看護のPOINT ◎チューブの固定状態（屈曲していないか，ねじれていないか，チューブにゆとりがあるか）に注意する．
RTBD（逆行性経胆管経肝ドレナージ）チューブ
・目的：胆管減圧
・色・性状：黄褐色
看護のPOINT ◎出血性の排泄があった場合や，ほとんど排液がない場合は医師に報告する．
・胆汁の排液量：200〜400 mL/日
・胆汁の排泄量が少なかった場合（100 mL/日未満）
　・チューブの固定状態（機械的な屈曲や閉鎖の有無）をチェックし，胆泥や消化管からの内容物などで詰まらせないよう，適宜チューブをしごく |

ドレーン管理（つづき）	・胆汁瘻，逆行性胆管炎などになることがあるため，腹部症状，発熱の有無を観察する ●RTBDチューブは，約2週間以降，一時的に排出を止め，肝障害などのチェックをしてクランプする．チューブ抜去には瘻孔部の治癒に時間を要するため，6〜8週以後に抜去する．一泊の再入院にて抜去することもある
	膵管チューブ ●目的：膵管減圧 ●色・性状：無色透明・無臭 ●膵液の排液量：100〜400 mL/日 ●残存膵の機能により異なるが，術直後から1週目にかけて徐々に分泌量は増加してくる ●膵液の排泄量が少なかった場合 　・チューブの固定状態（機械的な屈曲や閉鎖の有無）をチェック 　・腹膜炎，膵炎症状，発熱の有無を観察 ●膵液の排泄量が多かった場合（600 mL/日以上） 　・胃液，胆汁の混入があれば胃内への逸脱を考える ●回復が順調であれば術後2〜3週目に経口食摂取となり，縫合不全の徴候がなければ，膵チューブは，3〜4週目に抜去となる
	胃管 ●目的：胃の減圧 ●色・排液量：褐色〜緑色，200〜800 mL/日 ●消化液の貯留を防ぐために持続吸引を行う ●排ガス後も持続吸引を行い，7〜9日目に術後透視で吻合部リークや通過障害がないことを確認した後，経口開始まで継続される
	胆管空腸吻合（ウィンスロー孔）ドレーン ●目的： 　・左上腹部に貯留する滲出液を排泄するとともに胆管空腸吻合部の縫合不全の早期発見のために留置される 　・胆管空腸吻合部には胆管チューブを通過させ，胆汁を腹壁から体外へ誘導することで，胆管の減圧・吻合部の狭窄予防を図る ●術後数日間は淡血性の滲出液が流出し，次第に減少する ●黄褐色の胆汁様滲出液がないかに注意する ●経口摂取開始後，五分粥開始となったら抜去する
	膵胃吻合（胃背面）部ドレーン ●目的：膵臓周囲の排液とともに膵胃吻合部縫合不全が発生したときは，体内の膿，汚染された滲出液，膵液を体外に誘導する．滲出液のアミラーゼ値を確認する ●活性化された膵液が漏れている場合，皮膚のびらんを起こしやすいので，膵胃吻合ドレーンからの排液の性状，皮膚の発赤などの変化に注意する必要がある ●術後淡血性の滲出液が出るが，その後は減少する．縫合不全が起こると粘稠な膿の流出が続き，また胃液や胆汁も排液されてくることがある ●経口摂取開始後，全粥開始となったら抜去する ●食事開始後，膵炎を併発することがあり，腹部症状，発熱，滲出液の増加に注意する

> **看護のPOINT**
> ◎食事開始に伴い，活性化した膵液が周囲の血管や組織を浸食すると血性滲出液がみられる．その場合は食止め，安静にする．血性滲出液が持続・増量した場合は緊急手術になることもある．術後の腹腔的出血は致命的な合併症である．

疼痛コントロール	● 術後ドレーンが多数挿入されており，痛みが強い．早期離床，呼吸器合併症予防のためにも痛みがない状態で過ごしてもらう
呼吸器合併症予防	● ネブライザー，レスピフロー™の使用 **看護のPOINT** ◎術後離床はほかの消化器手術に比較し遅いので，術後肺炎予防のため，ネブライザーやレスピフロー™を確実に使用する． ● 食止め中も歯磨きを3回行い口腔内の清浄化を図る
ドレーン周囲の皮膚保護	● 胆汁を含んだアルカリ性滲出液により，ドレーン周囲の皮膚が炎症を起こしてしまう可能性が高い．皮膚発赤の場合，ガーゼ交換を頻繁に実施する ● 皮膚表面にデュオアクティブ®などの貼付，皮膚保護材使用，などの検討および実施
血糖コントロール	● 術直後から血糖値を1〜2時間ごとに測定し，インスリン製剤持続投与．夜間も頻繁に測定を行う **看護のPOINT** ◎測定時に苦痛を伴うため，必要性を理解してもらう．
精神的サポート	● 術後，ドレーンがしばらく挿入されたままになること，しばらく食止めとなること，食事開始後も吻合部からの漏れなどで発熱や感染などを起こすリスクが高くなることから，術直後よりも，回復期が患者にとってつらい時期となる．患者の苦痛を理解し，十分な睡眠を確保できるようにし，日中の活動を促すような励ましが必要である
経口摂取への援助	● 術後，2週間ごろに食事開始．食事開始後は，ドレーンからの排液の性状や，発熱，痛みの増強の有無を観察する ● 消化吸収を容易にするため，消化酵素の投与をする場合がある ● 膵切除による，消化吸収障害のため脂肪便や下痢になりやすい．そのため，便の性状・量，排便回数を観察し，必要時は止痢薬の投与，水分の補給を行う

▼患者指導項目

食事管理	● 退院前には必ず栄養士からの栄養指導を受けてもらう（消化のよい食品や調理法の指導） ● 低脂肪食：脂肪の摂りすぎは膵液の分泌を亢進するため 　• 揚げ物，炒め物，サラダのドレッシング，肉や魚の脂身は控えめに摂るようにする
経口摂取への援助	● 消化吸収を容易にするため，消化酵素を投与する場合がある ● 便の性状・量，排便回数を観察し，必要時は止痢薬，水分の投与を行う：消化吸収障害による脂肪便や下痢になりやすいため

膵体尾部切除術

　腹腔鏡下でも手術できるため，麻酔時間も短く，侵襲が少ない．消化管の吻合は行わないため，食事の開始も早い．

▼観察項目・ケア項目・患者指導項目

- ドレーン管理：膵液漏のリスクが高いため，膵断端側ドレーンからの排液の性状の観察が重要
- 膵液抑制のためオクトレオチド酢酸塩の持続皮下注射を行う場合がある
- 尾側にランゲルハンス島が多いため，術後，インスリン療法が必要になる場合が多い
- 食事療法の指導とともに，必要時インスリン製剤自己注射の指導を行う

（柿本裕子）

外科的治療 10

膵全摘術

目的

膵全体，胆管，胆嚢，脾臓を切除する目的で行う．

適応

膵体部がん．びまん性に浸潤した膵がんや広範囲な膵管内乳頭粘液性腫瘍（IPMN）症例が適応である．

利点と問題点

利点

- 消化液を分泌する膵臓を全摘するため，膵頭十二指腸切除術に比べて膵液にかかわる合併症がない分，管理は単純となる．

問題点

- 膵臓全摘のため，外分泌機能，内分泌機能ともに100％機能を失うことになる．拡大郭清が加わると術後，水様性下痢によってHCO_3^-喪失をきたし，代謝性アシドーシスになることがある．
- 膵臓はインスリンを分泌する唯一の臓器であり，膵全摘術によってまったく分泌されなくなるため，インスリン製剤の永続的な投与と血糖管理が必要になる．

膵全摘術を受ける患者の看護

術前

術後インスリン製剤導入となり食事療法も必要となるため，術前から説明を行い，納得して手術に臨んでもらう．

▼観察項目・ケア項目

「膵頭十二指腸切除術」に準ずる[1]．

[1] 「膵頭十二指腸切除術・膵体尾部切除術」の項：p.196 参照．

術後

「膵頭十二指腸切除術」に準ずる[2]．

[2] 「膵頭十二指腸切除術・膵体尾部切除術」の項：p.196 参照．

▼観察項目・ケア項目

ドレーン管理	●全摘術のため，膵管チューブ，膵胃吻合（胃背面）部ドレーンは用いない．それ以外は「膵頭十二指腸切除術」に準ずる[3]
疼痛コントロール	「膵頭十二指腸切除術」に準ずる[3]
呼吸器合併症予防	
ドレーン周囲の皮膚保護	
血糖コントロール	
精神的サポート	
経口摂取への援助	

[3] 「膵頭十二指腸切除術・膵体尾部切除術」の項：p.196 参照．

▼患者指導項目

栄養管理	「膵頭十二指腸切除術」に準ずる[4]
インスリン指導	●膵全摘では，インスリン分泌機能がなくなるため，術後，一生インスリン注射が必要となる．術後は，食事指導とともに，インスリン自己注射の指導と，低血糖時の対処についての指導を家族も含めて行う必要がある

[4] 「膵頭十二指腸切除術・膵体尾部切除術」の項：p.196 参照．

（柿本裕子）

内科的（インターベンション）治療

1 内視鏡的切除術（ポリペクトミー，EMR，ESD）

目的

消化管のポリープやがん（食道がん，胃がん，大腸がんなど）を内視鏡的に切除することを目的に行う．

適応

- ポリペクトミー：隆起性病変に対して行う．有茎性，亜有茎性の病変が適応となる．
- 内視鏡的粘膜切除術（EMR）：2 cm以下のポリープやがんが適応となる．
- 内視鏡的粘膜下層剥離術（ESD）：リンパ節転移のない早期粘膜内がんや粘膜下層にわずかに浸潤したがんが適応．EMRではとりきれない，より大きな病変や潰瘍・瘢痕を有する病変に対しても一括切除が可能である．

方法

ポリペクトミー

病変にスネアを引っかけてとる．

- 手順

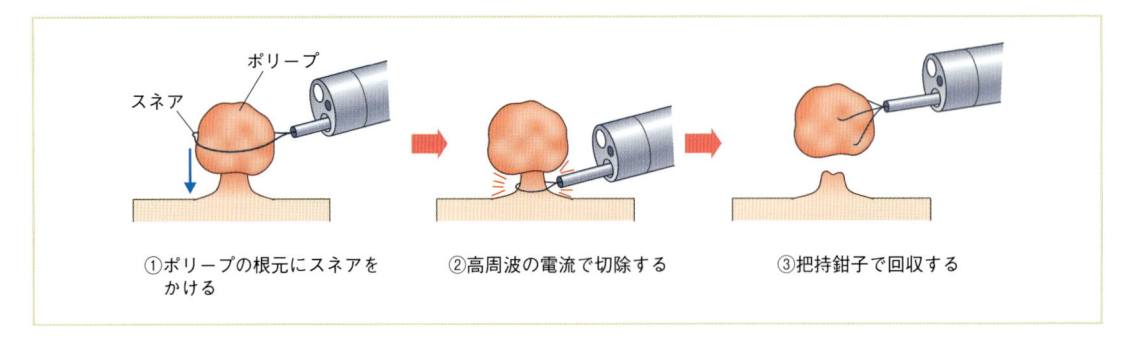

①ポリープの根元にスネアをかける
②高周波の電流で切除する
③把持鉗子で回収する

内視鏡的粘膜切除術（EMR）

病変の粘膜下層に液体を局注し，粘膜下層を厚くし，スネアで切除する．

●手順

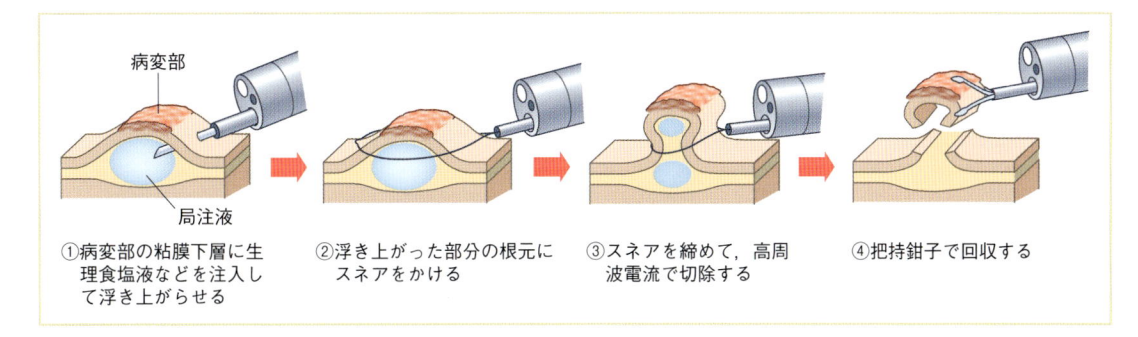

①病変部の粘膜下層に生理食塩液などを注入して浮き上がらせる
②浮き上がった部分の根元にスネアをかける
③スネアを締めて，高周波電流で切除する
④把持鉗子で回収する

内視鏡的粘膜下層剥離術（ESD）

病変の粘膜下層に液体を局注し，病変をナイフによって徐々に切りはがす．
病変の部位によるリスク，数や大きさで手術時間が2時間以上になると予測される場合は全身麻酔下で実施される場合がある．

●手順

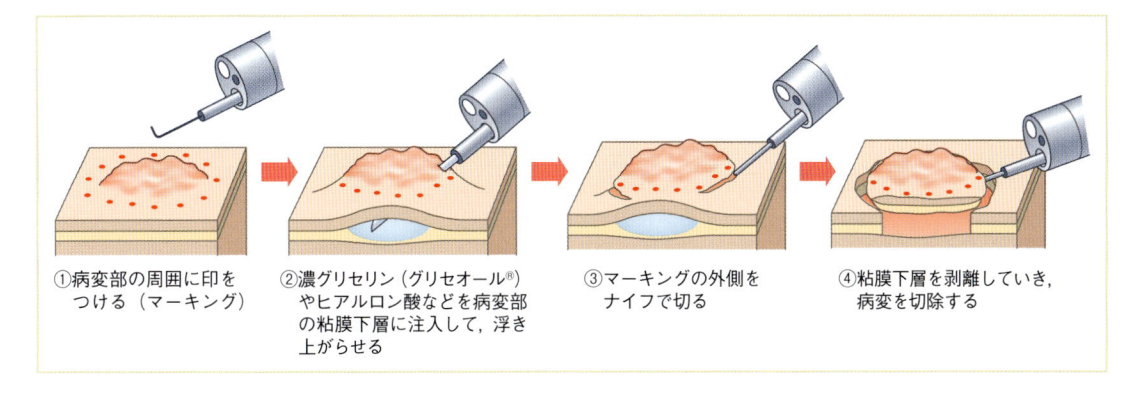

①病変部の周囲に印をつける（マーキング）
②濃グリセリン（グリセオール®）やヒアルロン酸などを病変部の粘膜下層に注入して，浮き上がらせる
③マーキングの外側をナイフで切る
④粘膜下層を剥離していき，病変を切除する

内視鏡的切除術（ポリペクトミー，EMR，ESD）を受ける患者の看護

術前

患者の栄養状態，病気に伴う不快症状を改善し，心身ともに最良の状態で手術を受けられるようにすることを目標とする．

▼観察項目

全身状態	●顔色，全身倦怠感の有無，脱水の有無 ●食事摂取量，体重の変化，皮膚の状態
バイタルサイン	●血圧，心拍数，脈拍数，呼吸数，経皮的酸素飽和度（SpO$_2$），体温
自覚症状	●上腹部痛，腹部膨満感，食欲不振，悪心・嘔吐，嚥下困難
検査データ	●血液検査データ：赤血球，白血球，ヘモグロビン，ヘマトクリット，アルブミン，総蛋白，など
既往歴・内服薬	●治療に関係する既往歴の有無 **看護のPOINT** ◎治療で使用する抗コリン薬（ブチルスコポラミン臭化物〈ブスコパン®〉）は緑内障，前立腺肥大，心疾患がある場合は禁忌のため注意が必要である． ●抗凝固薬・抗血小板薬，プロトンポンプ阻害薬（PPI）内服の有無：医師に中止・継続を確認する
疾患・治療の理解	●疾患や疾患に伴う症状，これから行う治療や治療後の注意点など，患者の理解している内容と程度を把握する ●疾患や治療に対する患者の思いを確認する

▼ケア項目

術前オリエンテーション	●前日21時から禁飲食となる ●内服薬がある場合は医師の指示に従う ●当日朝から補液を行い，術前に止血薬入りの補液を投与する ●当日から医師の許可が出るまでベッド上安静である ●翌朝，採血・X線を行い，出血・穿孔の有無を医師が確認する ●治療当日から翌日医師の指示が出るまで禁飲食は継続する
苦痛の軽減	●上腹部痛に対して，鎮痛薬を投与し，反応を確認する ●悪心・嘔吐などがあるときは食事摂取量を控え，安楽な体位で過ごせるよう援助する
確実な薬剤投与	●医師の指示のもと内服・補液を投与する．貧血があれば輸血を投与することもある ●確実に内服できるよう内服管理を行う ●患者に合わせた内服方法を検討する
日常生活援助	●症状・安静度に合わせて援助を行う
精神的サポート	●疾患や手術に対する不安を抱きやすい．患者の気持ちが表出できるよう援助する ●治療前の準備，術後の状態・経過など，患者が具体的にイメージできるよう援助する

▼患者指導項目

内服管理	●内服忘れや内服間違いがなく確実に内服できるよう指導する
治療の指示	●食事・安静度・内服など，治療上必要な指示を理解し，守れるよう指導する

> **看護のPOINT**
> ◎患者の理解度に合わせて，繰り返し指導を行う．

術後

　術後の看護では，術後合併症の早期発見・対応が特に重要である．治療後合併症なく経過した場合，翌日から潰瘍食摂取・内服が開始となる．開始後も出血のリスクはあるため，引き続き観察が必要である．また，退院に向けて，食事・内服・喫煙など日常生活の注意点について指導し，患者が自己管理できるよう援助していくことが重要である．

▼観察項目

バイタルサイン	●血圧，心拍数，脈拍数，呼吸数，SpO_2，体温
意識レベル	●ペチジン塩酸塩（オピスタン®），全身麻酔などの薬剤からの覚醒状況
合併症出現	●疼痛，悪心，吐・下血の有無

> **看護のPOINT**
> ◎出血（1～6％），穿孔（胃では3％程度）のリスクがあり，注意が必要である．

治療の指示	●医師の指示が出るまで安静・飲食止めとなる．再度，患者が指示を理解しているか確認をする

▼ケア項目

確実な薬剤投与	●輸液投与を行う ●出血が多い場合は輸血投与を行う
酸素投与	●必要時投与する
苦痛の軽減	●疼痛時は鎮痛薬を使用する ●不眠時も休息できるよう睡眠薬の点滴などを検討する
日常生活援助	●安静度に応じて，清潔・排泄・移動の援助を行う ●心身の安静が保てるよう療養環境を整える ●嘔吐，吐血などの排泄物の処理は速やかに行う

▼患者指導項目

合併症の早期発見	●疼痛，悪心などの不快症状は我慢せず，すぐにナースコールするよう指導する
治療の理解	●安静度・飲食止めなど治療の指示を再度指導する ●内服再開後は，薬剤の効果や内服方法を説明し，指示どおり実施できるよう指導する

（西原美和子）

3章 周手術期看護

内科的（インターベンション）治療

2 内視鏡的止血術

目的

消化管からの出血を止血する目的で行う．消化管出血の大部分は，消化性潰瘍からの出血である．

適応

Forrest 分類（表1）のIa（図1左），Ⅱb（図1右），Ⅱaの出血性潰瘍に適応となる．観察時にすでに止血状態であったとしても新鮮凝血塊付着，露出血管を認めた場合は，再出血の危険性が高いため，内視鏡的止血術を行う．

方法

止血機序からみた各種内視鏡的止血術の一覧を表2に示す．止血機序では局注法，機械的止血法，熱凝固法の3つに分類される．

表1 出血性潰瘍の Forrest 分類

I	活動性出血
Ia	噴出性出血
Ib	湧出性出血
Ⅱ	出血の痕跡を認める潰瘍
Ⅱa	露出血管
Ⅱb	血餅付着
Ⅱc	黒い潰瘍底
Ⅲ	きれいな潰瘍底

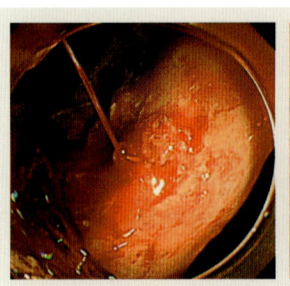

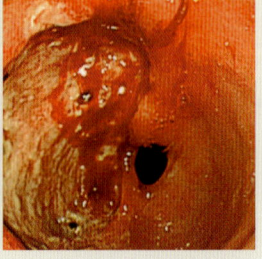

表2 内視鏡的止血術の種類

局注法	・純エタノール局注法 ・高張食塩水エピネフリン局注法
機械的止血法	・クリップ止血法（図2）
熱凝固法（図3）	・高周波電気止血法 ・ヒートプローブ凝固法 ・マイクロウェーブ止血法 ・レーザー止血法 ・アルゴンプラズマ凝固法

Ia：噴出性出血　　Ib：湧出性出血

図1 消化管出血

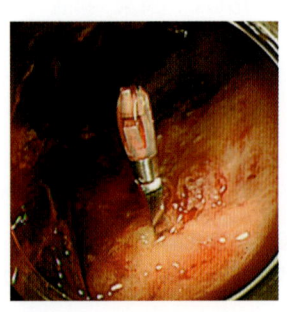

図2 クリップによる止血　　図3 熱凝固による止血

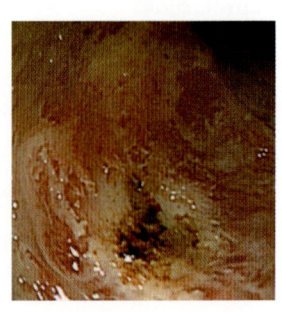

内視鏡的止血術を受ける患者の看護

術前

出血が増強しないよう絶対安静，絶飲食になる．出血による循環血液量低下により循環動態が不安定になりやすい．循環動態の安定化を図り，速やかに治療を行えるよう援助する必要がある．

▼観察項目

バイタルサイン	● 出血による循環動態の変動に注意する 　・血圧，心拍数，脈拍数，呼吸数，経皮的酸素飽和度（SpO$_2$），体温
検査所見	● 出血による貧血の程度や出血による身体への影響を把握する 　・血液データ：赤血球，ヘモグロビン，ヘマトクリット，総蛋白，アルブミン，肝や胃の機能など
自覚症状	● 心窩部痛，悪心など
疾患・治療の理解	● 緊急に行われることが多いので，検査・治療の患者の理解の程度を確認する

▼ケア項目

安静の保持	● 安静が守れるよう患者に説明し，環境を整える ● 腹圧をかけると出血を増強させる．体位交換・清拭・便器使用などで腹部に圧迫・緊張を加えないよう静かに行う
出血増強の早期発見	● 血圧，脈拍，意識レベルの変化に十分注意する **看護のPOINT** ◎出血量が多くなると，血流量の減少によりショックを起こす危険性が高くなる．
確実な治療	● 医師の指示に従い，薬剤・輸液を投与する ● 必要時輸血・酸素投与を行う ● 絶飲食となる．患者が指示を理解し，指示が守れるよう援助する
日常生活援助	● 安静度に応じて，清潔・排泄・移動の援助を行う
精神的サポート	● 出血によって恐怖心や不安が増強する．排泄物は速やかに片づける ● 緊急の検査・治療に対する不安やストレスを感じやすいため，必要な情報提供を行い，不安・ストレスの軽減のため適宜声かけに努める

▼患者指導項目

出血増強予防	● 安静・絶飲食が重要であるため，その必要性を説明する
疾患の理解	● 悪心，疼痛などの不快症状があれば我慢せず早めに伝えること，症状悪化時は，すぐにナースコールするよう指導する **看護のPOINT** ◎安静や絶飲食について患者が理解し，指示が守れるよう，患者の疾患・治療に対する理解を確認していく．また，安静・絶飲食へのストレスにも配慮し，援助する．

術後

　適切な止血術により止血されるが，再出血のリスクは高い．24～48時間以内に確認の内視鏡検査を行うまでは再出血の危険性に特に注意が必要である．また止血再確認後，食事が流動食から始まるが，食事開始後の再出血のリスクもあるため，症状の出現はないか引き続き観察・ケアが必要となる．

▼観察項目

バイタルサイン	● 血圧，心拍数，脈拍数，呼吸数，経皮的酸素飽和度（SpO_2），体温 **看護のPOINT** ◎再出血の可能性もあるため，血圧低下，頻脈，呼吸促迫，冷や汗などの出現に注意する．
出血の徴候	● 吐血・下血などの出血症状の確認 **看護のPOINT** ◎下血は実際の出血より遅れて出現するためバイタルサインに注意する．
意識レベル	● 治療直後は薬剤の影響もあるため観察が必要である
食事	● 治療後，確認の内視鏡検査で止血が確認されるまでは絶飲食となる ● 指示を理解し守れているか確認する ● 食事再開後も出血傾向やバイタルサインの変化，自覚症状の有無を確認する
安静の保持	● 確認の内視鏡検査までは，ベッド上での安静となる．指示を理解し守れているか確認する

▼ケア項目

確実な治療	● プロトンポンプ阻害薬（PPI），H_2受容体拮抗薬を静脈内注射で投与
日常生活援助	● 安静度に合わせて，清潔・排泄・移動の援助を行う
服薬管理	● 静脈内注射から内服へ投与方法の変更後は，状況に合わせて自己管理できるよう援助する
精神的サポート	● 安静や絶飲食などのストレス緩和のため，訴えを傾聴し，これらを緩和できるか医師と調整して，疾患・治療などの説明を行う

▼患者指導項目

疾患の理解	● 出血により起こりうる症状を理解し，早期対応ができるよう指導する
確実な服薬	● 出血を繰り返さないために，確実に服薬が継続できるよう指導する
日常生活	● 原疾患の治療を継続し，日常生活での注意点（食事，喫煙，ストレス，内服など）が守れるよう指導する

（西原美和子）

内科的（インターベンション）治療

3 内視鏡的胆石切石術

　内視鏡的胆石切石術とは，内視鏡的逆行性胆管膵管造影（ERCP）の手技のもと，内視鏡的乳頭括約筋切開術（EST）や内視鏡的乳頭バルーン拡張術（EPBD）を行い，カテーテルや破砕器具などを使用して胆管内の結石を取り除く処置である．

目的

- 結石の除去．
- 閉塞性黄疸の治療．

　胆管内の結石により胆汁の流出障害（閉塞性黄疸）や胆道感染が起こるため，結石を除去する必要がある．

適応

- 総胆管結石．

禁忌

- 急性膵炎の発作直後．
- 食道あるいは十二指腸の狭窄ないし閉塞．
- 急性胆管炎を起こしている場合．
- 循環器系や呼吸器系に重篤な合併症を有する場合．
- ヨード過敏症．

　総胆管結石では，閉塞性黄疸，急性膵炎，胆管炎などの合併症の頻度が高い．ただちに緊急胆道ドレナージを施行しなければ生命に危機を及ぼす可能性のある重症・中等症の急性胆管炎や膵炎に対しては，緊急に内視鏡的胆道ドレナージ[1]を行う必要がある．全身状態の改善後に結石除去を行う．

[1] 治療TOPICS「内視鏡的胆道ドレナージ」の項：p.216参照．

方法

① ERCP[*1]の手技のもと行う．

- 内視鏡には鉗子孔という器具が通る道がある．この中に器具（バスケットカテーテル，バルーンカテーテル，など）を入れて石を胆管からかき出す．
- バスケットカテーテルはワイヤーで構成された器具で，結石をワイヤーでつか

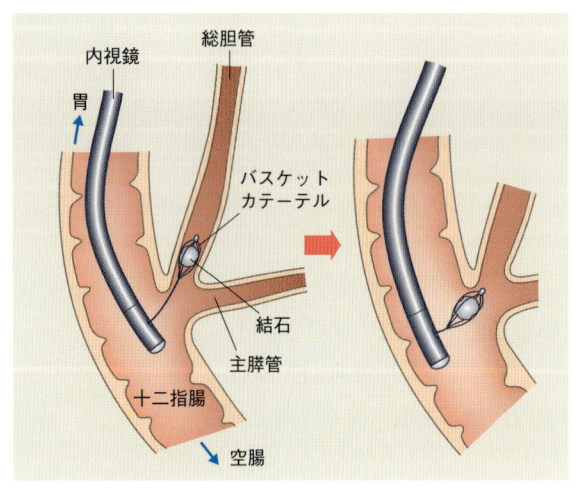

図1 バスケットカテーテル

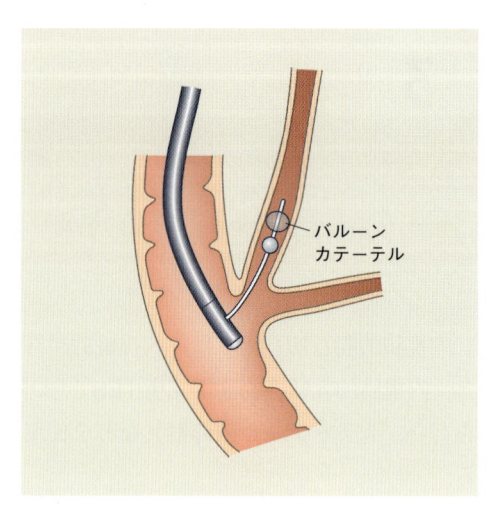

図2 バルーンカテーテル

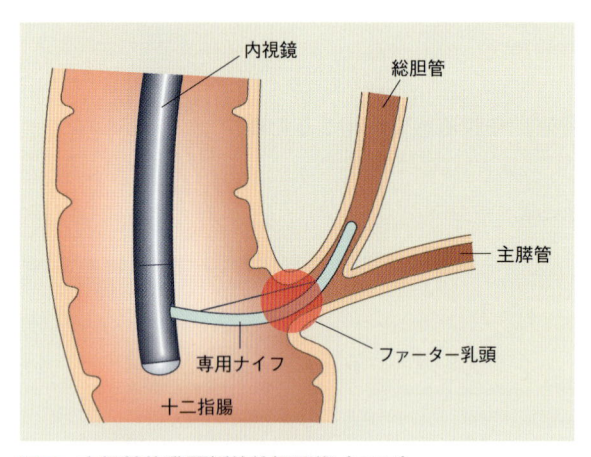

図3 内視鏡的乳頭括約筋切開術（EST）

んで胆管から出す器具（図1）．
- バルーンカテーテルは，風船がついた管を胆管の中に入れ，風船を膨らませて胆管に密着させ石や泥をかき出す（図2）．
- 明らかな遺残結石がある場合には，胆道ドレナージを行ったうえで，数日後に再度行う．

② 十二指腸乳頭から総胆管へ鉗子を挿入するために，ファーター乳頭（VP）を開口させる方法として，以下の内視鏡的処置があげられる．

*1 ERCP：内視鏡を十二指腸まで入れ，ファーター乳頭（十二指腸乳頭部あるいは大十二指腸乳頭）に細い管を入れ造影剤を注入し，膵臓，胆道系のX線を撮影し診断する検査法．

内視鏡的乳頭括約筋切開術（EST）（図3）

内視鏡でファーター乳頭を観察しながら，高周波装置を用いた専用のナイフでファーター乳頭を切開する．

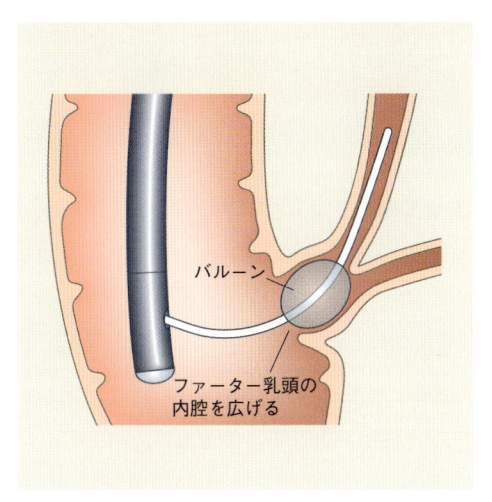

図4 内視鏡的乳頭バルーン拡張術（EPBD）

●適応
- 胆管結石，胆管結石による急性胆管炎．
- 良性乳頭部狭窄．
- 膵石（膵炎の原因となっているもの）．
- 良性・悪性胆道狭窄に対するステント留置の前処置．
- 膵管ドレナージ術・生検の前処置．

内視鏡的乳頭拡張術（EPD），内視鏡的乳頭バルーン拡張術（EPBD）（図4）

内視鏡下で十二指腸乳頭開口部に拡張バルーンを挿入し，内腔を広げる．

●適応
- 出血傾向がある場合などが適応となる．

●問題点
- ESTの合併症を減少させることを期待して開発された手技であるが，出血の頻度は少ないものの，膵炎の頻度が高い．

内視鏡的胆石切石術を受ける患者の看護

　急性膵炎発症直後や胆道感染を起こしていると，処置によって悪化することになる．発熱，疼痛などの症状がある場合には医師に報告する．

術前

▼観察項目

- バイタルサイン
- 基礎疾患
- 悪寒・戦慄の有無
- 意識状態
- 精神状態
- 自覚症状：腹部痛・背部痛の有無，疼痛部位，など
- 悪心・嘔吐
- 排便状況：性状，色
- 黄疸の有無：皮膚，眼球の黄染
- 瘙痒感
- 全身倦怠感
- 検査データ：出血傾向の有無
- 造影剤など使用する薬剤に対するアレルギーの有無

▼ケア項目

疼痛コントロール	●胆石による仙痛発作がある場合には，医師の指示のもと鎮痛薬の投与を行う
日常生活援助	●全身倦怠感が強いため，必要に応じて，身体の保清や移動の援助を行う
精神的サポート	●患者に治療の必要性，手順，治療後の安静度について理解してもらう ●コミュニケーションを図り，患者の不安や心配を把握し援助する ●検査，処置に対する不安やストレスを感じていることがあるため傾聴したり，必要な情報提供を行ったりして，不安やストレスの軽減に努める
内服管理	●状態が落ち着くまでは看護師が配薬し内服確認を行うなど，確実に内服できるよう内服管理を行う

術後

　胆汁性腹膜炎，腹腔内出血，胆管炎による敗血性ショックなどが起こることがあるため，合併症を早期に発見し，早急な対処をとることが必要である．

▼観察項目

全身状態の把握	●バイタルサイン ●悪心・嘔吐 ●悪寒・戦慄の有無 ●自覚症状：疼痛の有無・程度，鎮痛薬の使用状況 **看護のPOINT** ◎帰室後腹痛がなく経過していても，数時間後に突然痛みが出現することがある．膵炎が考えられるため，医師に報告し対応する． ●意識レベル，麻酔からの覚醒状況，精神状態 ●呼吸状態 ●造影剤によるアレルギー反応の有無：膨疹，悪寒，悪心・嘔吐 ●排便状況の確認

▼ケア項目

- 確実な薬剤・輸液管理
- 疼痛コントロール：鎮痛薬の使用
- 呼吸状態の管理：鎮静により，舌根沈下や痰がらみなどがみられることがある．指示により酸素投与を行う．必要に応じて枕をはずし気道を確保し，サクションなどを行う
- 安全の管理：転倒・転落の予防
- 意識状態によっては無意識にチューブを引っ張り抜いてしまうことも考えられるため，自己抜去の予防が必要である
- 安静度に応じた日常生活援助：含嗽援助，清潔の保持，排泄援助
- 環境整備
- 検査・処置に関する説明
- 不快感も強いため，患者・家族に対する声かけ，精神的サポート

▼患者指導項目

- 治療後，痛みがなくても時が経つにつれて痛みが出る可能性もあるため，そのときは我慢せずに伝えるよう指導する

（諸橋朋子）

治療TOPICS 内視鏡的胆道ドレナージ

　胆汁の流れをよくする治療には内視鏡的胆石切石術のほかに，内視鏡的胆道ドレナージとして，内視鏡的胆管ドレナージ（EBD），内視鏡的経鼻胆管ドレナージ（ENBD），などがある．

内視鏡的胆道ドレナージの適応

- 胆管閉塞をきたす悪性または良性胆道狭窄，結石，炎症．
- 胆管がん，膵臓がん，慢性炎症，総胆管結石，急性胆管炎，胆嚢炎，胆道損傷，など．

内視鏡的胆管ドレナージ（EBD）（図1）

　短いチューブを，十二指腸乳頭部のすぐ外の十二指腸内に置き，胆汁を十二指腸内に流れ出させる方法（内瘻化）．

内視鏡的経鼻胆管ドレナージ（ENBD）（図2）

　ENBDは長いチューブの先端を胆管内に挿入して，留置する．チューブの外端を体外に置く（外瘻化）ため，胆汁も体外に排出される．経鼻的に留置するため，患者の不快感が強く，特に高齢者ではチューブの自己抜去や逸脱がみられるため注意する必要がある（表1）．

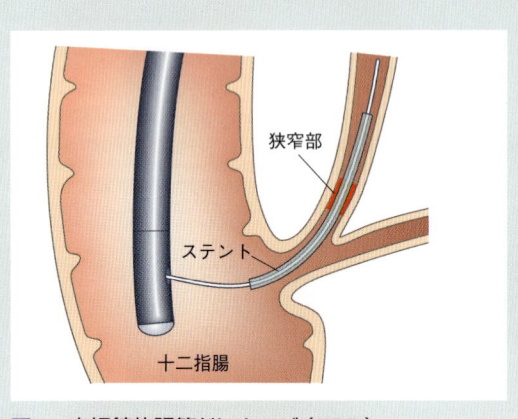

図1　内視鏡的胆管ドレナージ（EBD）

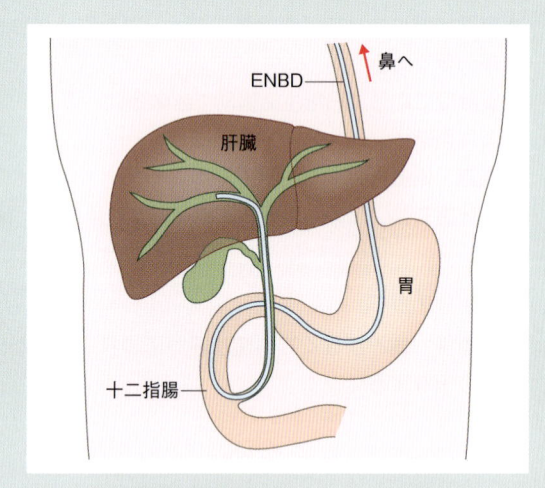

図2　内視鏡的経鼻胆管ドレナージ（ENBD）

表1　ENBDのドレーン管理

- 鼻腔が引っ張られないように固定する
- マーキングし，ドレーンが抜けていないか適宜確認する
- ドレーンチューブの屈曲・捻転・圧迫の有無，固定状況，三方活栓の状態を確認する
- 患者には，ドレーンを引っ張って自己抜去しないよう，また，どのようなときにドレーンが抜けやすいか，具体的な例（洗面時など）を提示して指導する
- ドレーンからの排液の性状・量・においなど，胆汁の流出状態を観察する
- 排液バッグを体より高い位置には絶対に置かない（患者にも指導する）．排液バッグが一杯になることでドレナージ不良の原因になるため，流出量が多い場合は量を記録し，早めにバッグを空にする
- 排液処理の際は清潔操作で行い，不潔にならないように十分気をつける

（諸橋朋子）

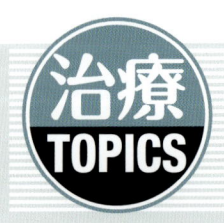

内科的（インターベンション）治療

4 経皮経肝胆道ドレナージ

経皮経肝胆道ドレナージは，通常略して PTBD（percutaneous transhepatic biliary drainage）または PTCD（percutaneous transhepatic cholangiographic drainage）とよばれる．ただし，最近は全て超音波ガイド下に行うので PTCD とはいわない．

目的

肝内胆管，胆道にうっ滞した胆汁を体外にドレナージし，胆道内を減圧することにより，閉塞性黄疸に対しては減黄を行い，感染合併症例では，胆汁をドレナージすることにより胆管炎の治療を行う．

胆汁うっ滞により起きている肝機能の低下の改善を目的とする．

ドレナージ後の直接胆管造影により，胆管の閉塞部の性状・位置から原因疾患の診断を行う．

適応

閉塞性黄疸症例，拡張胆管を伴う胆管炎症例が適応である．
- 各種悪性疾患による閉塞性黄疸：膵頭部がん，十二指腸乳頭部がん，胆管がん，胆嚢がん，肝内胆管がん，胃がんなどのリンパ節転移．
- 胆管結石症：特に総胆管末端部嵌頓．
- その他の良性疾患による閉塞性黄疸：膵炎，良性胆管の腫瘍，炎症性胆管閉塞．

方法

経皮的に肝内胆管にチューブを穿刺挿入して，うっ滞胆汁の体外流出を図る．
- 手順

① 超音波による穿刺予定胆管部位の決定．
② 消毒．
③ 皮膚表面を局所麻酔した後に，超音波で確認しながら，胆管内に針を進める．
④ 針が確実に胆管内に挿入されたところでガイドワイヤーを用いて，チューブを胆管内に挿入する（図1）．
⑤ 造影剤を入れ X 線で見ながら，胆管の形や詰まっている原因，部位などについて造影検査を行う．
⑥ チューブを留置して持続的に体外に胆汁を排泄する．

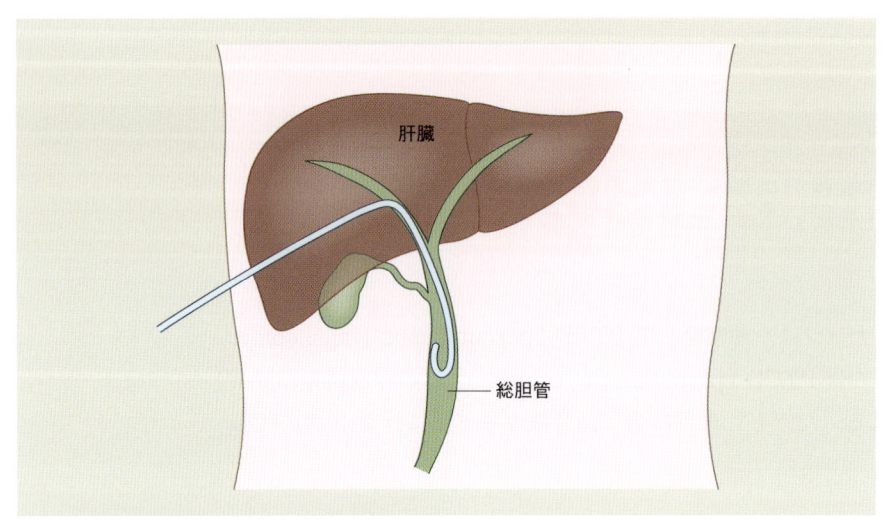

図1 経皮経肝胆道ドレナージ（PTBD）

合併症

- 針を用いて血液の多い肝臓を刺すため，出血に伴う合併症が起こりうる．
- 胆汁が血液に混入し，胆管炎が増悪することもある．
- 重篤な場合は敗血症を起こす場合もある．
- チューブが逸脱し，胆汁が肝表面から漏れて腹膜炎を起こすことがある．
- 針を刺す部位によっては気胸，胸水が発生することもある．
- 薬のアレルギー（消毒薬，麻酔薬，造影剤）による反応が生じる場合もある

経皮経肝胆道ドレナージを受ける患者の看護

術前

▼観察項目・ケア項目

「内視鏡的胆石切石術」に準ずる[1]．

[1]「内視鏡的胆石切石術」の項：p.211 参照．

術後

胆汁性腹膜炎，腹腔内出血，胆管炎による敗血性ショックなどが起こることがあるため，合併症を早期に発見し，早急な対処をとることが必要である．

排液の性状・量の異常の発見はドレナージ不良，胆管炎の早期発見につながるため，異常が出現したら，すぐに医師に報告する．

▼観察項目

全身状態の把握	●バイタルサイン ●悪寒・戦慄の有無 ●自覚症状：疼痛の有無・程度，鎮痛薬の使用状況 ●意識レベル，麻酔からの覚醒状況 ●造影剤によるアレルギー反応の有無：膨疹，悪寒，悪心・嘔吐 ●排便状況の確認：色，性状
ドレーン	●胆汁の流出状態：ドレーンからの排液の性状・量・におい 　・正常な胆汁の性状：濃い黄金色で透明，粘液性 　・異常な胆汁の性状：色が緑っぽくなる→胆管炎を疑う 　・胆汁排泄量：通常1日500 mL前後であるが，個人差がある．急に減った場合にはドレナージ不良を疑う **看護のPOINT** ◎絶対量よりも排液量の時間的変化の観察が重要！！ ●出血の有無 **看護のPOINT** ◎処置後多少の血液が排液に混ざることはあるが，血性の排液が続くときは胆道出血を疑い，医師に報告するとともに，バイタルサインを頻繁にチェックする．出血の増量やバイタルサインに変化があればすぐに医師に報告する． ●挿入部の観察：皮膚の観察，胆汁の漏出の有無，固定糸がはずれていないか ●ドレーンチューブの屈曲・捻転・圧迫の有無，固定状況，三方活栓の状態

▼ケア項目

- 確実な薬剤・輸液管理
- 疼痛コントロール：鎮痛薬の使用
- 安全の管理：転倒・転落の予防，自己抜去の予防
- ドレーン管理：
  - 排液バッグを体より高い位置には絶対に置かない．排液バッグがいっぱいになることでドレナージ不良の原因になるため，流出量が多い場合は量を記録し，早めにバッグを空にする
  - 引っ張られたときに挿入部に直接力がかからないように，挿入部付近でループをつくり固定する
  - 万が一，挿入部から胆汁が漏れた場合，医師に報告するとともに，胆汁から皮膚を保護する
  - 各勤務帯でドレーンの固定と長さを確認する
  - 刺入部のガーゼ交換，排液処理の際は清潔操作で行い，不潔にならないように十分気をつける
  - 順調な排出を促すため，ドレーンをしごく．洗浄を行う（医師が施行）
- 安静度に応じた日常生活援助：含嗽の援助，清潔の保持，排泄援助
- 環境整備
- 検査・処置に関する説明
- 胆汁の成分であるナトリウム，カリウム，胆汁酸が体外に排出されるため，脂肪の消化吸収が損なわれ，下痢傾向となりやすい．医師に相談し，整腸剤などの内服を検討する
- ドレーンのことを常に気にかけなければならないストレスや，常にバッグを持ち運ばなければならないため，ADLの制限によるストレスも多い．患者・家族に対する声かけ，精神的サポートを行う

▼患者指導項目

- ドレーンの逸脱予防：急激な肝臓の移動を起こす，くしゃみや咳などをできるだけ抑え，急な体位変換を行わないように指導する
- 治療に対する理解を確認し，PTBDがどのようなものであるか再度説明する
- ドレーンを引っ張って自己抜去しないように指導する
- 排液バッグが常に挿入部よりも低い位置にあるように指導する
- 退院・外泊に向けての自己管理や注意事項について指導する

▼退院指導項目

悪性腫瘍などによる胆管の閉塞があり，PTBDを行っている場合など，挿入されたまま外泊や退院することも多い．自宅で管理することが必要になるため，指導が必要である．

- 高齢または理解が不十分なときには，キーパーソンに指導を行う
- 必要に応じて訪問看護などの社会的資源を導入する
- パンフレットを用いて，理解状況を確認しながら説明を行う
- 使用物品，消毒，ガーゼ交換の方法，テープの固定方法，排液の方法，洗浄方法，入浴方法などを一つひとつ丁寧に指導する

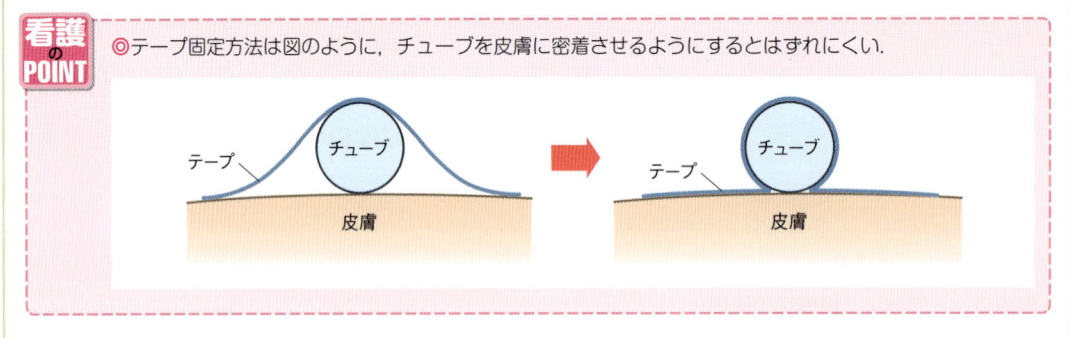

看護のPOINT
◎テープ固定方法は図のように，チューブを皮膚に密着させるようにするとはずれにくい．

- 日常生活で気をつけること，緊急時の対応も合わせて指導する
- 排液バッグなど，退院後の生活に合わせて使用しやすいものを選択する（足につけられるタイプもある）
- 患者だけでなく，家族も，患者が自宅に帰るためには自分が覚えなければならないというプレッシャーや，自宅で何かあったらどうしようという不安を抱えている．この不安などを傾聴しながら援助を行う

（諸橋朋子）

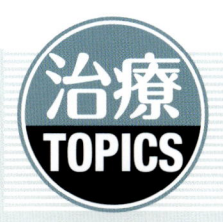

経皮経肝胆嚢ドレナージ（PTGBD）, 経皮経肝胆嚢吸引穿刺（PTGBA）

経皮経肝的に胆汁を体外に排出する方法として，ほかに胆嚢炎の治療で，早期手術が困難な場合や，初期治療に反応しない場合には，経皮経肝胆嚢ドレナージ（PTGBD）や経皮経肝胆嚢吸引穿刺（PTGBA）を行うことがある（図1）．

どちらのドレナージ法も超音波ガイド下に穿刺をするが，PTGBDでは透視下にドレナージチューブを留置し，PTGBAでは穿刺・吸引のみで留置はしないという違いがある．

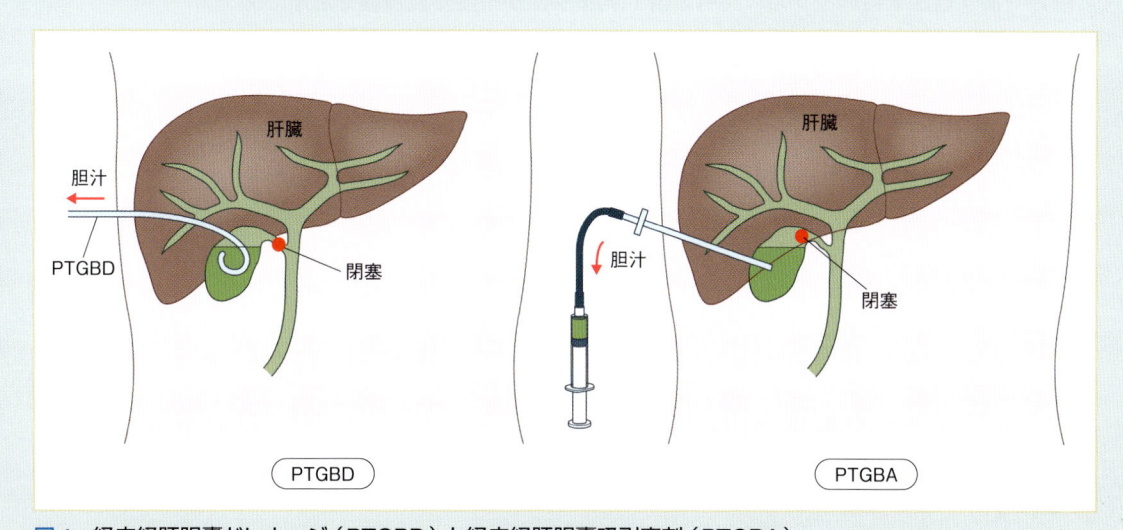

図1　経皮経肝胆嚢ドレナージ（PTGBD）と経皮経肝胆嚢吸引穿刺（PTGBA）
PTGBDは患者のADLが制限されるが，ドレナージ効果は高い．一方でPTGBAは，患者のADLを制限しないが，ドレナージ効果には限界がある．

（諸橋朋子）

内科的（インターベンション）治療

5 経皮的肝がん局所治療

　肝がんに対する経皮的肝がん局所治療は，経皮的エタノール注入療法（PEIT），マイクロ波凝固療法（MCT）からラジオ波凝固療法（RFA）へと進歩をとげ，より局所の範囲を広げ確実に壊死できる治療法となった．超音波検査を施行しながら腫瘍の位置を確認し腫瘍に針を直接刺して，それぞれの治療で組織を壊死させて腫瘍を潰すことを目的とする．全身麻酔や開腹手術が不要で低侵襲な治療であり，肝臓への負担も少ないため，再発しても繰り返し施行できる利点がある．近年，1回の治療機会で最も壊死範囲が大きいRFAが，経皮的肝がん局所治療の90％以上を占めている．

　本稿では，現在の局所治療の主流であるRFAと，局所治療の原点であるPEITについて説明する．

ラジオ波凝固療法（RFA）

目的

　ラジオ波は電磁波の一種で，電気メスで用いられているように，高周波電流を流すことによって肝がん組織を焼灼し，壊死させることが目的である．

適応

　RFAは，腫瘍直径3cm以内，腫瘍個数3個以内の腫瘍に対して適応である[1]．
　RFAの適応外となる肝予備能の目安は，①利尿薬でコントロール不可能な腹水がある，②血清総ビリルビン値3.0 mg/dL以上，③出血傾向がある，プロトロンビン時間が50％未満，である．

[1]「肝がん」の図1：p.109参照．

方法

　高周波発生装置とコードでつないだ長さ20 cm，直径2〜3 mmほどの電極針を，超音波の画像を見ながら肝がん組織に穿刺する．両大腿部に貼った電極板と，腫瘍に刺した電極との間に高周波（ラジオ波）を流し，組織抵抗で発生する熱を利用して腫瘍局所を焼灼する治療法（図1）である．これらは腹腔鏡下で穿刺し

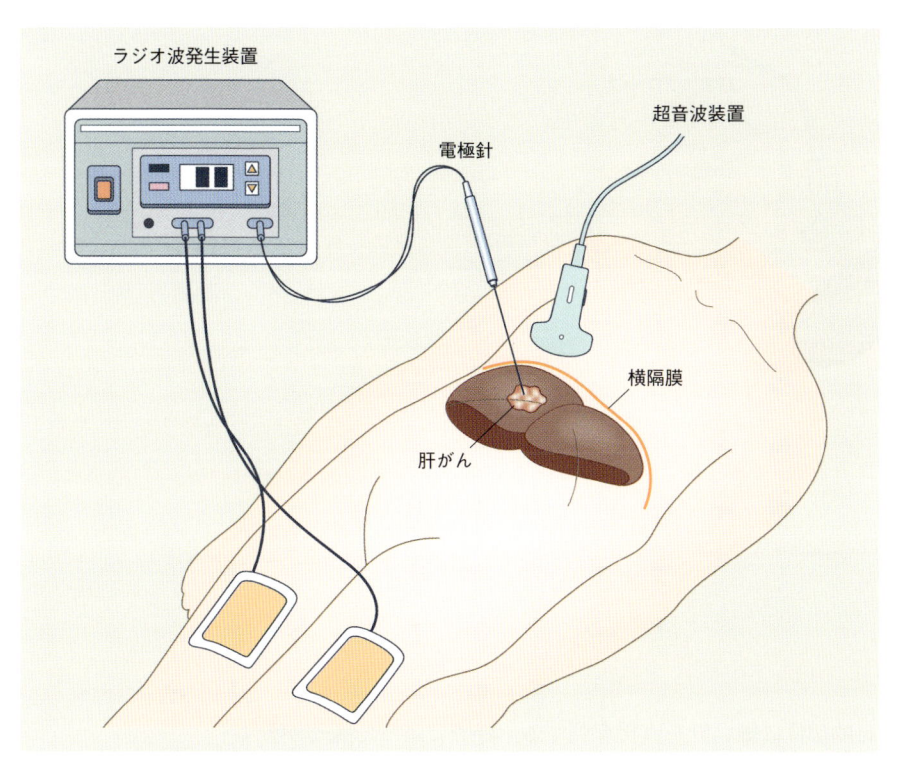

図1 ラジオ波凝固療法（RFA）

施行する場合もある.

　ラジオ波凝固療法（RFA）はPEITに比べ確実な凝固壊死が得られ，MCTよりも広範囲に治療ができることから，少ない治療回数で高い効果が得られる．また，RFAは電極針が熊手状に展開するため，1回の照射で球状に比較的きれいに焼け，再発しにくい特徴がある．

経皮的エタノール注入療法（PEIT）

目的

　超音波下で肝がんに穿刺した針から高濃度エタノールを注入し，肝がん組織を凝固・壊死させることを目的とする．

適応

　経皮的エタノール注入療法（PEIT）の一般的な適応基準は，腫瘍直径3cm以内，腫瘍個数3個以内であることである[*1]．近年はラジオRFAが局所治療の主流となり，PEITはRFAではリスクが高い病変の場合に限られている．

[*1] 適応基準は基本的にRFAと同じ．

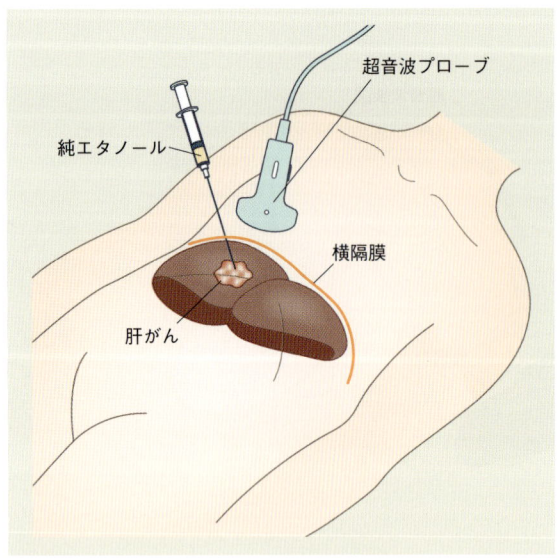

図2 経皮的エタノール注入療法

方法

　超音波下で腫瘍の目的部位に細い針を直接穿刺する．呼吸によって臓器が動くと穿刺目標もつられて動いてしまうため，穿刺の瞬間は患者に呼吸を止めてもらう．針が穿刺できたら，ゆっくりエタノールを2〜5 mL注入する（図2）．1回の治療の際に数本の針を刺し，合計10〜20 mL注入することもある．1〜2回/週実施し，計4〜5回で治療を終了する．

　経皮的肝がん局所治療のなかでは最も安価な治療で，一過性の疼痛を認めることはあるが，多くの場合疼痛は軽い．治療に伴う肝機能低下の副作用がきわめて少ない．

経皮的肝がん局所治療を受ける患者の看護

　RFAとPEITを受ける患者の治療前，治療中，治療後の管理と看護はほぼ同じであるため，まとめて説明する．

治療前

　治療前は，患者が心身ともに安定した状態で治療に臨めるように情報収集し，援助を行っていく必要がある．治療手技の内容を十分に説明したうえで，治療についてどのように理解し，受け止めているかを確認し，協力が得られるようにしておく．特に穿刺の際に呼吸をすると，横隔膜の動きにつられて肝臓が動いてしまうため，腫瘍に対して確実な穿刺をするために呼吸を止める練習をしてもらう必要がある．

▼観察項目

- 血液検査データ：肝機能，ICG，血液凝固機能，腎機能，腫瘍マーカー，など

> **看護のPOINT**
> ◎肝硬変を合併している症例が多く，血小板減少や凝固機能低下が著しい場合，出血の危険性が高いため注意を要する．

- 抗凝固薬や抗血小板薬内服の有無：内服している患者は治療前に抗凝固薬や抗血小板薬を休薬する必要があるため，医師に指示を確認する
- アレルギーの有無：PEITの場合，アルコールに対してのアレルギーの有無を確認する
  例）おちょこ一杯の飲酒でもアルコールを受けつけない体質の場合，治療を行うことができない
- これまでの経皮的肝がん局所治療：これまでの治療回数，副作用はどの程度あったか，何が苦痛であったかを明確にする

▼ケア項目

治療に伴う処置	・前投薬，抗菌薬，当日の食事，服薬指示などを医師に確認する 　**看護のPOINT** 　◎前投薬の指示を受ける際，既往疾患（心疾患，不整脈，緑内障，前立腺肥大）の有無に注意する． ・除毛：体毛の濃い患者のみ治療部位（腹部）の除毛を前日に実施する．その後，入浴するよう促し清潔にする ・確実な服薬と輸液管理を行う
精神的サポート	**看護のPOINT** ◎治療に対する不安やストレスを感じていることがあるため，患者の思いや精神状態を十分に把握し，理解度に合わせて術前オリエンテーションを進めていく． ◎術前オリエンテーション後も患者の反応を観察し，不安や疑問について解決していくようにかかわる必要がある． ・治療前に不安や緊張を和らげる鎮静薬（前投薬）の注射を行うことを説明する ・初めての治療は特に不安が大きいため，医師の指示に従い睡眠導入剤を用いることを提案し，不安の緩和に努める

▼患者指導項目

- 呼吸練習：肝臓へ針を穿刺する際，呼吸による横隔膜および肝臓の移動を防ぐために息を止める練習をする．息を吐いたところで約20〜30秒止める練習をする
- 排泄練習：治療後数時間は床上安静となるため，床上排泄の練習をする
- 治療中痛みがあれば我慢しないよう説明する

> **看護のPOINT**
> ◎RFAは通電中に腹痛，背部痛，右肩痛が出ることがあり，これに対しては痛み止めの注射を行うなどの説明をする．
> ◎PEITはエタノールを注入することで疼痛が起こるが，数分以内で治まることを説明し，不安感を軽減させる．

治療後

　治療後数時間は床上安静とする．それに伴い日常生活援助を行う．また，治療による副作用，合併症の早期発見と患者の身体的・精神的苦痛の軽減に努める．治療後は，腫瘍の変性や壊死による生体反応として発熱，腹痛などがみられる．たいてい1週間程度で軽快する．

▼観察項目

バイタルサイン	●血圧：特に血圧低下は腹腔内出血を疑う．腹部症状と合わせて医師へ報告する **看護のPOINT** ◎高度の肝硬変では，穿刺した後に肝臓の表面から出血をきたすことがある．治療後の急激な血圧低下，気分不快などの症状に注意する． ●発熱：発熱は体力の消耗になるため，指示された解熱鎮静薬を使う **看護のPOINT** ◎解熱薬を使用しても高熱が持続する場合，肝膿瘍などを疑う．また，PEITではエタノールが門脈に流入すると，狙った肝がん部以外の壊死を引き起こす．持続して発熱がみられた場合は非がん部の壊死を疑う． ●呼吸数，経皮的酸素飽和度（SpO_2）：穿刺により，気胸や血胸を起こす可能性がある
疼痛	**看護のPOINT** ◎肝臓の表面には知覚神経があるため強い痛みが生じることがある．RFAの場合，通電による穿刺部とは異なる部位（背部や右肩）に放散痛が出ることがある．PEITの場合，エタノールが肝表面に漏れることや狙った腫瘍以外に注入することでも炎症や腹痛を起こすおそれがある． ●疼痛の閾値は個人によって異なるため，我慢していないか表情を含めて確認する ●痛みの程度や鎮痛薬の効果，使用状況を踏まえ，合併症が起きていないか予測しながら観察する 　・焼灼や穿刺針による肝周囲臓器の合併症として，消化管穿孔，胆嚢穿孔，心臓損傷，気胸，皮膚熱傷などが起こることがある **看護のPOINT** ◎腹痛と腹壁の緊張の有無を観察する．強い腹痛が持続する場合，腸管損傷による腹膜炎や隣接する臓器への影響を疑い医師へ報告する．
穿刺部出血	●皮下出血があればマーキングし，拡大がないか観察する
急性アルコール中毒症状	●顔のほてり，悪心，頭痛，眩暈，などの有無 **看護のPOINT** ◎PEITでは終了後まもなくエタノールが吸収され酔った気分になることがある．
感染徴候	●検査データ（白血球数〈WBC〉，C反応性蛋白〈CRP〉，ビリルビン値），発熱，持続する腹痛の有無 **看護のPOINT** ◎焼灼により胆管の一部が狭窄して胆汁が流れにくくなり，細菌感染を起こす（胆管炎，肝膿瘍）ことがある．また，エタノールが胆管に流入すると，胆汁が胆管内で凝固してしまい閉塞性黄疸や胆管炎をきたすことがある．

肝機能障害	**看護のPOINT** ◎穿刺の際に肝臓の血管や胆管を損傷すると，一時的な肝機能悪化をきたすことがある．
	●肝機能データ，腹水，体重増加，黄疸，羽ばたき振戦，などの症状を確認する

▼ケア項目

症状の緩和	●治療後は一過性の腹痛，発熱が生じることが多い．これらの症状は通常数日以内に改善することが多いが，患者の不快な症状の緩和に努め，指示された解熱鎮痛薬を使用する
日常生活援助	●帰室後数時間は床上安静，絶飲食となる．起き上がらず，側臥位か仰臥位で過ごすため，苦痛が最小限となるように声をかけ，体位調整，排泄援助や含嗽の介助を行う ●医師に安静度を確認し，安静の保持や安静度拡大を進める

▼患者指導項目

- 苦痛を我慢せず，症状の悪化があればすぐにナースコールで看護師を呼ぶように説明する
- 治療後の安静度に合わせて離床を行うことを説明する

（原　のぞみ）

内科的（インターベンション）治療

6 経動脈的塞栓術

　経動脈的塞栓術は，カテーテルを挿入し動脈を閉塞して，治療する方法である．消化器領域では，主に，肝腫瘍，消化管出血，胆道出血などが適応となる．本稿では主に，肝腫瘍に対する肝動脈化学塞栓療法（TACE）について述べる．

目的

　肝動脈塞栓術（TAE）は，血管造影のカテーテルを利用して肝細胞がんの治療のために行う．肝細胞がんの栄養血管である肝動脈を塞栓物質により遮断し，阻血壊死させる．一般的には抗がん剤と油性造影剤（ヨード化ケシ油脂肪酸エステル〈リピオドール®〉）を混和したものを同時に注入することが多く，肝動脈化学塞栓療法（TACE）とよばれている．

適応

　TACE の根治性は肝切除術，経皮的肝がん局所治療と比較すると低いため，治療の選択にあたっては，これらの局所治療が優先される．しかし，肝切除術や経皮的肝がん局所治療では腫瘍の数，大きさ，存在部位などによって制約がある．TACE は局所治療困難例や治療後の再発例でも治療が可能なことが多い．適応は以下である．
- 腫瘍の大きさや個数は問わない．
- 正常な肝組織への影響もあるため，肝予備能が低い場合は適応とならない．総ビリルビン値は通常 3 mg/dL までが望ましいとされる．
- 著明な腫瘍内シャントがみられない．
- 腫瘍による門脈本幹や一次分枝などの大きな門脈の閉塞がない．これらの部位に腫瘍閉塞がある場合，門脈血流が乏しくなるため，本来は門脈から血流を受けている正常肝組織も肝動脈から血流を受けるようになる．そこに，TACE を施行すると正常肝組織への血流が断たれてしまうからである（図1）．

方法

① 足の付け根を消毒し清潔にする．治療前に痛み止めの点滴を投与し痛みを予防する．通常，右鼠径部の大腿動脈を穿刺してカテーテルを動脈内に挿入する（図2）．
② まず，腹腔動脈を造影し，腫瘍の場所や大きさ，個数などを大まかに確認する．

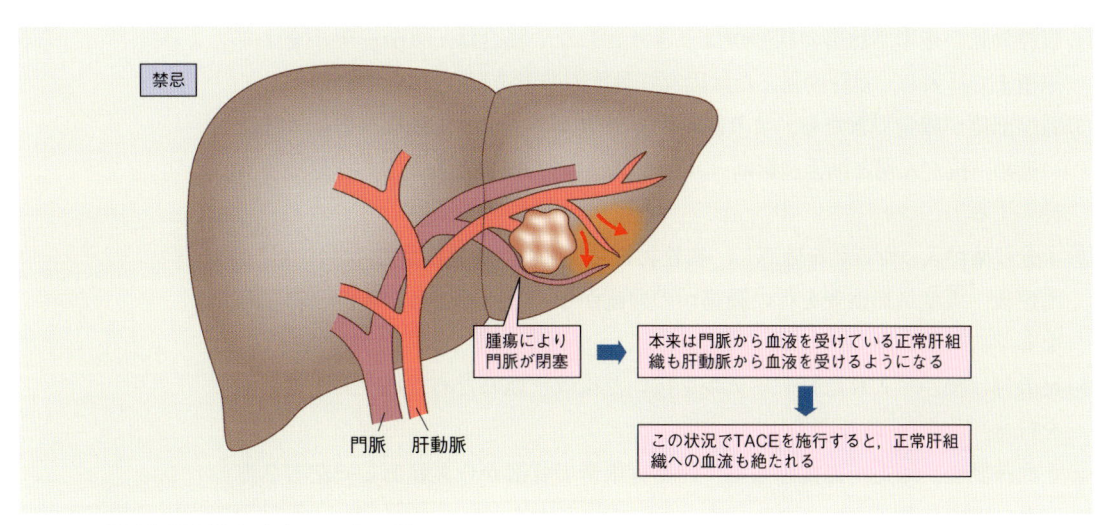

図1 肝動脈化学塞栓療法（TACE）の禁忌

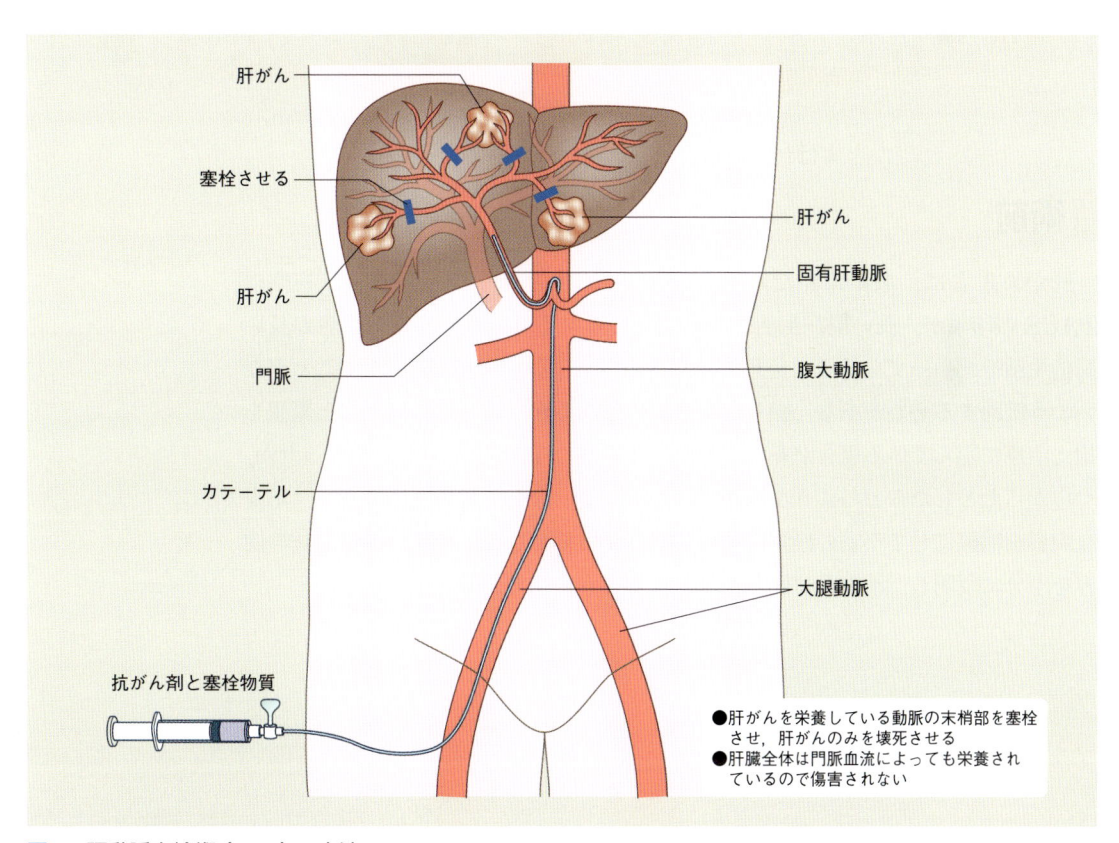

図2 肝動脈塞栓術（TAE）の方法
（池田健次，宗村美江子編：JNNスペシャル No.79 実践肝疾患ケア．医学書院；2006．p.194 より）

③次いで，上腸間膜動脈の造影にて門脈の流れや側副血行路の状態を観察する．その際，門脈本幹が閉塞していた場合 TACE は危険であるため，動脈に抗がん剤のみを流す肝動脈注入療法（TAI）に切り替える場合がある．

④腹腔動脈の造影で腫瘍の状態がはっきりとしない場合は，カテーテルをより末梢まで挿入し，総肝動脈または固有肝動脈の造影を行う．
⑤腫瘍部位が確定できたら，より細いマイクロカテーテルを腫瘍への流入動脈に進め，抗がん剤と油性造影剤（リピオドール®）を混和したものをゆっくり注入する．
⑥十分に薬が入ったことを確認し，塞栓物質を入れ血流を遮断する．
⑦治療後，再度造影検査を行い腫瘍への血流がなくなったことを確認し終了となる．
⑧足の付け根から入れたカテーテルを抜いた後は止血のため，用手的圧迫止血を行う．
⑨止血確認後，圧迫止血枕を当て，伸縮絆創膏で背部から大腿部まで左右2方向からX状に固定し，ストレッチャーにて帰室する．

経肝動脈的塞栓術を受ける患者の看護

術前

　肝がん患者は，数年にわたり繰り返しTACEを行うことが多い．初回のTACEの印象が，長い闘病生活への意欲に影響する可能性がある．患者が長い闘病生活を背負っていることを理解し，次のTACEへの意欲をなくすことがないよう援助する必要がある．繰り返す治療ではあるが，患者は毎回不安と緊張を抱え治療に臨んでいる場合が多い．術前に「前回のTACEはつらくなかったか，つらかったとしたらどのような点がつらかったか」などを具体的に確認し，不安な内容を明確にして不安の軽減に努めることが重要となる．また，治療手技の内容を十分に説明し，治療への協力が得られるようにしておく．

▼観察項目

- 血液検査データ：肝機能，ICG，血液凝固機能，腎機能，腫瘍マーカー，栄養状態，など

> **看護のPOINT**
> ◎肝硬変を合併している症例が多く肝予備能が低下しやすい．また，脾腫による血小板減少，肝臓での凝固因子産生低下により出血の危険性が高いため注意する．TACEを実施すると，肝機能が一時的に低下したり食欲不振が起きたりすることから，治療に備えて肝機能や栄養状態を確認する．治療後に肝性脳症になる場合もあるため，血中アンモニア値も把握しておくとよい．

> **看護のPOINT**
> ◎造影剤を使用するためクレアチニンクリアランス（Ccr）で腎機能の評価をする．腎機能が悪い患者には治療前から点滴が行われる場合がある．

> **看護のPOINT**
> ◎TACEは大腿動脈を直接穿刺しカテーテルを挿入するため常に出血の危険性がある．抗凝固薬や抗血小板薬などの内服の有無を確認し，内服中止の指示が出たら実施されているかを確認する．

- 排便状況：治療後は食欲不振，臥床傾向となり特に便秘になりやすいため，入院前の排便状況について確認する
- 抗凝固薬や抗血小板薬の服薬の有無
- アレルギーの有無：造影剤，抗菌薬のアレルギーについて確認する
- 検査データ：心電図，胸・腹部X線，腹部CTなどを実施し，侵襲の大きな治療であるため心肺機能の異常がないか事前に確認する
- 高齢患者の場合，治療後せん妄になるケースがある．過去の治療経験を確認し，事前に安全対策を検討し，必要な場合は患者・家族に説明し行動制限の同意を得る

▼ケア項目

治療に伴う処置	・前投薬，抗菌薬，当日の食事，服薬指示などを医師に確認する
	> **看護のPOINT** > ◎前投薬の指示を受ける際，既往疾患（心疾患，不整脈，緑内障，前立腺肥大）の有無に注意する． > ◎絶飲食時のインスリン製剤などの投薬は，注意し指示を受ける．
	> **看護のPOINT** > ◎腹水のある症例で，高度進行性肝硬変の場合，腹水除去によって肝性脳症となる場合もあるため，利尿薬やアミノ酸輸液製剤の投与は医師の指示に従う．
	・確実な服薬と輸液管理を行う
除毛	・除毛：体毛の濃い患者のみ治療部位（恥骨上部〜大腿両側）の除毛を前日に実施する．治療後は数日入浴ができないため，除毛後入浴し清潔にする．除毛は穿刺部を見えやすくするために行う
排便コントロール	・治療により一時的に肝機能が悪くなるため治療前から排便を整える必要がある．また，腸管にガスが多いときれいに撮影ができないこともある ・治療中に便意を催し治療の妨げにならないようにするため，治療日の朝には排便があるように緩下薬，坐薬を使用してコントロールする

服薬管理	●自宅での服薬方法を確認し，自己管理が難しいと判断した場合は看護師が管理する
	看護のPOINT ◎入院中自己管理できている患者であっても，治療後疼痛や発熱が出現する可能性，年齢や認知力を考慮し，治療前から看護師による管理へ移行する場合もある．患者に合った服薬方法を選択し確実に服薬が行われるようにする．
精神的サポート	●治療に対する不安やストレスを感じていることがあるため，明らかにする ●治療前に不安や緊張を和らげる鎮静薬の注射を行うことを説明する ●初めての場合，特に不安が大きいため，医師の指示に従い睡眠導入剤を用いることを提案し，不安の緩和に努める

▼患者指導項目

- 呼吸練習：治療部位を特定するための血管造影の際，より正確な撮影とするため20～30秒息を止める必要がある．事前に息を止める練習をしておく
- 排泄練習：治療後翌日まで床上安静となるため，尿器・便器を用いた床上排泄の練習をする．床上排泄ができない場合，尿道留置カテーテルを挿入することを説明する
- 含嗽の練習：治療後は翌朝まで絶飲食であるため，口渇の際，臥位のままで含嗽できるように練習する
- 治療前は1食，治療後は安静解除されるまで絶飲食となるため，指示を守るよう説明する

看護のPOINT ◎絶飲食が必要なのは，造影剤や抗がん剤の副作用で嘔吐したときの誤嚥予防と，治療時に消化管のガス発生や腸蠕動を亢進させないためであることも説明する．

- 治療中痛みがあれば我慢せず，早めに伝えるよう説明する
- 家族にも説明し家族の不安を緩和するとともに，患者を支えてくれるように協力を求める

術後

　TACEは動脈穿刺をすること，また肝機能低下に伴う血液凝固因子の低下により出血のリスクが高いことを念頭に，治療後の看護にあたる．また，治療中は造影剤，血管拡張薬，抗がん剤を注入した際，特に血圧低下，腹痛，悪心・嘔吐などの症状が出現する可能性が高い．治療後もこれらの症状は比較的多くみられるため，継続して状態を観察し，早期発見，早期対応をしていくことが重要となる．

▼観察項目

バイタルサイン	● 血圧：造影の際に使用する血管拡張薬や造影剤のアレルギーによる血圧低下に注意する ● 発熱：持続する場合は，肝膿瘍の合併を疑う ● 呼吸数，経皮的酸素飽和度（SpO$_2$）：安静解除後の歩行開始時は，肺塞栓が起きる可能性があるため注意する **看護のPOINT** ◎造影剤には遅発性の副作用があり，造影剤注入後1時間以上7日以内で生じる．血圧低下，皮膚の発疹・発赤，瘙痒，悪心・嘔吐などの症状を確認する．もともと腎機能が悪い，脱水などが危険因子となる．
腹痛	● 腹痛は，通常数日以内に改善することが多い ● 疼痛の閾値は個人によって異なるため，我慢していないか表情を含め観察する **看護のPOINT** ◎異常な腹痛は胆嚢や胃，膵臓への塞栓物質の流入による場合もある．速やかに医師に報告する． **看護のPOINT** ◎塞栓物質が胃十二指腸動脈などへ流入した結果，胃・十二指腸潰瘍が起こりうる．胃部不快症状を確認する．通常，医師の指示に従い治療直後から予防的に抗潰瘍薬（H$_2$受容体拮抗薬やプロトンポンプ阻害薬）を投与する場合が多い．
穿刺部の出血・痛み	● 穿刺部の圧迫が不適切であったり，血小板数が低い場合は穿刺部の動脈から出血がみられることがあるため注意する **看護のPOINT** ◎穿刺部出血がある場合は穿刺部から少し上を圧迫し，医師に報告し止血処置を行ってもらう． ● 皮下出血があればマーキングし，拡大がないか観察する ● 穿刺部の痛みがある場合は，仮性動脈瘤ができている可能性がある
血腫・血栓形成の徴候	● 穿刺部の血腫形成や穿刺動脈の血栓形成がみられると，足背動脈の触知が困難となる **看護のPOINT** ◎足背動脈の触知状態や左右差の有無，過度の圧迫により末梢の血流障害が起きていないか，しびれ，冷感，皮膚の色を定期的に観察し，早期発見に努める．
尿量	● 抗がん剤や造影剤を使用するため急性腎不全に陥るおそれがある．乏尿や血清クレアチニン値上昇に注意する ● 造影剤，抗がん剤の影響や治療による肝機能低下により体液増加が考えられるため，尿量減少，体重増加に注意する
肝機能障害	**看護のPOINT** ◎TACE後は一過性であっても，必ず肝機能が低下する．ALT，ASTは術後3日目ぐらいがピークとなり，総ビリルビン値は少し遅れてピークになる．10日ほどしても総ビリルビン値の上昇が続く場合は肝不全の危険信号である． ● 肝機能データ，腹水，体重増加，黄疸，羽ばたき振戦，などの症状を確認する ● 治療後，夜間帯に肝性脳症になる場合があるため，アンモニア値と言動に注意する
悪心・嘔吐	● 造影剤，抗がん剤の影響で起こりやすい
腰背部痛	● 安静のための同一体位に伴い，苦痛が生じる場合が多い

▼ ケア項目

症状の緩和	● 治療後は一過性の腹痛，悪心・嘔吐，発熱が生じることが多い．これらの症状は腫瘍の変性・壊死に伴う生体反応として術後よく起こりうる症状である．通常数日以内に改善することが多いが，患者の不快症状の緩和に努め，指示された解熱鎮痛薬や制吐薬の使用を考慮する ● 長時間の安静により腰背部痛を訴えることが多い．当て枕を用いたり，患者自身の手を腰部に入れたりするなどの工夫を行う．長時間安静によりストレスが起こるため，マッサージや湿布の使用，睡眠導入剤の投与などを行う
日常生活援助	● 治療後は穿刺部出血を防ぐ必要があるため，医師が安静解除するまでは床上安静とする．穿刺側の股関節，膝関節は屈曲しないように下肢を伸展する **看護のPOINT** ◎体動が制限されるため，苦痛が最小限となるように体位調整，排泄援助や含嗽の介助を行う． ● 悪心や食欲不振で食事摂取量が低下する場合がある．1週間ほどで消化器症状は落ち着いてくることを説明し，食事形態を食べやすいように変更したり，食欲が回復するまでは，医師の指示に従い補液を勧める ● 治療後は体調がなかなか改善せず臥床がちとなり，昼夜逆転，ADLの低下につながりやすい．保清や散歩に連れ出すなどして生活リズムが整うよう援助する
安全対策	● 長時間の同一体位による床上安静や点滴による拘束感により，せん妄が出現することがある．特に発熱時に起こりやすい．点滴ルートのトラブルがないようにルートは患者に適した長さに調整し，点滴刺入部を保護する ● 転倒・転落に注意する

▼ 患者指導項目

● 苦痛を我慢せず，症状の悪化があればすぐにナースコールで看護師を呼ぶように伝える
● 治療後の安静度に合わせて離床を行う必要性を説明する

（原　のぞみ）

4章 消化器がん化学療法における看護

1 消化器がん化学療法の基礎知識

消化器がん化学療法の適応と種類

化学療法の適応は，治癒が期待できるもの，延命が期待できるもの，症状緩和が期待できるもの，薬物療法の期待が小さいもの，に大別される．消化器がんの化学療法の種類には，主に術前補助化学療法（neo adjuvant chemotherapy），術後補助化学療法（adjuvant chemotherapy），切除不能進行再発がんに対する化学療法，化学放射線療法（chemoradiation therapy：CRT）などがある．

表1 消化器がん化学療法で使用される主な殺細胞性抗悪性腫瘍薬

分類	薬剤名 一般名	薬剤名 商品名	略語	剤形	適応	主な代謝排泄経路	主な有害事象
アルキル化薬	シクロホスファミド	エンドキサン®	CPA	注射	（多剤併用の条件つきで胃がん，膵がん，肝がん，結腸がんに使用）	腎排泄	骨髄抑制[*1]，脱毛，悪心・嘔吐，出血性膀胱炎[*1]など
白金製剤	シスプラチン	ランダ®，ブリプラチン®，シスプラチン®など	CDDP	注射	食道がん，胃がん，胆道がん	腎排泄	悪心・嘔吐，食欲不振，骨髄抑制，腎機能障害[*1]など
	オキサリプラチン	エルプラット®	L-OHP	注射	結腸・直腸がん，切除不能な膵がん	腎排泄	末梢神経障害[*1]，食欲不振，悪心・嘔吐，骨髄抑制など
	ネダプラチン	アクプラ®	254-S, NDP	注射	食道がん	腎排泄	骨髄抑制[*1]，悪心・嘔吐，食欲不振，腎機能障害など
代謝拮抗薬	メトトレキサート	メソトレキセート®	MTX	注射	胃がん	腎排泄	悪心・嘔吐，食欲不振，骨髄抑制[*1]，腎機能障害[*1]など
	フルオロウラシル	5-FU®	5-FU	注射	胃がん，食道がん，肝がん，結腸・直腸がん，膵がん，切除不能進行・再発胃がん	肝代謝，腎排泄	消化器症状[*1]，白血球減少[*1]など
	テガフール・ウラシル配合	ユーエフティ®	UFT	カプセル，顆粒	胃がん，結腸・直腸がん，肝がん，胆嚢・胆管がん，膵がん	肝代謝，腎排泄	下痢，倦怠感，悪心・嘔吐など
	テガフール・ギメラシル・オテラシルカリウム配合	ティーエスワン®	TS-1, S-1	錠，カプセル，OD錠	胃がん，結腸・直腸がん，膵がん，胆道がん	肝代謝，腎排泄	骨髄抑制[*1]，消化器症状[*1]，口内炎など

表1 消化器がん化学療法で使用される主な殺細胞性抗悪性腫瘍薬（つづき）

分類	薬剤名（一般名）	薬剤名（商品名）	略語	剤形	適応	主な代謝排泄経路	主な有害事象
代謝拮抗薬（つづき）	ドキシフルリジン	フルツロン®	5-DFUR	カプセル	胃がん、結腸・直腸がん	肝代謝、腎排泄	下痢、白血球減少、食欲不振など
	カペシタビン	ゼローダ®	CAP	錠	進行再発結腸・直腸がん	肝代謝、腎排泄	手足症候群、骨髄抑制、悪心など
	ゲムシタビン塩酸塩	ジェムザール®	GEM	注射	膵がん、胆道がん	腎排泄	骨髄抑制[*1]、食欲不振、悪心など
	トリフルリジン・チピラシル塩酸塩	ロンサーフ®	FTD, TPI	錠	治癒切除不能な進行・再発結腸・直腸がん（標準的な治療が困難な場合に限る）	尿中	白血球減少、好中球減少、ヘモグロビン減少、悪心、食欲減退、疲労など
微小管阻害薬	パクリタキセル	タキソール®	PTX	注射	胃がん	肝代謝、胆汁排泄	骨髄抑制[*1]、脱毛、末梢神経障害[*1]など
	パクリタキセル（アルブミン懸濁型）	アブラキサン®	nab-PTX	注射	胃がん、食道がん	肝代謝、胆汁排泄	脱毛、末梢神経障害、骨髄抑制など
	ドセタキセル水和物	タキソテール®	DTX	注射	胃がん、食道がん	肝代謝、胆汁排泄	骨髄抑制[*1]、食欲低下、悪心・嘔吐など
トポイソメラーゼ阻害薬	イリノテカン塩酸塩水和物	トポテシン®、カンプト®	CPT-11	注射	切除不能・再発胃がん、切除不能・再発結腸・直腸がん、切除不能な膵がん	肝代謝、胆汁排泄	骨髄抑制[*1]、下痢[*1]、悪心・嘔吐、食欲低下など
抗がん性抗生物質	マイトマイシンC	マイトマイシン®	MMC	注射	胃がん、肝がん、結腸・直腸がん	腎排泄	骨髄抑制[*1]、食欲不振など

[*1] 用量制限毒性：抗がん剤の投与量をこれ以上増量できない理由となる毒性のこと．

（日本病院薬剤師会監：抗悪性腫瘍剤の院内取扱い指針 抗がん薬調製マニュアル．第2版．じほう；2009、医療用医薬品の添付文書情報〈http://www.info.pmda.go.jp/〉、岡元るみ子、佐々木常雄編：がん化学療法 副作用対策ハンドブック．羊土社；2010、国立がん研究センター内科レジデント編：がん診療レジデントマニュアル．第5版．医学書院；2010を参考に作成）

消化器がん化学療法で使用される主な薬剤

殺細胞性抗悪性腫瘍薬（表1）

　従来より抗がん剤とよばれてきた薬剤であり、がんの増殖を伴うDNA合成や細胞分裂を阻害する作用をもつために「殺細胞性抗がん剤」ともいわれる．アルキル化薬、白金製剤、代謝拮抗薬、微小管阻害薬、トポイソメラーゼ阻害薬、抗腫瘍性抗菌薬、ホルモン療法薬などに分類される．

分子標的治療薬（表2）

　分子標的治療薬は、腫瘍細胞の増殖・浸潤・転移に関与する特定の分子を標的とし、がん細胞の増殖を抑えるはたらきをもつ．治療薬で、モノクローナル抗体（一般名の語尾が -mab マブ）と小分子化合物（一般名の語尾が -ib イブ）に分類される．モノクローナル抗体は図に示したピンクの部分が多いほどヒト抗体の割合が多く、より安全に投与することができる（図1）．

表2 消化器がん化学療法で使用される主な分子標的治療薬

分類		薬剤名 一般名	薬剤名 商品名	剤形	標的分子	適応	主な有害事象
モノクローナル抗体	キメラ抗体	セツキシマブ	アービタックス®	注射	EGFR（ヒト上皮細胞増殖因子受容体）	EGFR陽性の切除不能進行再発結腸・直腸がんのK-ras遺伝子野生型	皮膚障害，消化器症状，口内炎，低マグネシウム血症など
	ヒト化抗体	トラスツズマブ	ハーセプチン®	注射	HER2（ヒト上皮細胞増殖因子受容体2型）	HER2陽性の切除不能進行再発胃がん	インフュージョンリアクション，発熱，悪寒など
		ベバシズマブ	アバスチン®	注射	VEGF（血管内皮増殖因子）	切除不能進行再発結腸・直腸がん	高血圧，出血，蛋白尿，過敏症，消化管穿孔など
	完全ヒト抗体	パニツムマブ	ベクティビックス®	注射	EGFR（ヒト上皮細胞増殖因子受容体）	K-ras遺伝子野生型の切除不能進行再発結腸・直腸がん	皮膚障害，低マグネシウム血症，口内炎など
小分子化合物		エルロチニブ	タルセバ®	カプセル	EGFR（ヒト上皮細胞増殖因子受容体）	切除不能膵がん	皮膚障害，下痢，口内炎，間質性肺炎[*2]など
		ソラフェニブ	ネクサバール®	錠	VEGF（血管内皮増殖因子），PDGF（血小板由来成長因子），MAPキナーゼ（リン酸化酵素の一つ）	切除不能肝細胞がん	手足症候群[*2]，発疹，膵酵素の上昇，脱毛，下痢，出血[*2]など
		エベロリムス	アフィニトール®	錠	mTOR（哺乳類ラパマイシン標的蛋白質）	膵神経内分泌腫瘍	口内炎，発疹，間質性肺炎など
		レゴラフェニブ	スチバーガ®	カプセル	腫瘍や血管新生に関する複数のプロテインキナーゼ	切除不能進行再発結腸・直腸がん	手足症候群，高血圧，下痢など

[*2] 用量制限毒性．
（日本病院薬剤師会監：抗悪性腫瘍剤の院内取扱い指針 抗がん薬調製マニュアル．第2版．じほう；2009，医療用医薬品の添付文書情報〈http://www.info.pmda.go.jp/〉，岡元るみ子，佐々木常雄編：がん化学療法 副作用対策ハンドブック．羊土社；2010，国立がん研究センター内科レジデント編：がん診療レジデントマニュアル．第5版．医学書院；2010 を参考に作成）

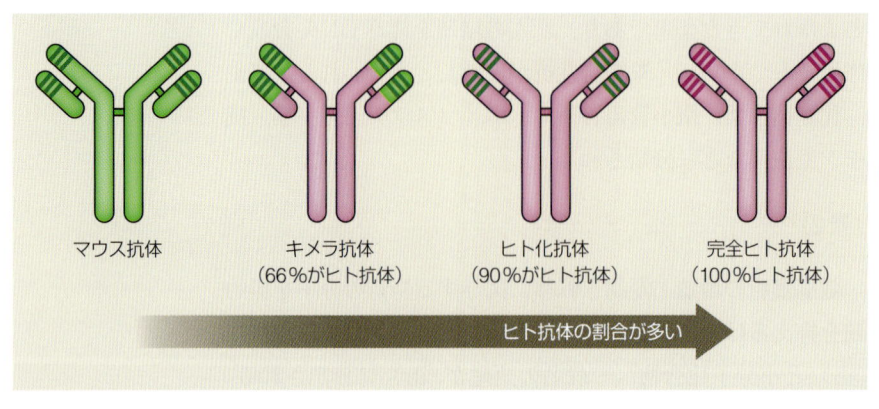

図1 モノクローナル抗体の種類

マウス抗体　キメラ抗体（66％がヒト抗体）　ヒト化抗体（90％がヒト抗体）　完全ヒト抗体（100％ヒト抗体）

ヒト抗体の割合が多い

（中外製薬ホームページ：モノクローナル抗体の種類とは？．http://chugai-pharm.info/hc/ss/bio/antibody/antibody_p13.html より）

（長岡優紀子）

2 消化器がん化学療法における有害事象とその対応

　化学療法で使用される殺細胞性抗悪性腫瘍薬や分子標的治療薬には，さまざまな有害事象の発現が想定される．それぞれの症状には好発時期があり，その病態を理解したうえで適切なマネジメントを行う必要がある（図1, 2）．

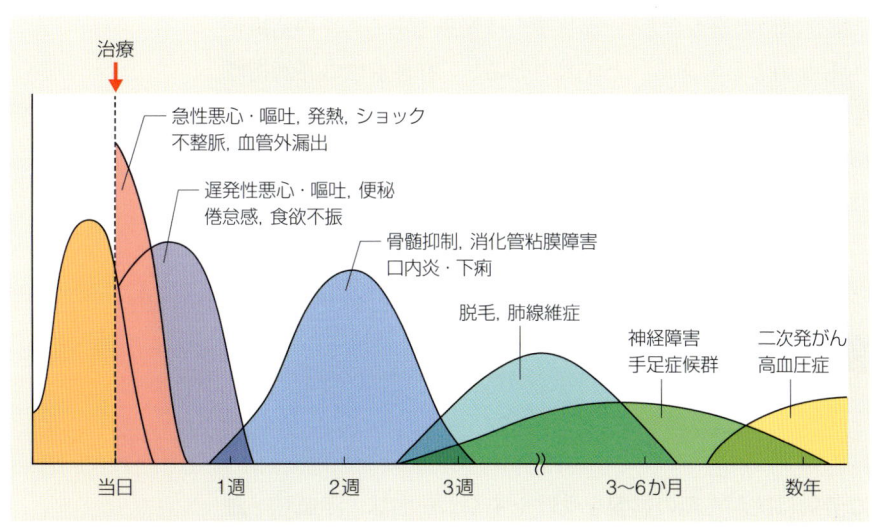

図1　主な有害事象の好発時期
（岡元るみ子，佐々木常雄編：がん化学療法副作用対策ハンドブック．羊土社；2010. p.31 より）

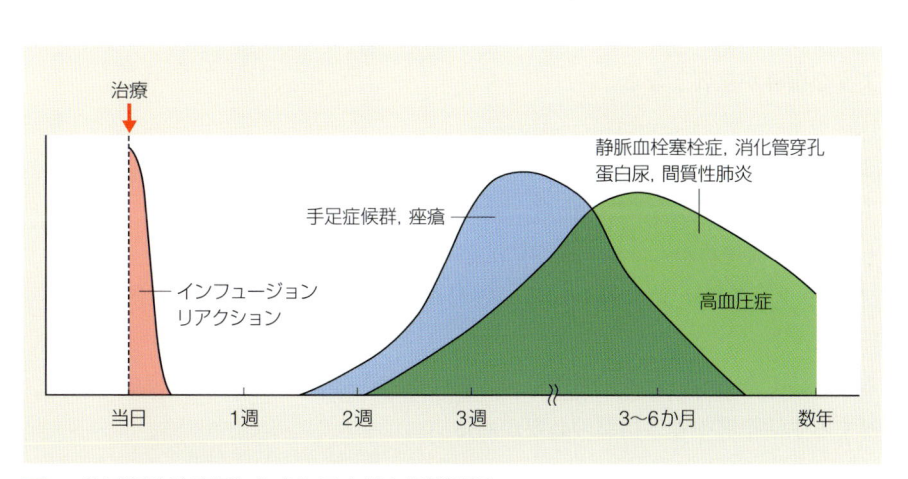

図2　分子標的治療薬にみられる症状と好発時期
（岡元るみ子，佐々木常雄編：がん化学療法副作用対策ハンドブック．羊土社；2010. p.31 より）

表1 CTCAEのGrade

Grade 1	軽症：無症状または軽度の症状．治療を要さない
Grade 2	中等症：最小限，局所的または非侵襲的な治療を要する
Grade 3	重症または医学的に重大であるが，ただちに生命を脅かすことはない
Grade 4	生命を脅かす転帰：緊急処置を有する
Grade 5	有害事象による死亡

（臨床研究情報センター：CTCAE 有害事象共通用語規準 閲覧・検索システム．https://sae-rep.tri-kobe.org/search-ctcae-attention.jsp より）

有害事象とは

　有害事象は，治療・手技の実施と時間的に関連する，あらゆる好ましくない，意図しない徴候（臨床検査値の異常も含む），症状または疾患である．その治療・手技と関連することもしないこともある，と定義される[1]．有害事象の評価指標には，「有害事象共通用語規準（Common Terminology Criteria for Adverse Events）v4.0 日本語訳 JCOG 版（CTCAE v4.0-JCOG）」が利用される．Grade とは有害事象の重症度のことで，5段階に分類される（表1）．カテゴリーごとの詳細な規準については，JCOG（日本臨床腫瘍研究グループ）のホームページ（http://www.jcog.jp/）などで閲覧できる．

主な有害事象とその対応

骨髄抑制

　細胞分裂がさかんな骨髄は抗がん剤の影響を受けやすく，白血球・赤血球・血小板が減少する．程度の差はあるが，化学療法を受ける患者のほとんどにみられる有害事象で，致命的な状態に発展する危険がある．血球数最低値期をナディア（nadir）という．患者が自分の血液データに興味をもち，血球数減少期に適切なセルフケアができるような指導が重要となる．

●赤血球減少

　抗がん剤の影響による赤血球減少に伴いヘモグロビン（Hb）が低下し貧血を起こす．赤血球の寿命は90〜120日と長いことから，治療後6週くらいまでは減少を認めないことも多い[2]．消化器がんでは，代謝拮抗薬（フルオロウラシル，メトトレキサート，ゲムシタビンなど）でみられる．固形がんの場合は，Hb 7 g/dL が輸血の目安となる[3]．

　起立性低血圧によるめまいでふらついたり，労作時の息切れや疲れを感じやすいなど，貧血症状に対する生活指導や食事指導の必要がある．

●好中球減少

　好中球は白血球の60〜70％を占め，外部から侵入してきたウイルスや細菌か

ら身体を守る．白血球の寿命は数時間〜2，3日と短いことから化学療法の影響を受けやすい．一般に7〜14日でナディアとなる．この時期には，発熱性好中球減少症（febrile neutropenia：FN）に注意が必要となる．発熱性好中球減少症とは，好中球数が500/μL未満，または1,000/μL未満で48時間以内に500/μL未満に減少すると予測される状態で，腋窩温37.5℃以上（口腔内温38℃以上）の発熱を生じた場合，と定義される[4]．細菌や真菌による感染症のリスクが高い．

外来化学療法患者にはあらかじめ経口抗菌薬を処方し，発熱時の対応について指導を行っておく必要がある．患者には感染予防行動（手洗い，うがい，外出時には人ごみを避けマスクを着用する）の励行や，皮膚や粘膜など，感染を起こしやすい経路を説明し，清潔を保つこと，食べ物や居住空間などにも注意することなどを指導する．

● 血小板減少

血小板の寿命は3〜10日で，一般に白血球と同時期に減少する[2]．固形がんの場合，2万/μL未満で出血傾向を認めるため，血小板輸血が行われる[3]．

患者には，血液の凝固機能が低下していることを説明し，出血しないような生活を送ることや止血の方法などを指導しておく必要がある．

消化器症状

● 悪心・嘔吐

悪心・嘔吐は，延髄にある嘔吐中枢が刺激されることにより起こり，第四脳室の化学受容体引き金帯（chemoreceptor trigger zone：CTZ）を介するものと，上部消化管に存在するセロトニン受容体（$5HT_3$）を介する経路がある[5]．化学療法に伴う悪心・嘔吐をCINV（chemotherapy induced nausea and vomiting）という．

悪心・嘔吐は，急性悪心・嘔吐，遅発性悪心・嘔吐，予期性悪心・嘔吐に分類される（表2）．

表2 がん化学療法に伴う悪心・嘔吐の種類

分類	定義	目標
急性悪心・嘔吐	投与後24時間以内に発症する	薬剤の催吐性リスクに応じて適切に制吐薬を使用して，発症しないように積極的に予防する
遅発性悪心・嘔吐	投与後24時間以降にみられ，2〜5日程度続く	急性悪心・嘔吐のコントロールが不十分な場合に発症しやすいことから，急性悪心・嘔吐を積極的に予防する
予期性悪心・嘔吐	化学療法を受けて悪心・嘔吐を経験した患者が，「条件づけ」の機序で大脳皮質や中枢神経を介して発症する．例えば，治療前日や当日に治療のことを考えると気分が悪くなったり，外来化学療法を受けている患者が治療室に入った途端に気分が悪くなる，などがある	急性悪心・嘔吐の完全制御により，悪心・嘔吐を経験させないようにする

（日本癌治療学会編：制吐薬適正使用ガイドライン2010年5月．金原出版；2010．p.25, 29, 45より）

悪心・嘔吐のリスクファクターには，女性，50歳未満，アルコール摂取歴のない患者，PS（Performans Status）[1]が悪い患者，化学療法に対する不安が強い患者，妊娠悪阻を経験している患者，乗り物酔いしやすい患者などがあげられ，放射線療法の併用療法や疼痛コントロールも悪心・嘔吐を誘発する原因となる．

悪心・嘔吐への対応は，薬剤の催吐性リスクに従って適切に制吐薬を使用し，急性および遅発性悪心・嘔吐を積極的に予防することが重要である．症状の評価にはCTCAE v4.0を使用する．抗がん剤の催吐性リスクは表3に示すとおり，高度，中等度，軽度，最小度の4つに分類される[5]．

[1]「化学療法を受ける消化器がん患者の看護」の表1：p.236参照．

● 便秘・下痢

便秘とは，通常その人の排便習慣よりも著しく排便回数が減少した状態をいう．化学療法においては，抗がん剤の種類によっては自律神経系が影響を受けたり（消化器がんではタキサン系），5HT$_3$受容体拮抗薬などの制吐薬が腸管蠕動を抑制したりすることにより，便秘になりやすい．また，抗がん剤が代謝され胆汁とともに便へ排泄される薬剤（パクリタキセル，ドセタキセル，イリノテカンなど）の場合，便秘はその排泄を遅らせることから副作用が増強する可能性が考えられ，緩下薬などで速やかに解消する必要がある．

一方，下痢は，糞便中の水分が増加し便が軟化することをいう．抗がん剤の投与によって副交感神経が活性化することにより投与後24時間以内に発症するコリン作動性による早発性の下痢と，それ以降に発症する腸管粘膜障害による遅発性の下痢がある．イリノテカン（トポテシン®など）やフッ化ピリミジン系（フルオロウラシル〈5-FU®〉やテガフール・ギメラシル・オテラシルカリウム配合〈TS-1®〉）などにより起こる．

下痢は脱水や電解質異常をまねき，PSの低下のみならず骨髄抑制の時期と重なれば腸内細菌が血中へ移行し敗血症のリスクとなることから，整腸剤をベースにロペラミドなどの止痢剤を内服することで速やかに対処する必要がある．

● 口内炎

口内炎は，口腔内に現れる粘膜の炎症性病変で，抗がん剤投与後数日～10日ごろに発生する．原因には，化学療法で使用する薬剤により粘膜が直接破壊されることから起こるものと，好中球減少に伴う口腔感染症がある．

通常の抗がん剤投与時の口内炎の発症頻度は約30～40％で，消化器がんでは，カペシタビン（ゼローダ®），フルオロウラシル（5-FU®），ゲムシタビン（ジェムザール®），パクリタキセル（タキソール®），ドセタキセル（タキソテール®），イリノテカン（トポテシン®），エルロチニブ（タルセバ®），エベロリムス（アフィニトール®），パニツムマブ（ベクティビックス®），セツキシマブ（アービタックス®）などがある．

口内炎は痛みによる苦痛のみならず経口摂取量の低下を引き起こし患者のQOLを著しく低下させることから，歯科医，薬剤師，栄養士らと協働しながら，

表3 消化器がんの治療で使用する主なレジメンと催吐性リスク

リスク	概念	レジメン	対象疾患	薬剤
高度リスク	急性・遅発性とも90％以上	5-FU＋CDDP	食道がん	・高度リスク：NK1受容体拮抗薬のアプレピタント（イメンド®）もしくはホスアプレピタントメグルミン（プロイメンド®），5-HT₃受容体拮抗薬（グラニセトロン塩酸塩，アザセトロン塩酸塩，パロノセトロン塩酸塩など），デキサメタゾン12 mg（注射薬9.9 mg）の3剤を併用する ・アプレピタントは通常3日間内服するが，最大5日間まで追加処方できる
		S-1（経口）＋CDDP	胃がん	
		GEM＋CDDP	胆道がん	
中等度リスク	急性が30～90％以上で，遅発性も問題となりうる	FOLFOX療法	大腸がん	・中等度リスク：5-HT₃受容体拮抗薬と，デキサメタゾン8～12 mg（注射薬6.6～9.9 mg）の2剤併用とするが，消化器がんではイリノテカン塩酸塩水和物を含むレジメンではアプレピタントの併用が推奨され，その場合はデキサメタゾンを4～6 mg（注射液3.3～4.95 mg）へ減量する
		FOLFIRI療法	大腸がん	
		XELOX療法	大腸がん	
		CPT-11	大腸がん，胃がん	
		イマチニブ（経口）	消化管間葉系腫瘍	
軽度リスク	急性が10～30％で，遅発性は問題とならない	5-FU＋l-LV	大腸がん，胃がん	・デキサメタゾン4～8 mg（注射薬3.3～4.95 mg）の単剤投与か，プロクロルペラジン（ノバミン®），メトクロプラミド（プリンペラン®），ロラゼパム（ワイパックス®），プロトンポンプ阻害薬，H₂受容体拮抗薬を使用する
		MTX＋5-FU	胃がん	
		GEM	膵がん，胆道がん	
		PTX	胃がん	
		DTX	胃がん，食道がん	
		経口フッ化ピリミジン（経口）（S-1，UFT，カペシタビンなど）	胃がん，大腸がん，膵がん，胆道がん	
最小度リスク	急性が10％以下のため，遅発性は問題とならない	ベバシズマブ	大腸がん	・基本的には不要
		セツキシマブ	大腸がん	
		ソラフェニブ（経口）	肝がん	

解説：消化器がんのキードラッグはフッ化ピリミジン系薬剤であり，単剤あるいはそれを含む併用療法が標準療法として使用される．CDDPを含む併用療法は高度（催吐性）リスク，イリノテカン，オキサリプラチンを使用したレジメンは中等度リスク，その他は軽度・最小度リスクとして対応する．

（日本癌治療学会編：制吐薬適正使用ガイドライン2010年5月．金原出版：2010. p.70 より）

5-FU：フルオロウラシル，CDDP：シスプラチン，S-1：テガフール・ギメラシル・オテラシルカリウム配合，GEM：ゲムシタビン，FOLFOX：フルオロウラシル＋レボホリナートカルシウム＋オキサリプラチン，FOLFILI：フルオロウラシル＋レボホリナートカルシウム＋イリノテカン，XELOX：オキサリプラチン＋カペシタビン，CPT-11：イリノテカン，l-LV：レボホリナートカルシウム，MTX：メトトレキサート，PTX：パクリタキセル，DTX：ドセタキセル，UFT：テガフール・ウラシル配合．

積極的な予防を行う．

　口腔ケアは，口腔内の保清と保湿が重要である．口腔ケアはブラッシングとアズレン含嗽液による含嗽を中心に組み立てる．洗口液や保湿ジェルなどを活用してもよい．口内炎ができてしまった場合には，含嗽後にトリアムシノロンアセトニド（ケナログ®）やデキサメタゾン（デキサルチン®）の口腔用軟膏を使用したり，痛みが強い場合には生理食塩液や局所麻酔薬を混ぜたもので含嗽したりするなど，主治医と相談しNSAIDsや経口モルヒネ薬などの鎮痛薬を使用するとよ

なお，フルオロウラシル（5-FU®）の急速静注時の口腔冷却法（クライオセラピー）は有効性が認められ[6]，FOLFIRI療法では有用である．ただし，オキサリプラチン（エルプラット®）を含むFOLFOX療法では，急性の末梢神経症状を誘発するため使用しない．

神経毒性

●末梢神経障害（peripheral neuropathy：PN）

　末梢神経には感覚神経と自律神経があるが，末梢神経障害は，これらの神経のはたらきが悪くなることにより起こる障害をいう．消化器がんの化学療法で使用されるパクリタキセル（タキソール®，アブラキサン®），シスプラチン，オキサリプラチン（エルプラット®）などにより発症する．

　症状には急性の症状と薬剤の累積投与量と関連する蓄積性のものがある．末梢神経障害は，薬剤の投与を中止したとしても何か月にもわたり症状が持続する場合も多い．

　現在のところ確立された治療方法はなく，原因薬剤の減量または中止が唯一の治療法となることから，患者が我慢しすぎていないか，日常生活に支障をきたしていないか，QOLが著しく低下していないか，などの継続的な観察と適切な判断が重要となる．

　対症療法として，ビタミン剤，漢方薬，神経障害性疼痛治療薬，抗痙攣薬などが用いられる．

皮膚障害

●分子標的治療薬による皮膚症状

　従来の殺細胞性抗悪性腫瘍薬による皮膚障害とは別に，最近では分子標的治療薬特有の皮膚障害が問題となっている．消化器がんでは上皮成長因子受容体（EGFR）[*1]を標的とした抗EGFR抗体薬に伴う痤瘡様皮疹や爪囲炎などの皮膚障害や，ソラフェニブ（ネクサバール®）やレゴラフェニブ（スチバーガ®）による手足症候群（hand foot syndrome：HFS）の発症頻度が高い．

　分子標的治療薬は，従来の抗がん剤とは異なり，皮膚症状の発現がそもそも薬剤の作用の一端と考えられており，皮膚障害の発現が効果の指標となっている．つまり，現状では避けることが難しい皮膚障害をコントロールしながら治療を継続していくことが重要であり，そのためには，皮膚科医，皮膚・排泄ケア認定看護師，薬剤師らによる継続的なサポートが必須となる．

　皮膚障害の予防には，皮膚の清潔を保つこと，保湿剤（ヘパリン類似物質〈ヒルドイド®軟膏〉など）を使用し皮膚を保護すること，皮膚への物理的な刺激をできるだけ除去すること，がポイントとなる．また，ミノサイクリン塩酸塩（ミノマイシン®）の予防投与や，皮膚症状に合わせてステロイド薬の外用を行う．

表4　消化器がんで使用される薬剤による脱毛の程度

脱毛の程度	一般名（商品名）
高度	パクリタキセル（タキソール®），パクリタキセル（アルブミン懸濁型）（アブラキサン®），ドセタキセル（タキソテール®），イリノテカン（トポテシン®，カンプト®）
中等度	メトトレキサート（メトトレキセート®）
軽度	シスプラチン（シスプラチン®，ブリプラチン®，ランダ®），フルオロウラシル（5-FU®），ゲムシタビン（ジェムザール®），テガフール・ギメラシル・オテラシルカリウム配合（ティーエスワン®）

（サバイバーシップホームページ：主な抗がん剤の種類と脱毛の程度．http://survivorship.jp/datsumou/know/03/index.html を参考に作成）

分子標的治療薬の皮膚症状は，痛みや痒みなどの身体的苦痛もさることながら，外見の変化が患者に与える精神的ストレスも大きく，治療を続けるモチベーションに影響を与えることも少なくない．患者が皮膚障害をマネジメントするためのスキンケアを獲得し継続していくとともに，皮膚症状と折り合いをつけながら生活していかれるような精神的サポートも重要となる[7,8]．

[*1] 上皮成長因子受容体（epidermal growth factor receptor：EGFR）：皮膚，毛包，爪などの正常細胞の増殖や分化に関与し，がん細胞の増殖にもかかわっているとみられる遺伝子．

● **脱毛**

毛母細胞は細胞分裂が活発に行われているため，抗がん剤の影響を受けやすく，抗がん剤投与後は脱毛を起こしやすい．脱毛を起こしやすい抗がん剤を**表4**に示す．

通常，治療開始後2～3週で発症するが，抗がん剤による脱毛は一時的で，治療終了後は3か月くらいで生え始め，およそ8か月～1年程度でショートヘアくらいまでに回復する．髪の量・色・質などが治療前と異なる場合もある．

脱毛は患者に与える精神的・社会的苦痛が大きく，すぐには受け入れ難い問題である．そうした患者の苦痛に寄り添いながらも，ウイッグ，帽子，バンダナなど，患者の生活スタイルに合った適切な物を，脱毛が出現する前までに準備ができるよう支援していく必要がある．医療用かつらは高額な場合が多いが，現在のところ医療費控除の対象にはなっていない．一方で，無償貸与を行っている団体，割り引き制度を設けているメーカー，レンタルなどもある．

全身倦怠感（倦怠感・疲労）

全身倦怠感は，がんとがんの治療に伴った主観的で持続的な身体的・情緒的疲労感をいい[9]，すべての抗がん剤が原因となる可能性がある．睡眠などの休息と活動のバランスの調整，散歩やヨガなどの軽い運動の導入，気分転換やリラクセーション，栄養，薬物療法や漢方薬などの投与も検討される．

味覚障害

味覚異常とは，何らかの原因で味覚の障害が生じ，味の感じ方に異常をきたす

ことをいう．化学療法における味覚障害の原因として，味蕾や味細胞への直接作用，亜鉛欠乏，口内炎や舌苔の付着，唾液の減少などが考えられる[10]．患者からは，味がしない，金属の味がする，砂を噛む感じがする，甘み，塩辛さ，苦みといった特定の味覚を強く感じたりまたは感じにくかったり，思っていた味がしないなどの訴えが聞かれる．

　味覚異常は患者の食欲を低下させ，食べる楽しみを奪い，ストレスを高め，QOL の低下をまねく．また，家事を担う女性の場合は味見ができないため支障をきたす．亜鉛欠乏の場合は経口的に補給するが，他には有効な改善策がない．長期に及ぶ治療が想定される患者の場合は，味覚障害とつきあって生活していけるように，食べやすい味付け，温度，形態，香りなど個別の対策について話し合ったり，栄養士による専門的なサポートなども積極的に活用したりしていく．

その他

　臓器障害（心臓，肺〈特に間質性肺炎〉，肝臓，腎臓など），臨床検査データの異常，目の症状，高血圧，蛋白尿，消化管穿孔，血栓といった多彩な症状がみられる▶2．

▶2 「消化器がん化学療法の基礎知識」の表 1，2：p.236, 238 参照．

（長岡優紀子）

● 文献
1) 日本臨床腫瘍学会編：新臨床腫瘍学―がん薬物療法専門医のために．改訂第 3 版．南江堂；2012．
2) 佐藤禮子監訳，日本がん看護学会翻訳ワーキンググループ訳：がん化学療法・バイオセラピー看護実践ガイドライン．医学書院；2009．
3) 国立がん研究センター内科レジデント編：がん診療レジデントマニュアル．第 5 版．医学書院；2011．
4) 日本臨床腫瘍学会編：発熱性好中球減少症（FN）診療ガイドライン．南江堂；2012．
5) 日本癌治療学会編：制吐薬適正使用ガイドライン 2010 年 5 月．金原出版；2010．
6) 厚生労働省平成 21 年 5 月：重篤副作用疾患別対応マニュアル 抗がん剤による口内炎．http://www.mhlw.go.jp/topics/2006/11/dl/tp1122-10l.pdf
7) 三重大学医学部皮膚科：分子標的薬皮膚障害対策マニュアル 2011．http://derma.medic.mie-u.ac.jp/doc/rashmanual1.pdf
8) 医療安全推進者ネットワーク：分子標的薬治療に高率で随伴する皮膚障害～安易な休薬は禁物，対策に不可欠な連携の築き方とは．http://www.medsafe.net/contents/recent/152bunshi.html
9) 岡元るみ子，佐々木常雄編：がん化学療法 副作用対策ハンドブック．羊土社；2010．
10) 荒尾晴恵，田墨恵子：スキルアップ がん化学療法看護―事例から学ぶセルフケア支援の実際．日本看護協会出版会；2010．

3 化学療法を受ける消化器がん患者の看護

導入時の情報収集

- 臨床診断・病理組織診断
- 患者の全身状態
  ① 患者の日常生活の制限の程度を示す尺度（Performance Status：PS，**表1**）が0～2を維持している．高齢であることは治療の対象外とはならず，加齢に伴う臓器機能の低下などを考慮する．
  ② 主要臓器（骨髄，肝臓，腎臓，心臓，肺）の状態．
  ③ 栄養状態．
  ④ 身長，体重．
  ⑤ 既往症，アレルギー，重篤な合併症，間質性肺炎の有無．
- 適切なインフォームドコンセントに基づく患者本人からの同意の有無
- 説明内容の確認（治療目的，患者・家族の反応など）．
- 同意書の確認．

表1 ECOG（Eastern Cooperative Oncology Group）のPerformance Status（PS）の日本語訳

Score	定義
0	全く問題なく活動できる 発病前と同じ日常生活が制限なく行える
1	肉体的に激しい活動は制限されるが，歩行可能で，軽作業や座っての作業は行うことができる 例）軽い家事，事務作業
2	歩行可能で自分の身の回りのことはすべて可能だが作業はできない 日中の50％以上はベッド外で過ごす
3	限られた自分の身の回りのことしかできない 日中の50％以上をベッドか椅子で過ごす
4	全く動けない 自分の身の回りのことは全くできない 完全にベッドか椅子で過ごす

出典 Common Toxicity Criteria, Version2.0 Publish Date April 30, 1999
http://ctep.cancer.gov/protocolDevelopment/electronic_applications/docs/ctcv20_4-30-992.pdf
（JCOG ホームページ：ECOG の Performance Status（PS）の日本語訳．http://www.jcog.jp/doctor/tool/C_150_0050.pdf より）

- その他の患者背景（身体的，社会的，精神的，スピリチュアルの側面から情報収集）
- レジメン[*1]

[*1] レジメン：用法・用量・治療期間・支持療法などが時系列に記された治療計画書で，治療に必要な情報や指示が記載されている．一般に，診療科から申請されたレジメンは検討委員会などで検討され，承認後に薬剤部で一括管理される．

実施前の看護

主治医による診察内容と化学療法の許可

① バイタルサイン，血液検査の結果の把握，経口摂取の状況．
② 治療効果判定：定期的に画像検査が行われ，世界共通規準である RECIST（Response Evaluation Criteria in Solid Tumors）に基づき，標的病変と非標的病変の変化および新病変の有無により総合的に判定される（表2）．
③ 患者の治療意志の確認．

化学療法の指示受けと薬剤の調製

- レジメンの確認

　日付，患者氏名，投与内容，投与量，投与経路，支持療法，何コース目の治療か，休薬期間は適正か，身長・体重は正確か（体表面積の計算に必要）など．

- 抗がん剤の調製

　がんの治療に使用される薬剤は危険薬剤[*2]として取り扱われる．抗がん剤は，がん細胞に対しては抗がん作用を示すが，ヒトの正常細胞に対しては変異原性（突然変異を引き起こす性質），催奇形性，発がん性を有するものが多く，抗がん剤を取り扱う際には曝露対策が必要となる．抗がん剤の調製は「注射剤・抗がん薬無菌調製ガイドライン」（日本病院薬剤師会監．薬事日報社；2008）などに従い，薬剤師により行われることが望ましい．

[*2] 危険薬剤（hazardous drugs）：潜在的な健康リスクのために特別な扱いを必要とする薬剤．

表2 RECIST の標的病変の判定基準

完全奏効（complete response：CR）	すべての標的病変の消失．標準病変とした全てのリンパ節病変の短軸径が 10 mm 未満に縮小
部分奏効（partial response：PR）	ベースライン径和を基準に標的病変の径和が 30％以上減少
進行（progressive disease：PD）	試験中の最小径和を基準に標的病変の径和が 20％以上増加し，かつ絶対値も 5 mm 以上増加
安定（stable disease：SD）	経過中の最小径和を基準に PR に相当する縮小がなく，PD に相当する増大がない

（国立がん研究センター内科レジデント編：がん診療レジデントマニュアル．第6版．医学書院；2013．p.28 より）

● 初回治療以外の場合

有害事象の grading を行い，セルフケア支援を行う．特に，外来化学療法の場合は，在宅療養を送るにあたり調整すべきことはないか，仕事や家事との両立はできているか，困っていることはないか，などを確認する．

経口抗がん剤を含むレジメンの場合

患者の服薬アドヒアランス*3 を確認する．

*3 アドヒアランス：患者が積極的に治療方針の決定に参加し，それに従って治療を受けること．

血管確保

● 末梢静脈ライン

消化器がんの抗がん剤の主たる投与経路には，末梢静脈ラインと中心静脈ラインがある．抗がん剤の血管確保は医師により行われる施設もあるが，当院（虎の門病院）では看護師が行う場合は院内の実施基準に従い，虎の門病院静脈注射実施資格取得ナース（IVナース）*4 の認定を受けている看護師が行う．穿刺部位は図1を参考に，穿刺部位が観察できるように固定する．

*4 臨床経験2年目以上のナースで，当院の「基本的看護実践マニュアル」における注射関連7項目のeラーニングテスト（一部実技試験を含む）に合格後，「静脈注射」のeラーニングテストならびに実技テストに合格した者をいう．2年ごとに資格を更新する．IVナースは当院の「静脈注射実施マニュアル第3版」に則り業務を行う．

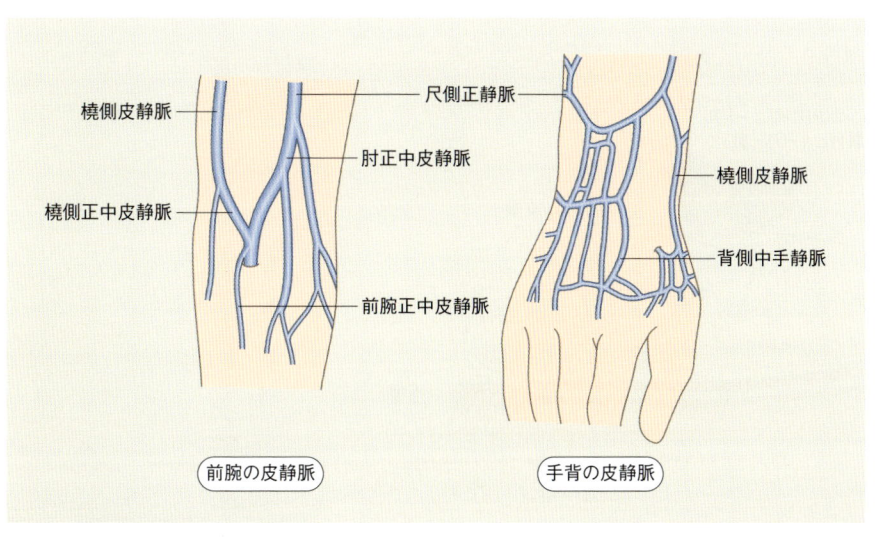

図1 右前腕・右手背の皮静脈
（虎の門病院：静脈穿刺マニュアルより）

末梢静脈ラインの確保のポイント

好ましい部位	避けるべき部位	注意点
・可能であれば利き腕とは反対の腕 ・前腕の太く固定しやすい血管 ・平らな部位	・可能であれば利き腕 ・肘，手背，手首も可能な限り避ける ・細い，硬い，蛇行している血管 ・何度も使用している，痛みがある血管など ・同じ日に穿刺を行った部位 ・穿刺が制限される血管や腕（シャントの有無，手術の既往，リンパ浮腫など）	・動脈や神経の走行に注意する ・過去に血管外漏出の既往がある場合は注意する ・血管確保に失敗した場合は反対側か，その部位から中枢側で穿刺する

● 皮下埋め込み型ポート（CVポート）（図2）

　中心静脈カテーテルを留置し化学療法を行うこともある．鎖骨下の静脈からカテーテルを挿入し，皮下に埋め込まれたポートに専用の針（ヒューバー針）を穿刺し使用する．

　大腸がんで使用するFOLFIRI（フォルフィリ）療法やFOLFOX（フォルフォックス）療法，末梢静脈からの血管確保が困難な患者，起壊死性抗がん剤を投与する患者などに使用される．

　ヒューバー針の穿刺は施設により医師または看護師が行うが，FOLFIRI療法，FOLFOX療法を外来で行う場合はフルオロウラシルの持続投与中の管理や抜針は患者が行わなければならず，患者指導が必要となる．

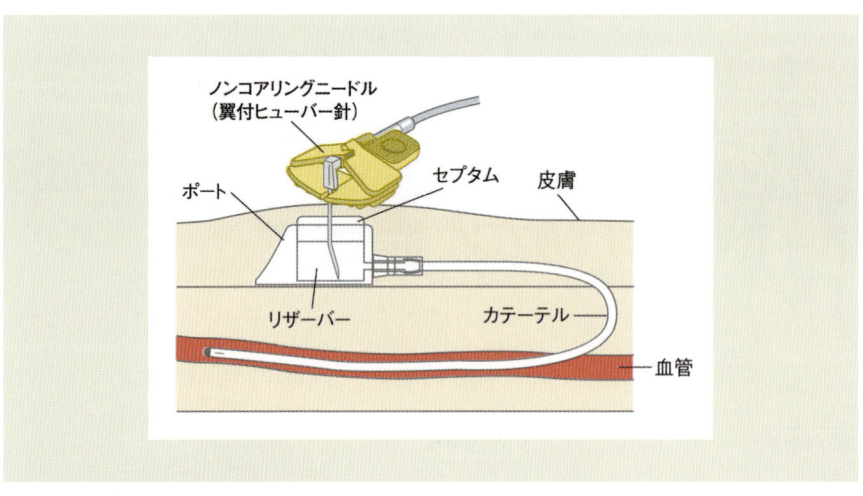

図2　皮下埋め込み型ポート
（株式会社メディコン：化学療法サポート．http://chemo-support.jp/より）

点滴ルートの選択

消化器がんで使用される主な抗がん剤	点滴ルート	理由
パクリタキセル（タキソール®） ドセタキセル（タキソテール®） パニツムマブ（ベクティビックス®）	DEHP[*5]フリーまたはPVCフリー	可溶化剤（ポリオキシエチレンヒマシ油やポリソルベート80など）が用いられているため
パクリタキセル（タキソール®） パニツムマブ（ベクティビックス®）	0.22μmインラインフィルター付きのルート	結晶が析出するおそれがあるため．ただし，同じパクリタキセルでもアブラキサン®はフィルターの使用が禁止されているため注意する

[*5] DEHP（フタル酸ジ-2-エチルヘキシル）：PVC（ポリ塩化ビニル）を軟らかく保つための可塑剤（材料に柔軟にしたり加工をしやすくするための添加物）で，内分泌攪乱物質として生殖障害などを引き起こす可能性が指摘されている．

輸液ポンプの準備

抗がん剤は，レジメンに則り投与時間や量などを厳守しなければならない．抗がん剤投与に輸液ポンプを使用する場合は，薬剤の特徴を十分アセスメントし，適否を判断する必要がある．

実施中の看護

5Rの確認

投与時は5R：right drug（正しい薬剤），right dose（正しい投与量），right route（正しい経路），right time（正しい時間），right patient（正しい患者）に関連するエラーが起こりやすいため注意する．
①薬剤師，看護師間，患者間によるダブルチェックや指差し確認を行い，PDA（携帯情報端末）による認証を徹底する．
②前投薬の飲み忘れやタイミングに間違いがないか確認する．

急性症状の観察と対処

●悪心・嘔吐

前述したように[1]悪心・嘔吐は可能な限りの予防が重要である．主治医へ報告し，予防投与で使用した薬剤とは異なる5HT$_3$受容体拮抗薬の使用が検討される．また，室温，換気，照明，体位など，少しでもリラックスできるよう配慮する．

[1]「消化器がん化学療法における有害事象とその対応」の項：p.239参照．

●下痢

前述したように[2]，イリノテカン（トポテシン®など）は，投与中にコリン作動性の下痢を起こしやすい．患者に事前に説明しておくとともに，トイレへ行きやすい環境を整えておく．場合によっては主治医へ報告し，抗コリン薬（アストロピン硫酸塩やブチルスコポラミン臭化物〈ブスコパン®〉）の投与を検討する．

[2]「消化器がん化学療法における有害事象とその対応」の項：p.239参照．

表3 殺細胞性抗悪性腫瘍薬の過敏症

一般名（商品名）	原因	前投薬	備考
パクリタキセル（タキソール®）	水にほとんど溶けないために添加されている，ポリオキシエチレンヒマシ油（クレモホール®EL）とアルコール	副腎皮質ホルモン薬とH_1またはH_2受容体拮抗薬	
ドセタキセル（タキソテール®）	水にほとんど溶けないために添加されている，ポリソルベート80とアルコール	副腎皮質ホルモン薬	アルコールフリーの調製が可能である

表4 モノクローナル抗体の投与方法

種類	一般名（商品名）	前投薬	投与方法，注意点
キメラ抗体	ベバシズマブ（アバスチン®）	なし	初回は90分で投与し，忍容性が良好であれば2回目60分，3回目以降は30分で行う
	セツキシマブ（アービタックス®）	抗ヒスタミン薬と副腎皮質ホルモン薬を投与する	初回は120分で投与し，2回目以降は60分で投与する．投与後1時間以内に発症していることから，1時間程度注意して観察する
ヒト化抗体	トラスツズマブ（ハーセプチン®）	なし	初回は90分で，忍容性が良好であれば2回目以降は30分に短縮できる
完全ヒト抗体	パニツムマブ（ベクティビックス®）	なし	

●過敏反応

免疫学的機序によって生じるⅠ型アレルギーと免疫学的機序を介さない輸注反応（インフュージョンリアクション）に大別される．インフュージョンリアクションはモノクローナル抗体投与中から投与後24時間以内に出現する急性期の有害事象である．通常の過敏症に類似した発熱，悪心，頭痛，瘙痒，発疹などがある[1]．消化器がんで使用される薬剤でみると，Ⅰ型アレルギーはパクリタキセル，ドセタキセル，オキサリプラチンなどでみられ，インフュージョンリアクションは分子標的治療薬でみられる．

抗がん剤投与中は，バイタルサインや自覚症状に変化がないか注意深く観察し，少しでも変化があれば速やかに投与を中断し，主治医の指示を受ける．

- タキサン系（表3）：適宜バイタルサインをチェックしながら注意深く観察する．
- オキサリプラチン（エルプラット®）：複数回投与後（6〜8回目くらい）に発症しやすい．一般に，副腎皮質ホルモン薬や抗ヒスタミン薬などが過敏症対策として使用される．何回目の治療なのか確認しておくとともに，患者にも，起こりやすい症状を事前に説明し，注意深く観察する必要がある．
- モノクローナル抗体：前述したような特徴をもつことから[3]，過敏症への対応が重要である（表4）．

[3] 「消化器がん化学療法の基礎知識」の表2：p.238参照．

●血管外漏出（extravasation：EV）の予防と早期発見

血管外漏出は，抗がん剤が血管外へ浸潤あるいは血管外に漏れ出て血管から周

3 化学療法を受ける消化器がん患者の看護

表5 消化器がんで使用する抗がん剤の組織障害別の分類と対処

	起壊死性（vesicant）	炎症性（irritant）	非炎症性（non-vesicant）
定義	少量の漏出でも強い痛みが生じ、腫脹・水疱・壊死などの皮膚障害を起こし、潰瘍を形成する	漏出部位に発赤や痛みを生じるが、潰瘍にはならない	炎症を起こさない
主な薬剤	ドセタキセル パクリタキセル ナブパクリタキセル マイトマイシンC	イリノテカン オキサリプラチン ゲムシタビン シスプラチン フルオロウラシル シクロホスファミド ネダプラチン	メトトレキサート セツキシマブ ベバシズマブ パニツムマブ
対処方法	漏出が疑われる場合はただちに投与を中止 注射針は抜去せず、漏出薬剤と量を確認し、医師に報告（薬剤師に連絡） 漏出量が多い、腫脹が激しい場合は、皮膚科受診を検討 ↓ 点滴ルートからシリンジで3～5mLの抗がん剤あるいは血液を吸引除去 ↓ 注射針を抜去し、漏出部位の輪郭をマーキング ↓ 漏出側を四肢挙上 ↓ 患部を冷却 （ただし、ナベルビン®、オンコビン®、フィルデシン®、エクザール®、エルプラット®、ラステット®は冷やさない） **壊死性抗がん剤** → ソル・コーテフ®を局注 → デルモベート®軟膏を1日2回塗布 → 2～3日後に、症状（痛み、腫脹）があれば皮膚科受診 **炎症性抗がん剤** → デルモベート®軟膏を1日2回塗布 → 2～3日後に、症状（痛み、腫脹）があれば皮膚科受診 **非炎症性抗がん剤**

（虎の門病院：血管外漏出対応マニュアルより）

囲の軟部組織に滲み出ることで、これにより周囲の軟部組織に障害を起こす．末梢静脈からの起壊死性抗がん剤の血管外漏出は有害事象の0.1～6.5％で起きていると報告されている[2]．抗がん剤は、漏出時の組織障害の程度により3つに分類される（表5）．

- 抗がん剤投与前には血液の逆流を確認し、血管内に確実に留置していることを確認する．
- 抗がん剤の投与には時間を厳守しなければならないものもあるが、可能な限り輸液ポンプの使用は控え、自然滴下による投与を行う．

表6 尿中に残留が認められた薬剤と時間

尿中残量が48時間未満の薬剤	イリノテカン，マイトマイシンC，カペシタビン，フルオロウラシル，パクリタキセル，など
5日後に尿中残留が認められた薬剤	シスプラチン
7日後に尿中残留が認められた薬剤	ゲムシタビン，ドセタキセル，など

(Oncology Nursing Society, SAFE HANDLING of Hazardous Drugs, Pittsburgh. ONS；2003. p.28，同書．第2版；2011. p.27-28 より抜粋)

- 投与中は患者にも，刺入部位の発赤，腫脹，疼痛などの漏出の徴候について指導しておくとともに，定期的に観察を行い早期発見に努める．
- 抗がん剤の血管外漏出を発見した場合は速やかに投与を中断し，院内の対応マニュアルに従い対処する．
- なお，血管外漏出に似た症状で痛みを伴わないフレア反応（局所のアレルギー反応）やオキサリプラチン（エルプラット®），パクリタキセル（タキソール®），ゲムシタビン塩酸塩（ジェムザール®）などの血管刺激性のある薬剤による血管痛などがあり，鑑別が重要である．

曝露対策

　抗がん剤の代謝は主に肝臓や腎臓で行われ，腎臓から尿中あるいは，肝臓から胆汁を経て便とともに排泄されることが多い（表6）．多くは48時間以内に排泄されると考えられ，「抗がん剤投与終了から48時間までは曝露防止策が必要な時間」と考えられている[3]．前述したように，抗がん剤は危険薬剤である．投与する看護師も健康被害を起こさないためにも，曝露対策を行う必要がある．また，患者家族にも指導する必要がある．

- 抗がん剤の曝露の経路は主に気道・口腔・皮膚・粘膜で，抗がん剤投与時は，サージカルマスク，0.2 mm以上のパウダーフリーの厚手のディスポーザブル手袋，ゴーグル，必要に応じてディスポーザブルのガウンやキャップなどの個人防護具（personal protective equipment：PPE）を装着し，その経路を遮断する必要がある．
- 抗がん剤投与時は一滴も漏出（スピル）しないように細心の注意を払う．点滴ルートへのプライミングは生理食塩水で行い，点滴ボトルの更新時は目の高さよりも下方で行う．抗がん剤終了時には生理食塩水で洗い流し，使用済みの点滴ボトル，ルート，留置針，手袋などは密封可能な袋へ入れて封をし，院内の廃棄基準に従い，蓋のある廃棄ボックスへ捨てる．
- 抗がん剤に触れてしまった場合は，石鹸と流水で十分に洗い流す．消化器がんでは使用しないが，抗がん剤のなかには揮発性の高い薬剤もあるため，十分注意する．

終了時の看護

- バイタルサインに変化がないことを確認してから抜針する．
- 抜針後，患者にしっかり止血するよう伝える．
- 使用後の廃棄物の処理方法は「曝露対策」の節（p.249）参照．
- 治療中の有害事象が遷延していないか観察する．外来化学療法の場合は，帰宅可能かどうか判断する．
- 外来化学療法を初めて受ける患者の家族には，曝露予防に関する適切な指導を行う．特に，子どもや妊婦には注意が必要である．
- 外来化学療法の場合は，次回来院までの注意事項の再確認や，体調が悪い場合や困ったことなどがあれば連絡するように指導する．

（長岡優紀子）

文献

1) 徳永伸也：インフュージョンリアクション．コンセンサス癌治療 2009；8(4)：183-185.
2) 聖路加看護大学外来がん化学療法看護ワーキンググループ編：外来がん化学療法看護ガイドライン1．抗がん剤の血管外漏出の予防・早期発見・対処 2009版．金原出版；2008. p.31.
3) 石井範子編：看護師のための抗がん剤取り扱いマニュアル―曝露を防ぐ基本技術．第2版．ゆう書房；2013. p.15.

5章 消化器疾患患者を支える看護（QOLを高める看護）

1 患者教育・指導

個別性を重視した患者教育・指導

　消化器疾患は，あらゆる年代層の人が罹患する疾患の一つである．消化器は，食物の摂取・消化・排泄の機能をもち，生命維持に重要なはたらきを担っている．消化器疾患を抱える患者の病態は，消化器系の諸臓器が，炎症，腫瘍，外傷，先天異常などを原因として形態的，機能的に異常を生じたものである．臨床症状を多発したり反復増悪したりしていく過程で，患者は日常生活，とりわけ食生活や排便習慣の維持が困難となり，消化吸収機能も障害され低栄養や貧血，脱水症状にも派生しかねない．

　消化器疾患を抱える患者は，日常生活の制限や生活スタイルの変更を余儀なくされ，社会的役割の修正を求められることも多い．さまざまなストレスを抱えた患者へケアを提供していくためには，看護師が患者の抱える身体的・心理的・社会的問題を積極的に理解することが重要である．看護師が患者のよき理解者となり，患者自身が生活をコントロールし病状の悪化を防ぐための知識や技術を身につけ，社会復帰をめざせるように患者個々のニーズに沿った教育や指導を行うことが求められている．

看護ケアの流れ

情報収集

- 診断に至るまでの経過，治療経過，今後の治療計画．
- 患者の疾患に対する受容段階．
- 身体的，精神的な状態：栄養，排泄，睡眠，表情，口調など．
- 疼痛：部位，強さ，コントロール方法など．
- 自己管理能力：服薬状況など．
- 家族：健康状態，患者との関係性，疾患に対する受容段階など．
- 社会的背景：仕事の内容，役割など．
- 経済的状況．
- 既往歴，家族歴．
- その他：趣味，嗜好，ストレス発散法など．

アセスメント

収集した情報から，患者が抱える問題点は何かを明確にする．患者がどのような状態になりたいと考えているのか，それを妨げていることは何かをアセスメントする．看護師が勝手に疾患別に問題点を特定するのではなく，あくまでも患者のニーズは何かをとらえることが重要である．

目標設定

問題を解決するための目標設定を行う．患者自身が主体的に生活をコントロールしていくためには，なぜ今，この知識や行動が必要なのかを丁寧に説明し，看護師と患者が目標を共有する必要がある．まずは達成可能な目標設定を行い，段階的に目標のレベルを上げていく．患者は，目標達成のたびに自信をつけ，自己管理への意欲向上につながる．

計画・実施

検査・治療計画，リハビリテーションの予定，患者の希望や体力を考慮した実施時間を決め，看護計画を患者へ提示する．必要があれば，家族も巻き込んで実施していくとよい．患者の行動変化を観察し，タイムリーにフィードバックを行うことで，患者の主体的な行動の継続，目標の達成につながる．

評価

患者の行動変化や言動から，目標達成に近づいているかを判断する．もし，目標に近づいていなければ，計画を修正もしくは目標を変更する必要がある．患者の疾患の受容段階など心理的変化にも注目し，目標達成のための一方的な指導になってはならない．また，目標が達成されれば，新たな問題点を特定し目標設定を行う．

実際の患者教育・指導内容

ここでは，消化器疾患を抱える患者の多くに必要とされる教育・指導内容について記載する．

栄養

消化器疾患を抱える患者は，栄養素の利用能の低下などにより栄養障害をきたしやすい．いったん低栄養状態になると，そうなるまでの何倍もの時間を回復に要し，低栄養状態のために必要な治療が受けられなくなったり，患者の望む活動的な生活が送れずQOLが低下したりする．

患者自身が栄養状態の変化に気づき，コントロールもしくは受診行動をとることができれば，不必要な低栄養状態を回避し自身のQOLを高めることになる．

表1 BMIと標準体重比

BMI	体重（kg）÷身長（m）÷身長（m）	やせ	普通	肥満
		18.5未満	18.5以上～25未満	25以上
標準体重比 （%IBW）	身長（m）×身長（m）×22＝身長に対する標準体重 身長に対する標準体重が52kgで，現在の体重45kgの場合 　%IBW＝45÷52×100≒86%	10%以上の変動が有意とされる		

- **体重コントロール**（表1）
  - できるだけ，毎日同じ時間に体重測定をする．
  - 病状上，体重増加，体重減少がある場合は，前回測定時との変化がないか観察する．
  - 体重変化の背景に食欲不振，浮腫，腹水，脱水などの要因がないか観察する．
- **食事指導**（表2）
  - 食生活は規則正しく，食事時間を守る．
  - よく噛んで，一度にたくさん食べない．
  - 消化のよいものを摂る．

症状の観察と対処

　患者の多くは，治癒後の再発のリスクや寛解後の再燃のリスクを抱えながら生活していかなければならない．病状の変化に早い段階で気づくことによって，患者の受ける治療やケアの選択肢は増える．そのためにも症状のセルフチェックを身につけ，異常の早期発見に努めることが重要である．

- **悪心・嘔吐**
  - 嘔吐の回数と吐物の性状を観察し，イレウスを疑えば受診を勧める．
  - 臭気，食事内容の工夫などの情報提供をし，患者に合った対応策を提案する．
  - 制吐薬の使用方法を指導する．
- **排便コントロール**
  - 便の回数，性状を観察する習慣をつけるよう指導する．
  - 患者に合った食事や内服でのコントロール方法を提案する．
- **感染予防**
  - ステロイド薬の内服や抗がん剤の投与を継続している患者が多いため，手洗い，うがい，歯磨きを徹底する．
  - インフルエンザなどのワクチン接種などは，医師と相談するよう指導する．
- **その他の生活指導**
  - 出血，発熱，疼痛，浮腫，倦怠感，呼吸困難感など，患者の病状によって注意が必要な症状がある．入院中から症状別に対応策を検討し，患者の自己管理能力を見極め，必要があれば家族などを含めた指導が必要となる．

表2 消化器疾患患者に対する食事指導の疾患別注意点

	推奨するもの	避けたいもの	知識
胃・十二指腸潰瘍	・消化がよく栄養価の高い食品 ・肉は脂肪の少ないもの：鶏のささみ，牛ヒレ肉など ・魚は新鮮なもの	・出血直後や潰瘍痛を伴う活動性潰瘍の時期には胃酸分泌を促進させる食品：甘味の強いもの，塩分の多いもの，肉汁，アルコール，コーヒー，炭酸飲料，濃いお茶など ・刺激物：香辛料など	・過度な食事制限は，潰瘍の治癒を遷延させる可能性がある
潰瘍性大腸炎	・炭水化物 ・蛋白質：青魚，卵，豆腐，鶏のささみ ・ビタミン類：リンゴ，バナナ，桃	・不溶性植物繊維：レンコン，タケノコ，ゴボウ，豆，海藻，キノコ類など ・動物性脂肪 ・刺激物：香辛料，アルコール，炭酸飲料など	・寛解期は暴飲・暴食を避ければ厳しい食事制限は必要ない ・再燃期は炎症が起きているので，エネルギーを多く消費し，炎症を悪化させる食品は避ける
クローン病	・炭水化物：ただし，脂質を抑える必要があるので，食物からのみでカロリーを摂取することは難しい→栄養剤の併用	・不溶性植物繊維：レンコン，タケノコ，ゴボウ，豆，海藻，キノコ類など ・動物性脂肪 ・刺激物：香辛料，アルコール，炭酸飲料など	・脂質の消化吸収に必要な胆汁酸が再吸収されず腸管を刺激し，下痢や腹痛を起こすため，脂質の制限が必要となる
肝炎	・適度な炭水化物 ・蛋白質 ・ビタミン類，ミネラル	・脂質 ・アルコールなど嗜好品は控えめにする	・肝臓は代謝活動のなかで，大量のビタミンやミネラルを必要とする．特に糖質，脂質の代謝に必要なビタミンBを十分に摂る必要がある ・蛋白質を制限しながら，必要なアミノ酸を摂るためにアミノ酸製剤が使用される
肝硬変	・適度な炭水化物 ・蛋白質（肝性脳症のときは避ける） ・ビタミン類，ミネラル ・食物繊維	・腹水：塩分制限 ・肝性脳症：蛋白質 ・食道静脈瘤：刺激物，硬いもの，コーヒー	
膵炎	・脂溶性ビタミン	・脂質 ・刺激物：香辛料，炭酸飲料など ・アルコール，コーヒー	・脂質の制限により，脂溶性ビタミン（A・D・E・K）が不足する

病状の変化によって，食事指導の内容は変化するため，より個別的な指導のためには栄養士による栄養相談を受けてもらう．

その他の指導

● ストーマケア

　ストーマ造設術を受けた患者は，ボディイメージの変化や排泄経路の変更に伴う生活習慣の変更を余儀なくされる．看護師は，患者が少しでも不安な気持ちを表現しやすいように穏やかな態度で接し，患者が不安に思っていることは何であるかを具体的に把握する必要がある．その患者に合った物品の選択，手技の習得に限らず，退院後のライフスタイルを想定した生活指導，社会資源の利用方法など多岐にわたってのサポートが必要となる．

● 在宅経腸栄養法（HEN）

　経口摂取ができない患者または著しく困難な患者に対して，家庭での生活と社会復帰を目的に患者自身あるいは家族が自宅で実施する経腸栄養法である．経鼻

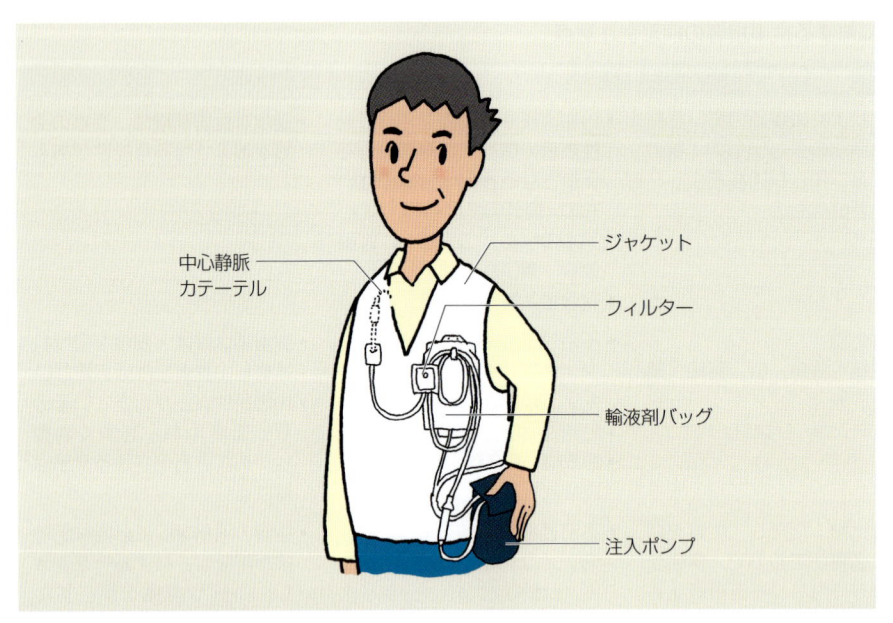

図1　HPNの器材を装着したところ

的に挿入されたチューブを通して，または胃瘻，腸瘻を介して消化管内に必要な栄養を注入する．

　在宅において誰が栄養管理を行うのかを決め，指導を行う必要がある．同時に必要物品の購入，必要器材の借用と操作方法の指導，栄養剤の手配，訪問看護師との情報共有などの準備が必要であり，これらは看護師が中心となって医師，薬剤師，医療ソーシャルワーカー，訪問看護師などと連携をとりながら進めていく．

● **在宅中心静脈栄養法**（HPN，図1）

　末期がん患者は，消化管の通過障害などにより食欲不振を起こす場合がある．食事摂取ができない場合でも，退院後に輸液を継続しながら在宅で過ごすことも可能である．

　在宅において誰が輸液管理を行うのかを決め，指導を行う必要がある．同時に必要物品（消毒物品など）の購入，必要器材の借用と操作方法の指導，薬剤の手配，訪問看護師との情報共有などの準備が必要であり，これらは看護師が中心となって医師，薬剤師，医療ソーシャルワーカー，訪問看護師などと連携をとりながら進めていく．

（犬童千恵子）

2 家族看護

家族看護とは

　看護師は，家族から患者の話を聞く，家族へ入院に必要な生活必需品の準備を依頼するなど，家族を患者への看護に協力してもらう「介護要員」としてとらえがちである．しかし家族看護では，家族を患者の背景としてとらえるのではなく，患者と同様に援助の対象としている．家族成員である患者が健康問題を抱えることによって，家族全体も影響を受けるからである．

　家族には本来，集団として健康を維持していこうとするセルフケアの機能が備わっているが，それらが何らかの理由で一時的に機能不全に陥ると，援助ニーズが発生する．看護師は，家族が直面している問題を明らかにし，その問題に対して家族という集団が主体的に対応し，問題解決，対処，適応していくように，本来もっているセルフケア機能を高めるよう介入することが求められる．

消化器疾患患者の家族の特徴

　疾患の種類別でみると，現在死因の第1位を占める悪性新生物の大半が消化器がんであり，消化器疾患を抱える患者は多い．そのため，患者を取り巻く家族構成や年代，ライフステージもさまざまであり，家族の抱える問題も多岐にわたっている．また，病状の変化に応じて内視鏡検査や治療，手術療法，化学療法，緩和治療など，患者・家族は数多くの選択をしなければならない場面も多く，そのつど悩み，家族のセルフケア機能に変化をきたしやすい．

看護ケアの流れ

情報収集・アセスメント

- 患者の診断に至るまでの経過，治療経過，今後の治療計画．
- 家族のライフステージ（表1）．

表1　家族のライフステージ

ステージ1～2	結婚期～子育ての時期
ステージ3	子どもが思春期を迎える時期
ステージ4	子どもの出立ちと移行が起こる時期
ステージ5	老年期

- 家族の構成とそれぞれの成員の役割.
- 家族の健康問題に対する対処能力の状況, 対処経験.
- 家族の受容段階.
- 家族の身体的, 精神的な状態：栄養, 睡眠, 表情, 口調など.
- 家族の社会的背景：仕事の内容, 役割など.
- 家族の経済状態.
- 家族の既往歴.
- その他：趣味, 嗜好, ストレス発散法など.

> **ここが重要！** ▶ 日本は文化的特性から, 家族の問題は家族で解決すべきであるという考え方が根強く残っている. そのため, 家族自身が解決困難な問題を抱えていると表現できないケースも多い. 看護師は, 家族が何を考えているのか表現できる場を積極的に設け, 話に丁寧に耳を傾け, 家族のニーズを導き出す必要がある. さらに, 家族が気づいていないニーズを引き出すスキルも専門職として身につけておきたい.

■目標設定

　家族が, 家族の機能をどのような形やレベルで回復させたいと考えているのかを明らかにする. ここで, 家族-家族間, 家族-医療者間の先行きに対する現状認識にずれが生じていないかを確認する.

　例えば, 医療者側からみれば「退院しても消化のよいものを少量しか経口摂取することが難しく, それだけでは栄養が不十分であり経管栄養を併用する必要がある」と判断していても, 家族は「家に帰ったら好きなものを食べさせてやりたいので経管栄養について自分が学ぶ必要はない」と話し, 指導を受け入れられなかったとする. その場合, 一方的に「それは不可能です」と伝えるのではなく, 家族のその思いを否定せず受け入れ, そのうえで「とりあえず今の段階で何を目標にすべきか」を家族と一緒に検討する必要がある.

■計画・実施

　目標に沿って, 具体的な計画を立案し, 目標設定と計画内容との間に矛盾はないか, 家族の本来もっている能力に見合った計画であり, 看護師が過度な期待を押しつけていないかを確認する. また, 計画内容は家族にも提示し, 了承を得てから実施する.

■評価

　家族の行動変化や言動から, 目標達成に近づいているかを判断する. もし, 目標に近づいていなければ, 計画を修正もしくは目標を変更する必要がある. 家族の受容段階など心理的変化にも注目し, 目標達成のための一方的なかかわりにな

ってはならない．目標が達成不可能と評価できれば，再度アセスメントを行い目標設定をし直す必要がある．

具体的な方法

看護師は，専門的知識をもって家族に対して必要な情報提供や支援を行うが，家族のセルフケア機能を高める主体は家族自身である．看護師が誘導的にかかわって得た家族の変化は一時的なものとなることが多く，継続しないことが多い．家族自身の主体性を重視し，看護師がサポーティブなかかわりをすることによって，家族のセルフケア機能が向上し，またその状態を継続することができる．

> **ここが重要！**
> ▶家族看護において看護師に求められる姿勢．
> - 中立的な立場をとり，主体は家族自身であることを意識する．
> - 家族間の精神的サポートをする．
> - 看護者の価値観を押しつけない．

家族一人ひとりにはたらきかける援助

- **家族それぞれのセルフケアに必要な身体的・精神的な条件を整える**

  家族全体を見渡して，それぞれ必要に応じて具体的な助言を行う．
  例）家事の役割分担，面会時間の調整，健康レベルの維持のため受診を勧める．

- **家族が病状や障害を理解できるように説明する**

  家族が同時に医師から病状説明を受けても，その内容の受け取り方はそれぞれで異なる．それぞれの理解力に合わせて，看護師が補足説明を行い十分な理解を促す．また，医師から説明を受けているときに疑問をもっていても質問できず，疑問を残したままであることも多い．家族の理解度を見きわめるためにも，可能な限り病状説明の場に看護師が同席し，その様子や質問の内容から，その後どのようなアプローチをするか検討するとよい．

- **介護に必要な技術の指導をする**

  家族の体調や意欲に合わせて指導する．患者の生活が成り立つかということと同時に，家族自身の生活は成り立っていくのかを客観的にアセスメントしながら，家族が担う介護内容を検討する．

- **不安な気持ちを受け止める**

  家族がセルフケア機能を高めるためには，家族が情緒的に安定していることが不可欠である．家族成員が少ない場合は，気持ちを共有する人もなく孤立感や負担感を抱えることが多い．不安な気持ちを看護師にいつでも表出してよいことを伝え，支持的なかかわりを継続する．

- **家族の苦労をねぎらい，効果的な対処をほめる**

  家族は短期間に多くの知識や技術を身につけなければならないことも多く，不

安を訴える暇もないこともある．看護師は，家族の立場に立って，その過酷さに共感を示し，ちょっとした成長を見逃さず，プラスのフィードバックをするべきである．そうすることによって，家族は「自分の苦労を理解してくれる人がいる」と安心し，次のステップへ進む原動力を得るのである．

●**患者のよい変化を伝える**

看護師は，家族不在時の患者の反応も含め患者の変化を細かく知ることができる．意識障害のある患者などは，直接家族に礼を述べることはできないため，看護師が患者の反応に気づき代弁して家族に伝え，家族の意欲向上につなげる．

家族の関係性にはたらきかける援助

●**コミュニケーションの場を設け，自己表現を促す**

患者は家族に迷惑をかけているという負い目を感じ，自分の希望を表現できないことも多い．逆に家族は患者に遠慮して，今まで素直に伝えられていたことも自分のなかにため込んでしまう場合もある．両者が自己表現をしないことで，お互いの気持ちの行き違いが起き，ケアの方向性が定まらなくなることがある．看護師は，患者からも家族からも希望や思いを聞くことができるため，その行き違いに気づくことができる．安易に看護師が直接両者にはたらきかけ，代弁するのではなく，可能な限り自己表現の場とタイミングをつくり，患者から家族へ，家族から患者へ伝えることができるよう調整するようにする．

●**意思決定を促す**

患者にとってのキーパーソンは誰かを把握する．インフォームドコンセントの際にはキーパーソンだけではなく，他の家族も複数参加できるようにし，まずはそれぞれの家族が自分の考えをまとめ，家族としての意思決定を行えるよう話し合いの場を設けるよう援助する．

社会的サポートを求めるための援助

●**社会資源の導入を検討する**

社会資源には，多くの公的・私的資源が存在する．情報量も多く，家族だけで必要な資源や受けられるサービスを特定することは困難である．看護師は，先々の患者の病状の変化を予測し，家族が必要と判断するであろう資源とそれらを導入すべき時期をアセスメントし，ソーシャルワーカーを紹介したり，介護保険の認定を受けるよう促したりする，など計画的に援助する必要がある．

●**家族会などの組織を紹介する**

同じ困難を抱える人々と体験を共有することで，家族は励まされたり，安心感を得たりすることができる．看護師が，家族会を紹介することで，家族はより広い知識や対応策を獲得することができる．

（犬童千恵子）

3 地域や社会資源との連携・調整

退院調整とは

　退院調整とは，患者や家族の主体的な参加のもと，患者が退院後も自立した自分らしい生活が送れるように教育・指導を提供したり，諸サービスの活用を支援するなど，病院内外においてシステム化された活動・プログラムのことである．退院調整は多職種協働によるチームアプローチであり，病院内外の専門職が知恵と力を合わせて，問題解決をする目標志向型アプローチである[1]．また，退院調整はケアマネジメント*1の方法論を適用している．

*1 ケアマネジメント：多様なニーズをもつ利用者とその家族が，自己の能力を最大限に発揮しながらもさまざまな社会資源を活用することで，生活の質を高めるとともに自立できるよう支援をする活動．

退院調整が重要視されるようになった背景

　近年，医療機関において死亡する患者の割合は年々増加しており，2013年現在では約80％を超えている．一方で日本では少子化に伴って急速な高齢化が進み，2025年には年間の死亡者数は160万人となり，これは2013年現在と比べると約50％増加することになる．現在の病床数では対応できなくなることは容易に想像がつく．こうした背景から，2006年6月に改正医療法が可決・成立し，医療情報提供による適切な医療の選択の支援，医療機能の分化・連携の推進による切れ目ない医療の提供，在宅医療の充実による患者の生活の質の向上，という考え方をもとに医療提供体制を確保する考え方が示された．医療機関における在院日数の短縮，在宅医療の充実のためには，適切な知識をもった看護師などの専門職の活躍が求められている．

退院調整のプロセス（図1）

スクリーニング

　退院調整が必要な患者かどうか，効率よく適切に判断する必要がある．判断が遅れれば，退院後のサービスの導入が遅れ，患者の病状が改善しても退院調整の遅れによって入院期間が延長してしまいかねない．スクリーニングのシステムを医療機関ごとに検討し，運用していく必要がある．

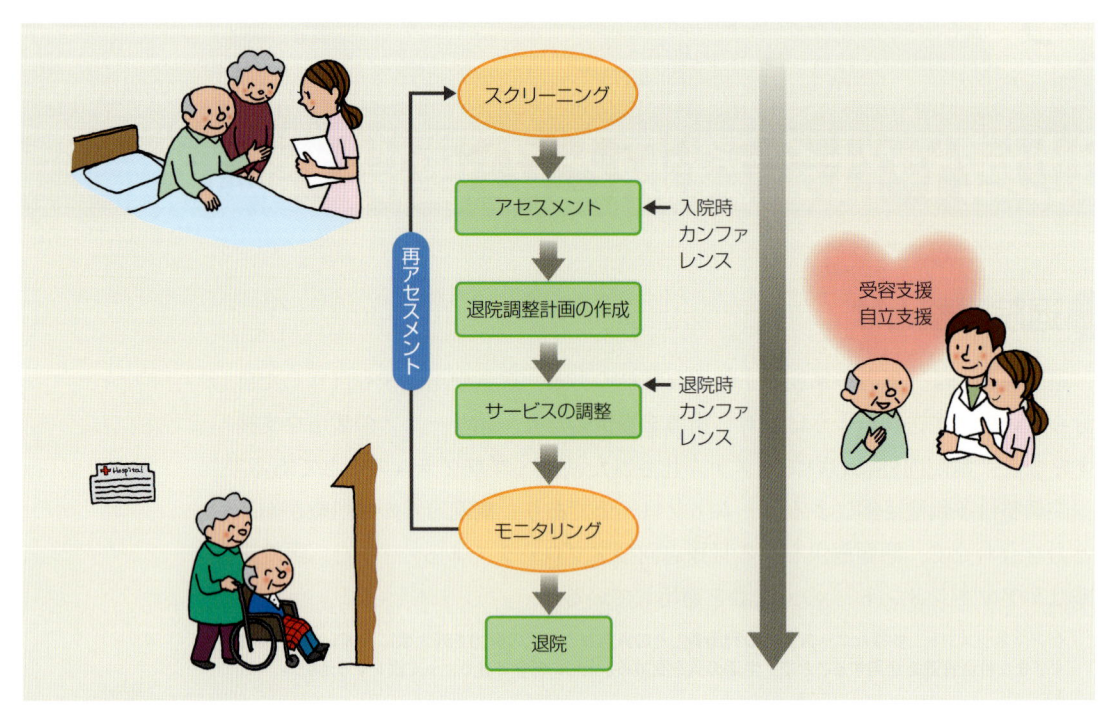

図1 退院調整のプロセス

アセスメント

　収集した情報をもとに患者・家族の生活上のニーズは何かを特定する．病棟看護師がもち合わせていない視点を取り入れるためにも多職種カンファレンス（入院時カンファレンス）を行い，広く情報収集をするとともに専門的な判断を加える必要がある．
　アセスメントは，患者・家族の変化によって入院中繰り返し行われ，退院調整計画修正，サービスの調整につながっていく．

退院調整計画の作成

　具体的で達成可能な目標設定を行う．患者のプラスの生活機能（残存機能）に注目し，少し努力すれば達成可能な目標を設定することで，目標を達成したという成功体験が在宅での生活への動機づけになっていく．

サービスの調整，モニタリング

　準備されたサービスで患者・家族の望む生活が本当にできるのかを検討し，問題があれば退院前に調整を図る．再び，多職種カンファレンス（退院時カンファレンス）を行い，各専門職が専門的見地から意見を述べ検討することによって，退院調整計画の妥当性を検証することができる．

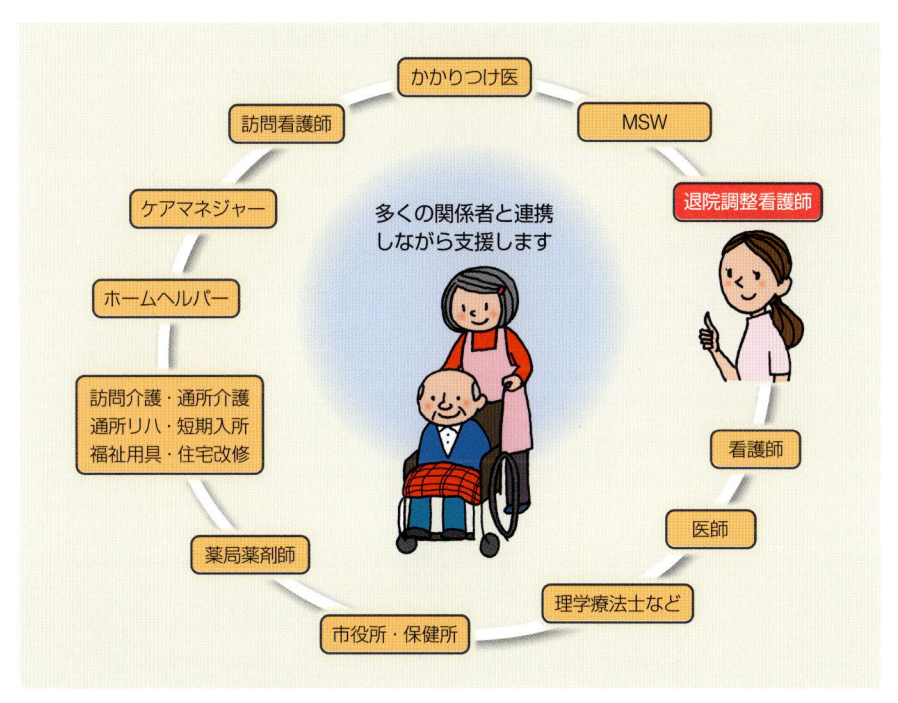

図2 退院調整時の多職種連携

受容支援と自立支援

入院から退院までの間に，患者・家族は疾患や障害に対してさまざまな感情を抱く．退院調整は，あくまでも患者・家族の主体的な参加のもとに成り立つものである．患者・家族のありのままの感情と向き合い，受容のプロセスに寄り添い支えることで，患者・家族の主体性を引き出すことができる．

退院調整に求められる看護師の役割

現在，退院調整の中核を担う専門職は看護師と医療ソーシャルワーカー（MSW）に二分される．地域医療や社会資源に関する情報は膨大であり，退院調整の役割を担うためには多くの知識と情報を必要とする．急性期病院である当院（虎の門病院）においては，病棟看護師は患者や家族からの情報収集や退院後の生活に必要な知識の提供や技術の指導，看護サマリーの作成などを行うが，病院と地域の連携や具体的なサービス紹介・調整は医療ソーシャルワーカーが行っている．

在院日数の短縮化により，入院直後から退院支援のために援助はスピーディに行われる必要がある．退院調整は病棟ごとに生じるものであり，また，医療依存度の高い患者の退院後の生活を見据えた退院調整を行うためには，看護師ならではの専門的な知識や技術が求められる．さらに，地域で活躍する訪問看護師や保健師との直接的な情報共有を行うことで，より濃密な継続看護が可能となるた

め，退院調整における看護師の役割は大きい（図2）．また，平成20（2008）年度に行われた診療報酬の改定により退院調整加算が新設され，退院調整看護師をおく施設も多くなってきている．

（犬童千恵子）

● 文献
1) 篠田道子：第2章　退院調整のプロセスとシステム構築．篠田道子編：ナースのための退院調整―院内チームと地域連携のシステムづくり．日本看護協会出版会；2007. p.30.

4 看取りの看護

看取りの看護の特徴

　消化器疾患では，がんや多臓器不全，急性の消化管出血など「死」に至る場合も多く，患者の終末期に立ち会うことも少なくない．患者が死にゆく過程のなかで，患者の身体的・精神的な状況や家族の心理的状況の段階を見きわめ，その段階に合わせたケアを提供することが望ましい．医療者は専門的な知識や経験によって，おおよそ「死」までの時間を予測することができるため，看取りの時期を患者・家族の意向に合わせてつくり上げることができる．そうするためには，看取りの時期かどうかにかかわらず患者や家族との関係性を構築し，日常的に看護ケアに患者らしさを取り入れ，看護師が患者や家族の代弁者となりうる存在である必要がある．

　死を目前にしている患者と接することは，看護師にとって緊張する場面であり，自分に何ができるのかと戸惑うこともあるだろう．しかし，目の前にいる患者は非日常的なケアを求めているのではなく，「苦痛なく過ごしたい」「ゆっくり眠りたい」「体をきれいに保ちたい」「誰かと楽しく会話がしたい」など，当たり前の生活の維持を望んでいることが多い．看取りの看護に携わる看護師は，患者や家族とのやりとりのなかから患者の全体像をとらえ，「最期までその人らしい生活を整えていくためにはどうしたらよいか」を考え目標を設定し，チームでケアしていくことが求められる．本来なら，提供したケアの評価は最終的に患者自身に行ってもらうが，看取りのケアにおいてはそれが難しいこともある．そのため，患者や家族，看護師以外の医療者とともに一つひとつのケアの結果から再評価を繰り返し，目標に向かうプロセスを重視したかかわりが求められている．

トータルペインという考え方（図1）

　終末期の患者はさまざまな痛みを体験することを知っておかなければならない．痛みは身体的なものばかりではなく，身体的な痛みにより死を連想することで精神的な痛みも抱え，仕事ができなくなるなど役割を果たせなくなることによって起こる社会的な痛みも体験する．そして「なぜ自分は病気になったのか」「自分の生きてきた意味は何か」などを考えるようにもなり，スピリチュアルな痛みも体験している．患者がどのような痛みを抱いているのかを知るためには，患者が語る時間や場を設け，患者の言葉を丁寧に聞き取ることが重要である．患者が看護師に自分の痛みを語ることができ，聴いてもらい理解してもらっていると感

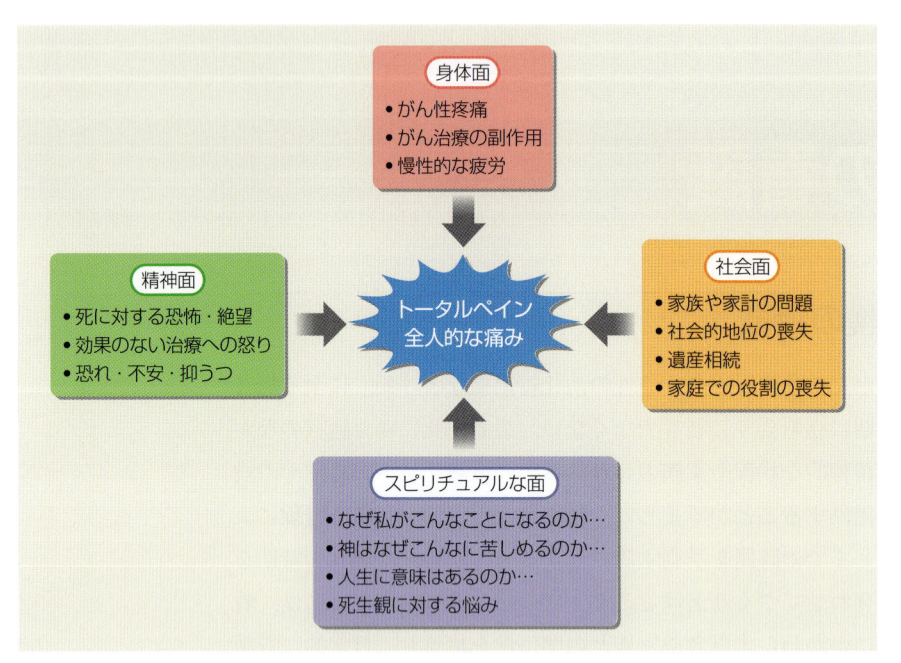

図1　トータルペイン
（虎の門病院：がん性疼痛のマネージメントより）

じることができれば，それ自体が痛みを和らげることにつながるかもしれない．

看護の実際

身体的ニーズを満たす

●痛み（表1，2）

　消化器がんを抱える患者の多くは，がん性疼痛を経験する．がん性疼痛は，一般的には原疾患の進行に伴って出現頻度は高くなり，死亡の1か月前になると70～80％の患者が経験するといわれている．多くのがん患者で疼痛の原因が複数であり，経過中に痛みの性状や部位が変化し原因もまた変化するため，そのつど必要な検査などで評価を行う必要がある．一般的に疼痛の増強は原疾患の進行を意味すると考えられがちだが，その認識は患者・家族の不安を増大させることがあるため注意が必要である．がん性疼痛は，適切に鎮痛薬や鎮痛補助薬を使用すれば80～90％は緩和できる．

痛みのアセスメントと目標設定

　痛みの部位，性質・リズム，強さ，開始時期，持続期間，1日のパターン，増強因子・緩和因子，鎮痛薬の効果と副作用，鎮痛薬に対する患者の認識や信念などを十分に情報収集しアセスメントを行ったうえで，疼痛緩和の目標，治療・看護ケアを決定する．

表1 原因による痛みの分類

	性状	特徴
がん自体に起因する痛み		
体性痛	・部位が限局 ・「うずく」「差し込む」（例：けが，やけど）	・体動時に増悪しやすい ・NSAIDs が有効 ・骨転移が代表的
内臓痛	・部位が不明確 ・「しめつけられる」「鈍い」（例：腹痛）	・随伴症状（悪心，発汗など）がある ・オピオイドが効きやすい ・肝がん，膵がんなどが代表的
神経障害性疼痛	・末梢神経障害では支配領域に一致 ・中枢障害では感覚・機能障害部に一致 ・「灼かれる」「刺される」「電気が走る」	・時にアロディニア[*1]を伴う ・オピオイドだけでは緩和が困難 ・鎮痛補助薬が必要 ・脊椎転移，骨盤内腫瘍（子宮/直腸がん），パンコースト腫瘍などが代表的
がん治療に起因する痛み		
術後痛	・術部に一致 ・手術による神経損傷	・経過とともに軽快 ・頸部郭清，開胸，乳房切除後など
化学療法の副作用	・末梢神経障害	・アルカロイド，白金製剤，タキサン製剤で起こりやすい
放射線療法の副作用	・照射による末梢神経障害	
衰弱に起因する痛み	褥瘡，口内炎，便秘，など	
がん以外に起因する痛み	変形性脊椎症，帯状疱疹，リウマチ，など	

[*1] アロディニア（allodynia）：通常は痛みを誘発しないような刺激（衣服や布団のこすれなど）で痛みを感じること．

表2 痛みの閾値に影響する因子

閾値を低下させる因子	閾値を上昇させる因子
・不快感 ・不眠 ・疲労 ・不安 ・恐怖 ・怒り ・悲しみ ・うつ状態 ・倦怠 ・内向的心理状態 ・孤独感 ・社会的地位の喪失	・症状の緩和 ・睡眠 ・休息 ・周囲の人々の共感 ・理解 ・人とのふれあい ・気晴らしとなる行為 ・不安の減退 ・気分の高揚 ・鎮痛薬 ・抗不安薬 ・抗うつ薬

（虎の門病院：がん性疼痛のマネージメントより）

治療

WHO方式がん疼痛治療法に基づき，痛みの原因に合った鎮痛薬の選択を行い，適切な量を適切な時間に投与する．

痛みの緩和のための看護ケア

● 注意転換法．

- リラクセーション・イメージ法．
- アロマテラピー．
- 音楽療法．
- 皮膚刺激法（マッサージ，冷・温罨法）

- **悪心・嘔吐**

悪心・嘔吐は，食事摂取困難，不眠などを伴い患者のQOLを低下させる．悪心・嘔吐を防ぐためには，まず原因を明確にし，原因に合った適切な対処方法を実施する必要がある．また，薬物治療のほかにも気分転換やリラクセーションを図る，口腔ケアにより爽快感を得られるようにする，など工夫ができる．

- **排泄**

排泄の自立は患者の基本的なニーズであり，そのニーズが満たされない状況は患者の尊厳に大きく影響する．できるだけ，トイレで排泄することが望ましいが，身体的に不可能となった場合は，疲労感を最小限にしつつ，患者の羞恥心に配慮し，プライバシーの保護される方法を検討する必要がある．

便秘の原因には，活動性の低下による腸蠕動運動の低下，脱水，臥床による神経圧迫，薬物（オピオイド鎮痛薬，抗コリン作動薬，抗痙攣薬など），消化管疾患（腸閉塞，腫瘍など），食事摂取量の低下などがある．

下痢の原因には，内分泌障害を起こす腫瘍，消化管疾患（腸閉塞，腫瘍など），食事，心因性などがある．

排泄障害をもたらす原因を明らかにするためにまずは病態を把握し，必要に応じて薬物療法や食事療法を行う．

- **睡眠**

神経症状や疼痛などで，日中の活動量が低下すると消費エネルギーが減り睡眠を妨げる．また，死に対する不安や抑うつ状態など精神的なことが要因で不眠を引き起こすケースも少なくない．睡眠パターンは人それぞれであるため，眠った時間のみで評価するのではなく，熟眠感など患者の訴えに注目し，睡眠薬の種類や量を検討する．薬物療法だけではなく，患者の抱えるさまざまな痛みを理解し，マッサージや保温を行うなど患者に合わせたケアを工夫する必要がある．

精神的ニーズを満たす

患者の精神症状をキャッチできるのは，一番身近で患者を見守ることのできる看護師である．心の問題は身体に影響を与え，身体の問題は心にも影響を与えるため，その悪循環をまねかないためにも以下のポイントをおさえ，精神症状のマネジメントを行う．

- 「いつもと違う」「何か気になる」といった患者の変化を見逃さない．
- 表情，言動，行動の変化をキャッチする．
- 食事，排泄，他者との交流の様子を把握する．
- 日々のかかわりやケアを通して，患者との信頼関係を構築し，患者が自身の変

化に気づいたとき表出できるようにする．
- ためらわず専門家に相談する．

社会的ニーズを満たす

人は社会においてさまざまな役割をもちながら生活をしているが，患者は病気の進行とともにその役割を果たせなくなり，社会的な問題を抱えることになる．

経済的な問題はライフステージによって変化するが，特に老人保健制度や介護保険制度の適応とならない若い患者の場合，大きな問題となることがあり，患者が家族内の経済的支柱であった場合は，職場での役割変化や家族内での役割変化も起こり，患者の自尊心は低下することだろう．患者のニーズに合わせて医療ソーシャルワーカーの介入などを検討し，活用できる支援制度の紹介をするなど家族を巻き込んだケアが必要となる．

家族へのケア

終末期患者家族の「死」への気づきに対する心理的反応を理解する（表3）

患者だけではなく，家族も患者の「死」を意識した時点からさまざまな心理的反応を経験している．時には，食欲不振，不眠など身体症状が出現することもあるため，家族が最期まで役割をまっとうできるよう見守り，病的な悲嘆がないか確認し，必要があれば受診を勧めるなどの介入をする．

家族のもつ力を引き出す

家族と日常的な関係性を築き，医療者を相談相手として認識してもらうことが第一である．不安な気持ちに寄り添いつつ，必要な情報を患者・家族から集め，家族が知りたいと願う情報（患者の病状や治療，看取りの方法や場所など）についてもタイムリーに提供する．また，家族が医師など他職種からの説明を望めば

表3　終末期がん患者家族の死への気づきに対する心理的反応

死の過程に対する衝撃	衝撃を受ける，否認する，逃避したい，否定的感情が生じる
溢れ出る悲しみ	大切な人を失う悲哀を感じる，感情が溢れ出す
家族の限界の実感	自分の無力さを感じる，方策が見つからない，希望がもてない
不確かな状況への没入	患者の病状経過が見通せない，これからの生活が想定できない，看取ることを心配する
生への希求	回復への期待をもちたい，希望をもっていたい，患者の生存を願う
死の過程の感知	患者の病状の変化に脅かされる，病状の進行が予想外である，残された時間の少なさを感じる
死にゆく人の安寧の切望	患者の苦しみを共感する，患者の苦しみを見たくない，できる限り患者が楽になるようにしたい，安らかな人生の終焉を迎えてほしい

（鈴木志津枝：家族がたどる心理的プロセスとニーズ．家族看護 2003；1（2）：37より）

その機会をセッティングし，最終的には患者のニーズに沿った意思決定を患者もしくは家族が行えるよう調整・支援する役割を看護師は担っている．

予期的悲嘆のプロセスを援助する

大切な家族が亡くなる前に，嘆き悲しむことを予期悲嘆という．それは正常な反応であると同時に亡くなった後の悲嘆のプロセスを正常に経過するために必要なプロセスともいわれている．しかし，時には精神症状などを引き起こす病的悲嘆に陥る家族もいるため，患者と同様に家族の変化にも注目し観察する．また，患者に遠慮せず家族が抱える思いを表出できる場を設け，思いを受け止める必要がある．

臨終時の症状を理解してもらう

亡くなる時期が近づくと患者にはさまざまな身体的変化が出現する．今ある状態を家族が理解できるよう説明したり，あらかじめ起こりうる身体的変化について家族に伝えたりすると，死期が迫っていることを少しずつ理解できる．

家族の付き添いができる環境調整

家族は患者のケアの妨げになってはならないと医療者に遠慮し，どの程度患者のそばに寄り添ってよいか迷うものである．患者の大事にしていたものをベッドサイドに飾る，家族の行う声かけやタッチングなどが患者に安らぎを与えることを伝え，家族の希望があれば実施できるよう環境を整える．しかし，家族が拒否的な反応を示す場合は無理強いをしない．

看取りの準備を促す

患者を看取るための療養の場を選択できるよう情報提供をする．一般病院，在宅，緩和ケア病棟，ホスピスなど時期によって組み合わせることも可能であることを伝える．

また，帰宅する際に患者に着せたい衣類を準備するなど，亡くなった後のことについて事前に話ができるとよい．

（犬童千恵子）

付録

英略語一覧

付録

	略語	英語	日本語
数字など	3DCT	three-dimensional computed tomography	三次元CT
	%IBW	% ideal body weight	%標準体重比
	γ-GTP	γ-glutamyl transpeptidase	γグルタミルトランスペプチダーゼ
A	A, AC	ascending colon	上行結腸
	AA	abdominal aorta	腹部大動脈
	AAC	antibiotics-associated colitis	抗生物質起因性大腸炎
	AAHC	antibiotics associated hemorrhagic colitis	抗生物質起因性出血性大腸炎
	Abd	abdomen	腹部
	ABG	arterial blood gas	動脈血液ガス
	ac	acute	急性の
	Ach	acetylcholine	アセチルコリン
	ACH	adenocortical hormone	副腎皮質ホルモン
	adeno	adenocarcinoma	腺がん
	ADH	antidiuretic hormone	抗利尿ホルモン
	ADL	activities of daily living	日常生活動作
	adm	admission	
	Af	atrial fibrillation	心房細動
	AF	atrial flutter	入院
	AFP	alpha-fetoprotein	α-胎児（性）蛋白
	AGDML	acute gastro-duodenal mucosal lesion	急性胃・十二指腸粘膜病変
	AGE	acute gastroenteritis	急性胃腸炎
	AGML	acute gastric mucosal lesion	急性胃粘膜病変
	AH	acute hepatitis	急性肝炎
	AHC	acute hemorrhagic colitis	急性出血性大腸炎
	AHF	acute hepatic failure	急性肝不全
	AHP	acute hemorrhagic pancreatitis	急性出血性膵炎
	AIH	autoimmune hepatitis	自己免疫性肝炎
	Alb	albumin	アルブミン
	ALD	alcoholic liver disease	アルコール性肝障害
	ALF	acute liver failure	急性肝不全
	ALP	alkaline phosphatase	アルカリホスファターゼ
	ALT	alanine aminotransferase	アラニンアミノトランスフェラーゼ
	angio	angiography	血管造影
	AOC	acute obstructive cholangitis	急性閉塞性胆管炎
	a-PBC	asymptomatic primary biliary cirrhosis	無症候性原発性胆汁性肝硬変
	APBD	anomalous arrangement of pancreatico-biliary ducts	膵管胆道合流異常
	appe	appendicitis	虫垂炎
	APTT	activated partial thromboplastin time	活性化部分トロンボプラスチン時間
	ARDS	acute respiratory distress syndrome	急性呼吸窮迫症候群
	ARDS	adult respiratory distress syndrome	成人呼吸窮迫症候群
	ARF	acute renal failure	急性腎不全
	ARF	acute respiratory failure	急性呼吸不全
	AST	aspartate aminotransferase	アスパラギン酸トランスフェラーゼ
	AVH	acute viral hepatitis	急性ウイルス性肝炎
B	B-I法	Billroth I type	ビルロートI法
	B-II法	Billroth II type	ビルロートII法

略語	英語	日本語
Ba	barium	バリウム
BD	bile duct	胆管
BE	base excess	—
BF	bio-feedback therapy	バイオフィードバック療法
BG	blood glucose	血糖
BGA	blood gas analysis	血液ガス分析
bil	bilirubin	ビリルビン
BL	blood loss	出血量
BMI	body mass index	体格指数，比体重，体容量指数
BMR	basal metabolic rate	基礎代謝量
Borr	Borrmann	ボールマン（胃がん分類）
BRTO	balloon-occluded retrograde transvenous obliteration	バルーン閉塞下逆行性静脈的塞栓術
BS	blood sugar	血糖値
BS	bowel sounds	腸雑音
BUN	blood urea nitrogen	血液尿素窒素
BX	biopsy	生検
C	cecum	盲腸
Ca	calcium	カルシウム
Ca, CA	carcinoma, cancer	がん
CA19-9	carbohydrate antigen 19-9	糖鎖抗原19-9
CBD	common bile duct	総胆管
CCC	cholangiocellular carcinoma	胆管細胞がん
CCK	creatine kinase	クレアチンキナーゼ
Ccr	creatinine clearance	クレアチニンクリアランス
CD	Crohn's disease	クローン病
CEA	carcinoembryonic antigen	がん胎児性抗原
CF	colonofiberscopy	大腸ファイバースコープ（検査法）
CH	chronic hepatitis	慢性肝炎
CHD	common hepatic duct	総肝管
chemo	chemotherapy	化学療法
CINV	chemotherapy induced nausea and vomiting	化学療法に伴う悪心・嘔吐
CP	chronic pancreatitis	慢性膵炎
CPK	creatine phosphokinase	クレアチンホスホキナーゼ
CPR	cardiopulmonary resuscitation	心肺蘇生法
Cr	creatinine	クレアチニン
CR	complete response	完全奏効
CRP	C-reactive protein	C反応性蛋白
CRS	catheter related sepsis	カテーテル敗血症
CRT	chemoradiation therapy	化学放射線療法
CT	computed tomography	コンピュータ断層撮影法
CTCAE	Common Terminology Criteria for Adverse Events	有害事象共通用語規準
CTR	cardio thoracic ratio	心胸比
CTZ	chemoreceptor trigger zone	化学受容器引き金帯
CV	central venous	中心静脈
CVP	central venous pressure	中心静脈圧

	略語	英語	日本語
D	D, DC	descending colon	下行結腸
	DEHP	Di（2-ethylhexyl）phthalate	フタル酸ジ-2-エチルヘキシル
	DIC	disseminated intravascular coagulation（syndrome）	播種性血管内凝固（症候群）
	DIC	drip infusion cholangiography	点滴静注胆道造影法
	DIP	drip infusion pyelography	点滴静注腎盂造影
	DP	distal pancreatectomy	膵体尾部切除術
	DS	dumping syndrome	ダンピング症候群
	DU	duodenal ulcer	十二指腸潰瘍
E	E.coli	*Escherichia coli*	大腸菌
	EAP	familial adenomatous polyposis	家族性大腸線腫性ポリポーシス
	EBD	endoscopic biliary drainage	内視鏡的胆道ドレナージ
	ED	elemental diet	成分栄養剤
	EGC	early gastric cancer	早期胃がん
	EGFR	epidermal glowth factor receptor	上皮成長因子受容体，ヒト上皮細胞増殖因子受容体
	EGJ	esophagogastric junction	食道胃接合部
	EIS	endoscopic injection sclerotherapy	内視鏡的硬化療法
	EISL	endoscopic injection sclerotherapy with ligation	内視鏡的硬化療法・結索術同時併用療法
	EMR	endoscopic mucosal resection	内視鏡的粘膜切除術
	ENBD	endoscopic naso-biliary drainage	内視鏡的経鼻胆管ドレナージ
	ENGBD	endoscopic naso-gallbladder drainage	内視鏡的経鼻胆嚢ドレナージ
	ENPBD	endoscopic naso-pancreaticobiliary drainage	内視鏡的経鼻膵胆管ドレナージ
	ENPD	endoscopic naso-pancreatic drainage	内視鏡的経鼻膵管ドレナージ
	EPBD	endoscopic papillary balloon dilatation	内視鏡的乳頭バルーン拡張（術）
	EPCG	endoscopic pancreatocholangiography	内視鏡的膵胆管造影法
	EPD	endoscopic papillary dilation	内視鏡的乳頭拡張術
	EPT	endoscopic papillotomy	内視鏡的乳頭切開術
	ERBD	endoscopic retrograde biliary drainage	内視鏡的逆行性胆管ドレナージ
	ERBE	endoscopic retrograde biliary endoprosthesis	内視鏡的逆行性胆管内瘻術
	ERC	endoscopic retrograde cholangiography	内視鏡的逆行性胆道造影法
	ERCP	endoscopic retrograde cholangiopancreatography	内視鏡的逆行性胆管膵管造影
	ERGBD	endoscopic retrograde gallbladder drainage	内視鏡的逆行性胆嚢ドレナージ
	ERP	endoscopic retrograde pancreatography	内視鏡的逆行性膵管造影法
	ESD	endoscopic submucosal dissection	内視鏡的粘膜下層剥離術
	eso	esophagus	食道
	Eso ca	esophagus cancer	食道がん
	EST	endoscopic sphincterotomy	内視鏡的乳頭括約筋切開術
	ESWL	extracorporeal shock wave lithotripsy	体外衝撃波砕石術
	EUS	endoscopic ultrasonography	超音波内視鏡（検査）
	EV	esophageal varices	食道静脈瘤
	EV	extravasation	血管外漏出
	EVL	endoscopic variceal ligation	内視鏡的食道静脈瘤結索術

略語	英語	日本語
EVS	endoscopic variceal sclerotherapy	内視鏡的食道静脈瘤硬化療法

F

略語	英語	日本語
FBS	fiber bronchoscope	気管支ファイバースコープ
FCS	fiber colonoscope	大腸ファイバースコープ
FDP	fibrine degradation product	フィブリン分解産物
FFP	fresh frozen plasma	新鮮凍結人血漿
FGS	fiber gastroscope	胃ファイバースコープ
FH	fulminant hepatitis	劇症肝炎
FHF	fulminant hepatic failure	劇症肝不全
FL	fatty liver	脂肪肝
FN	febrile neutropenia	発熱性好中球減少症
FUO	fever of unknown origin	原因不明熱

G

略語	英語	日本語
GAS	gastric acid secretion	胃酸分泌
GB	gallbladder	胆嚢
GBS	gallbladder stone	胆嚢結石，胆石
Gca	gastric cancer	胃がん
GCAP	granulocytapheresis	顆粒球吸着療法
GE	glycerin enema	グリセリン浣腸
GER	gastroesophageal reflux	胃食道逆流（現象）
GERD	gastroesophageal reflux disease	胃食道逆流性疾患
GOT	glutamate oxaloacetate transaminase	グルタミン酸オキサロ酢酸トランスアミナーゼ
GPT	glutamate pyruvate transaminase	グルタミン酸ピルビン酸トランスアミナーゼ
GS	gallstone	胆石
GTP	guanosine triphosphate	グアノシン三リン酸
GTT	glucose tolerance test	ブドウ糖負荷試験
GU	gastric ulcer	胃潰瘍
Gy	gray	グレイ（放射線量単位）

H

略語	英語	日本語
H_2RA	H_2 receptor antagonist	H_2（ヒスタミン）受容体拮抗薬
HA	hepatitis A	A型肝炎
HAV	hepatitis A virus	A型肝炎ウイルス
Hb	hemoglobin	ヘモグロビン
HB	hepatitis B	B型肝炎
HBeAb	hepatitis B early antibody	B型肝炎e（HBe）抗体
HBeAg	hepatitis B early antigen	B型肝炎e（HBe）抗原
HBsAb	hepatitis B surface antibody	B型肝炎表面（HBs）抗体
HBsAg	hepatitis B surface antigen	B型肝炎表面（HBs）抗原
HBV	hepatitis B virus	B型肝炎ウイルス
HC	hepatitis C	C型肝炎
HC-Ab	hepatitis C antibody	C型肝炎ウイルス抗体
HCC	hepatocellular carcinoma	肝細胞がん
HCV	hepatitis C virus	C型肝炎ウイルス
Hemo	hemorrhoid	痔核
HEN	home enteral nutrition	在宅経腸栄養法
HER2	human epidermal growth factor receptor 2	ヒト上皮細胞増殖因子受容体2型
HFS	hand foot syndrome	手足症候群
HGF	hepatocyte growth factor	肝細胞増殖因子

略語	英語	日本語
HNPCC	hereditary nonpolyposis colorectal cancer	遺伝性非ポリポーシス大腸がん
HOT	home oxygen therapy	在宅酸素療法
HP	*Helicobacter pylori*	ヘリコバクター・ピロリ菌
HPD	hepatectomy with pancreatoduodenectomy	膵頭十二指腸切除を伴う肝切除術
HPN	home parenteral nutrition	在宅中心静脈栄養（法）
HPT	hepaplastin test	ヘパプラスチンテスト
Ht	hematocrit	ヘマトクリット
HV	hepatic vein	肝静脈

I

略語	英語	日本語
IA	intra-arterial	動脈内
IBD	inflammatory bowel disease	炎症性腸疾患
IBD	ischemic bowel disease	虚血性腸疾患
IBS	irritable bowel syndrome	過敏性腸症候群
IC	informed consent	インフォームドコンセント
ICG	indocyanine green	インドシアニン・グリーン
IFN	interferon	インターフェロン
IgM	immunoglobulin M	免疫グロブリン M
Im	middle intrathoracic esophagus	胸部中部食道
INF	infiltration	悪性腫瘍浸潤度
infect	infection	感染
IP	infusion pump	輸液注入ポンプ
IP	intravenous pyelography	静脈性腎盂造影法
IPMN	intraductal papillary mucinous neoplasm	膵管内乳頭粘液性腫瘍
IPH	idiopathic portal hypertension	特発性門脈圧亢進症
IRA	ileo-rectal anastomosis	回腸・直腸吻合
ISR	intersphincteric resection	内肛門括約筋切除術
Iu	upper intrathoracic esophagus	胸部上部食道
IV	intravenous	静脈内投与
IVH	intravenous hyperalimentation	経静脈高カロリー輸液
IVR	interventional radiology	インターベンショナルラジオロジー，血管内治療

J

略語	英語	日本語
JP	juvenile polyposis	若年性ポリポーシス
JPC	juvenile polyposis coli	若年性大腸ポリポーシス

K

略語	英語	日本語
K cell	killer cell	キラー細胞
KUB	kidney, ureter and bladder	腎尿管膀胱

L

略語	英語	日本語
LA	laparoscopic appendectomy	腹腔鏡下虫垂切除術
LAC	laparoscopic assisted colectomy	腹腔鏡補助下大腸切除術
LAP	leucine aminopeptidase	ロイシンアミノペプチターゼ
Lap（a）	laparoscopy	腹腔鏡
LC, Lap-C	laparoscopic cholecystectomy	腹腔鏡下胆嚢摘出術
LAR	lower anterior resection	低位前方切除術
LAS	laparoscopically assisted surgery	腹腔鏡補助下手術
LB	liver biopsy	肝生検
LC	liver cirrhosis	肝硬変
LCAP	leukocytapheresis	白血球除去療法
LCC	liver cell carcinoma	肝細胞がん
LDH	lactate dehydrogenase	乳酸脱水素酵素

略語	英語	日本語
LES	lower esophageal sphincter	下部食道括約筋
LFT	liver function test	肝機能検査
LN	lymph node	リンパ節
LOHF	late onset hepatic failure	遅発性肝不全
LRD	low residue diet	低残渣食
LTA	left thoracoabdominal approach	左開胸開腹連続切開術
M MAP	mitogen-activated protein	―
MAS	malabsorption syndrome	吸収不良性症候群
MB	middle body	胃体中部
MCT	microwave coagulation therapy	マイクロ波凝固療法
MDR	multi drug resistance	多剤耐性
meta(s)	metastasis	がんの転移
ML	malignant lymphoma	悪性リンパ腫
MLP	multiple lymphomatous polyposis	多発性リンパ腫性ポリポーシス
MODS	multiple organ dysfunction syndrome	多臓器不全症候群
MOF	multiple organ failure	多臓器不全
MPD	main pancreatic duct	主膵管
MPT	mucin-producing tumor (of pancreas)	粘膜産生（膵）腫瘍
MRCP	magnetic resonance cholangio-pancreatography	磁気共鳴胆管膵管造影
MRI	magnetic resonance imaging	磁気共鳴撮像法
MRSA	methicillin-resistant *Staphylococcus aureus*	メチシリン耐性黄色ブドウ球菌
MSW	medical social worker	医療ソーシャルワーカー
MT	Mundtherapie（独）	患者への説明（ムンテラ）
mTOR	mammalian target of rapamycin	哺乳類ラパマイシン標的蛋白質
MWS	Mallory-Weiss syndrome	マロリーワイス症候群
N N&V	nausea and vomiting	悪心・嘔吐
N/V/D	nausea, vomiting and diarrhea	悪心・嘔吐・下痢
Na	natrium	ナトリウム
NAFLD	nonalcoholic fatty liver disease	非アルコール性脂肪性肝疾患
NAI	nutritional assessment index	栄養評価指数
NASH	nonalcoholic steatohepatitis	非アルコール性脂肪性肝炎
N-B	naso-biliary (tube)	鼻・胆道（チューブ）
NBM	nothing by mouth	絶食
NEC	necrotizing enterocolitis	壊死性腸炎
NET	neuroendocrine tumor	神経内分泌腫瘍
NH_3	ammonia	アンモニア
NPO	non per oral	絶飲食
NSAIDs	non steroidal anti-inflammatory drugs	非ステロイド抗炎症薬
NUD	non-ulcer dyspepsia	非潰瘍性消化不良
O OB	occult blood	潜血
Oint	ointment	軟膏
OP	operation	手術
OR	operating room	手術室
OT	occupational therapist	作業療法士
P P	phosphorus	リン
P	proctodeum	肛門管

略語	英語	日本語
PABA	para-aminobenzoic acid	パラアミノ安息香酸
PaCO₂	arterial carbon dioxide tension	動脈血二酸化炭素分圧
PaO₂	arterial oxygen tension	動脈血酸素分圧
PAP	pulmonary artery pressure	肺動脈圧
PBC	primary biliary cirrhosis	原発性胆汁性肝硬変
PCA	patient controlled analgesia	自己調節鎮痛
PCD	polycystic disease	多発性嚢胞疾患
PD	pancreaticoduodenectomy	膵頭十二指腸切除術
PD	progressive disease	進行
PDGF	platelet-derived growth factor	血小板由来成長因子
PDT	photodynamic therapy	光線力学治療
PEG	percutaneous endoscopic gastrostomy	経皮的内視鏡下胃瘻造設
PEI, PEIT	percutaneous ethanol injection therapy	経皮的エタノール注入療法
Pes	esophageal pressure	食道内圧
PET	positron emission tomography	陽電子放射断層撮影法
PF	peritoneal fluid	腹水
PFD試験	pancreatic functional diagnostant test	―
PG	prostaglandin	プロスタグランジン
PI	pulmonary infarction	肺梗塞
PIVKA-II	protein induced by vitamin K absence or antagonist II	ビタミンK欠乏または拮抗薬によって誘導される蛋白質, ビタミンK欠乏蛋白
PK	Pankreaskrebs（独）	膵がん
PKK	Pankreaskopfkrebs（独）	膵頭部がん
PLC	primary liver cancer	原発性肝がん
Plt, PLT	platelet	血小板
PMC	pseudomembranous colitis	偽膜性大腸炎
PMCT	percutaneous microwave coagulation	経皮的マイクロ波凝固療法
PN	peripheral neuropathy	末梢神経障害
PO₂	partial pressure of oxygen	酸素分圧
PPE	personal protective equipment	個人防護具
PPG	pylorus-preserving gastrectomy	幽門輪温存胃切除
PPI	proton pump inhibitor	プロトンポンプ阻害薬
PpPD	pylorus-preserving pancreatoduodenectomy	幽門輪温存膵頭十二指腸切除
PR	partial response	部分奏効
PS	Performance Status	―
PSC	primary sclerosing cholangitis	原発性硬化性胆管炎
PSE	partial splenic embolization	部分的脾動脈塞栓術
PSP	phenolsulfonphthalein	―
PT	prothrombin time	プロトロンビン時間
PTBD	percutaneous transhepatic biliary drainage	経皮経肝胆道ドレナージ
PTC	percutaneous transhepatic cholangiography	経皮経肝胆管造影
PTCD	percutaneous transhepatic cholangiographic drainage	経皮経肝胆道ドレナージ
PTGBA	percutaneous transhepatic gallbladder aspiration	経皮経肝胆嚢吸引穿刺（法）

略語	英語	日本語
PTGBD	percutaneous transhepatic gallbladder drainage	経皮経肝胆嚢ドレナージ
PTO	percutaneous transhepatic obliteration	経皮経肝塞栓術
PTP	percutaneous transhepatic portography	経皮経肝門脈造影法
PTPC	percutaneous transhepatic portal catheterization	経皮経肝門脈カテーテル法
PTPE	percutaneous transhepatic portal embolization	経皮経肝門脈塞栓術
PTRBD	percutaneous transhepatic retrograde biliary drainage	経皮経肝逆行性胆管ドレナージ
PUD	peptic ulcer disease	消化性潰瘍疾患
PV	papilla of Vater	ファーター（十二指腸）乳頭
PV	portal vein	門脈
PVC	polyvinyl chloride	ポリ塩化ビニル
QOL	quality of life	生活の質
Ra	rectum above the peritoneal reflection	上部直腸
Rb	rectum below the peritoneal reflection	下部直腸
RBC	red blood cell	赤血球（数）
Rca（RK）	rectal cancer	直腸がん
RE	reflux esophagitis	逆流性食道炎
RECIST	Response Evaluation Criteria in Solid Tumors	―
RFA	radiofrequency ablation	ラジオ波凝固療法
RR	recovery room	回復室
Rs	rectosigmoid	直腸S状部
RT	radiation therapy	放射線療法
RTBD	retrograde transhepatic biliary drainage	逆行性経胆管経肝ドレナージ
RTP	radiation therapy planning	放射線治療計画
R-Y	Roux-Y anastomosis	ルーワイ吻合術
S	sigmoid colon	S状結腸
SASP	salazosulfapyridine	サラゾスルファピリジン
SB tube	Sengstaken-Blakemore tube	食道静脈瘤止血用チューブ
SBO	small bowel obstruction	小腸閉塞
SBP	spontaneous bacterial peritonitis	特発性細菌性腹膜炎
SCA	selective celiac angiography	選択的腹腔動脈造影法
SCC	small cell carcinoma	小細胞がん
SCC	squamous cell carcinoma	扁平上皮がん
SD	stable disease	安定
SICU	surgical intensive care unit	外科集中治療室
SIRS	systemic inflammatory response syndrome	全身性炎症反応症候群
sm	submucosa	粘膜下層
SMT	submucosal tumor	粘膜下腫瘍
SNMC	Stronger Neo-Minophagen C	強力ネオミノファーゲンシー®
SP	spleen	脾臓
SpO_2	transcutaneous O_2 saturation	経皮的酸素飽和度
SSPPD	subtotal stomach-preserving pancreaticoduodenectomy	亜全胃温存膵頭十二指腸切除術

	略語	英語	日本語
	ST	speech language-hearing therapist	言語聴覚士
	Supp	suppository	坐薬
T	T-bil	total bilirubin	総ビリルビン
	T, TC	transverse colon	横行結腸
	Tab	tablet	錠剤
	TACE	transcatheter arterial chemoembolization	肝動脈化学塞栓療法
	tachy	tachycardia	頻脈
	TAE	transcatheter arterial embolization	肝動脈塞栓術
	TAI	transhepatic arterial infusion	肝動脈注入療法
	TC, T.Chol	total cholesterol	総コレステロール
	TF	tube feeding	経管栄養
	TG	total gastrectomy	胃全摘術
	TIPS	transjugular intrahepatic portosystemic shunt	経頸静脈的肝内門脈肝静脈短絡術
	TP	total pancreatectomy	脾全摘術
	TP	total protein	総蛋白
	TPN	total parenteral nutrition	完全静脈栄養
	TUV	total urine volume	全24時間尿量
U	U	urea	尿素
	UB	upper body	胃体上部
	UC	ulcerative colitis	潰瘍性大腸炎
	UCG	ultrasonic cardiography	心（臓）超音波検査
	UD	ulcus duodeni（ラテン語）	十二指腸潰瘍
	UGI(S)	upper gastrointestinal (series)	上部消化管（X線造影）
	UI	ulcer	潰瘍
	UN	urea nitrogen	尿素窒素
	UO	urinary output	尿量
	US	ultrasonography	超音波検査
	USN	ultrasonic nebulizer	超音波ネブライザー
V	V	vermiform appendix	虫垂
	V	vial	バイアル
	VATS	video-assisted thoracic surgery	胸腔鏡補助下手術
	VC	vital capacity	肺活量
	VEGF	vascular endothelial growth factor	血管内皮増殖因子
	VRE	vancomycin-resistant *enterococcus*	バンコマイシン耐性腸球菌
W	WBC	white blood cell	白血球
	WNL	within normal limits	正常範囲
X	X-P	X-ray photograph	X線写真

（合澤葉子）

索引

和文索引

あ

アカラシア　23
アドヒアランス　249
アミノペプチダーゼ　20
アルキル化薬　237
アルギン酸ナトリウム　32
アルコール性膵炎　137

い

胃　5
胃・十二指腸潰瘍　35, 261
胃角部　5
胃下部　5
胃管　199
胃がん　43, 165, 204
胃間膜　3
胃穹隆部　5
胃上部　5
胃全摘　47, 166
胃体下部　5
胃体上部　5
胃体中部　5
胃大網動静脈　6
痛み　272
一時的ストーマ　180
胃中部　5
胃底腺　6
胃底部　5
胃摘出術　165
胃動静脈　6
胃粘膜下腫瘍　165
胃壁　6
胃リパーゼ　20
胃良性腫瘍　165
イレウス　77
イレオストミー　180
インスリン　11, 19
インターフェロン療法　101
インフュージョンリアクション　252

う

ウィップル法　196

ウィルズィング管　11
ウィンスロー孔　3, 199
右葉　8

え

永久ストーマ　180
壊疽性虫垂炎　85
遠位胆管　10

お

横隔膜ヘルニア　30
横行結腸　13
横行結腸切除　171
嘔吐　27, 241, 251, 260, 274
凹凸肝　103
悪心　27, 241, 251, 260, 274
オクトレオチド酢酸塩　19
オッディ括約筋　11

か

回結腸間置法　47, 167
回結腸静脈　14
回結腸動脈　14
外痔核　91
開腹胆嚢摘出術　192
外分泌　19
回盲部切除　171
潰瘍性大腸炎　54, 60, 261
下咽頭がん　161
化学放射線療法　236
化学療法　27, 55, 236
核酸アナログ製剤　101
拡大胆嚢摘出術　192
過形成ポリープ　123
下行結腸　13
下甲状腺静脈　5
下甲状腺動脈　5
ガストリン　19
家族看護　263
家族のライフステージ　263
カタル性虫垂炎　85
下腸間膜静脈　14
下腸間膜動脈　14, 16

滑脱型　30
過敏反応　252
下腹神経　14
下部直腸　14
カルボキシペプチダーゼ　20
肝移植　110
肝炎　261
肝外胆管　10
肝鎌状間膜　7
肝がん　106, 222
肝硬変　187, 261
肝細胞　8
肝細胞がん　107, 228
肝細胞索　8
患者教育　258
患者指導　258
肝静脈　7
肝小葉　8
乾性咳嗽　160
肝性脳症　97
肝切除　110, 185
完全ヒト抗体　252
感染予防　27, 260
肝臓　3, 7
肝動脈　7, 16
肝動脈化学塞栓療法　110, 228
肝動脈持続動注抗がん剤治療　110
カントリー線　8
肝内結石　185
肝内胆管　8, 10
還納性ヘルニア　152
肝膿瘍　185
肝庇護療法　103
間膜　7
肝門部領域胆管　10

き

機械的腸閉塞　78
気管支動脈　5
奇静脈　5
機能的腸閉塞　78
偽ポリポーシス　62
キメラ抗体　252

キモトリプシン　20
逆流性食道炎　48
逆行性経胆管経肝ドレナージ　198
キャリア化　95
急性悪心　241
急性化膿性炎症　85
急性肝炎　94
急性膵炎　127
急性腹症　85
急性腹膜炎　146
胸腔鏡手術　24
狭窄　37
経動脈的塞栓術　228
胸部食道　3
筋性防御　147
筋層　6

く

クイノーの分類　8
空腸間置法　47, 167
グリソン鞘　8
グルカゴン　11, 19
クルックンベルグ　45
クローン病　69, 261

け

ケアマネジメント　267
経口的胆石溶解療法　117
経皮経肝胆道ドレナージ　217
経皮経肝胆嚢吸引穿刺　221
経皮経肝胆嚢ドレナージ　221
経皮的エタノール注入療法　223
経皮的肝がん局所治療　222
頸部食道　4
頸部食道がん　161
劇症肝炎　94
血管外漏出　252
血管確保　249
血球成分除去療法　72
結紮切除術　92
結紮療法　92
血小板減少　241
結石　211
結腸　13
結腸静脈　14
結腸切除術　171
結腸動脈　14
下痢　58, 242, 251
倦怠感　245
原発性肝がん　107, 185
原発性腹膜炎　147

こ

抗EGFR抗体薬　244
高位前方切除術　175
抗ウイルス療法　101, 103
硬化療法　92
後期ダンピング症候群　48, 52
口腔ケア　243
抗腫瘍性抗菌薬　237
好中球減少　240
喉摘術　161
喉頭がん　161
喉頭切除術　161
口内炎　27, 242
鉤部　11
後腹膜　2
後腹膜臓器　3
後壁　5
肛門括約筋温存術　176
絞扼性腸閉塞　78
黒色石　115
骨髄抑制　240
骨粗鬆症　48
骨盤内臓神経　14
ゴリガー分類　91
コレステロール胆石　115
コレステロールポリープ　123
コロストミー　180
混合型　30
混合石　115
混成石　115

さ

在宅経腸栄養法　261
在宅中心静脈栄養法　262
催吐性リスク　243
臍ヘルニア　152
鎖骨下動脈　5
殺細胞性抗悪性腫瘍薬　237, 252
殺細胞性抗がん剤　237
左反回神経　5
左半結腸切除　171
左葉　8
サントリニ管　11

し

ジオン注射　92
痔核　90
敷石像　71
磁気共鳴胆管膵管造影　117
シスプラチン　27

ジペプチダーゼ　20
シャルコーの三徴　116
重症膵炎　132
縦走潰瘍　71
十二指腸がん　196
十二指腸乳頭部　115
十二指腸乳頭部がん　196
終末期　271
出血性潰瘍　208
術後痛　273
術後貧血　48
術後補助化学療法　236
術後麻痺性イレウス　48
術前補助化学療法　236
シュニッツラー転移　3, 45
主リンパ節　14
純コレステロール石　115
消化液　18
消化管出血　208
消化管通過障害　142
消化管粘膜　19
消化吸収障害　48
消化酵素　19
消化性潰瘍　36
上行結腸　13
上腸間膜静脈　11, 12, 14, 17
上腸間膜動脈　12, 14, 16
上部直腸　14
漿膜下層　6
漿膜層　6
静脈瘤　91
小網　3
小弯　5
食事指導　260
食餌性抗原　65, 74
食道　3
食道がん　22, 156, 204
食道残胃吻合　167
食道切除術　156
食道抜去　24
食道裂孔　30
食道裂孔ヘルニア　29
神経障害性疼痛　273
神経毒性　244
神経内分泌腫瘍　196
進行がん　44
人工肛門造設術　80, 178, 180
腎静脈　17
深達度分類　44

索引

す

膵アミラーゼ　20
膵胃吻合ドレーン　199
膵胃吻合法　196
膵液　11
膵炎　127, 261
膵管　11
膵がん　141, 202
膵管チューブ　199
膵管内乳頭粘液性腫瘍　196, 202
衰弱　273
膵全摘術　143, 202
膵臓　3, 11
膵体尾部がん　142
膵体尾部切除術　143, 196
膵体部がん　196, 202
膵頭十二指腸切除術　196
膵頭部がん　142, 196
膵尾部がん　196
膵リパーゼ　20
スキルス胃がん　45
スクラーゼ　20
スクリーニング　267
ステント挿入　24
ストーマケア　261
ストーマサイトマーキング　182
ストーマ造設術　178, 180
ストレート型　176

せ

性機能障害　178
セクレチン　19
赤血球減少　240
セロトニン　19
セロトニン受容体　241
穿孔　37
穿孔性虫垂炎　85
腺腫　123
全身倦怠感　245
蠕動運動　18
前壁　5
せん妄　159

そ

総肝管　10
総肝動脈　12
早期がん　44
早期大腸がん　54
早期ダンピング症候群　48, 52
造血機能の低下　28

双孔式ストーマ　180
総胆管　8, 10
総胆管結石　211
総胆管切開　118
続発性腹膜炎　147
側方リンパ節　14
鼠径ヘルニア　151
ソマトスタチン　19

た

退院調整　267
体外衝撃波砕石術　118
代謝拮抗薬　237
体重コントロール　260
体性痛　273
大腿静脈　17
大腸　13
大腸がん　53, 204
大腸壁　14
大腸ポリポーシス　54
大動脈　5
大動脈弓　5
体部　11
大網　3
大弯　5
唾液アミラーゼ　20
ダグラス窩　3
多臓器不全　147
脱毛　245
短胃動静脈　6
胆管炎症　217
胆管がん　121
胆管空腸吻合ドレーン　199
胆管結石　115
胆管結石症　217
胆管細胞がん　107
短肝静脈　7
単孔式ストーマ　180
胆汁　8, 115, 217
胆石症　114, 191
胆石発作　116
胆道　10
胆道痛　116
胆嚢　10, 115
胆嚢炎　114
胆嚢がん　121, 191
胆嚢結石　115
胆嚢小隆起性病変　122
胆嚢胆汁　11
胆嚢摘出術　118, 191, 192
胆嚢ドレナージ　118

胆嚢良性腫瘍　122

ち

遅発性悪心　241
チャイルド法　196
中下部胆管がん　196
中間リンパ節　14
中心静脈　8
虫垂炎　84
腸管　2
腸管切除術　80
腸管バイパス術　80
腸管傍リンパ節　14
腸間膜　2
腸重積　78
超低位前方切除術　175
腸内異物　78
腸内腔の狭窄　78
腸閉塞　77
直接胆道造影　117
直腸　13
直腸S状部　14
直腸切除術　175
直腸動脈　14

つ

通過障害　48

て

低位前方切除術　175
デュークの分類　54
転移性肝がん　107, 185
点滴ルート　251

と

頭部　11
トータルペイン　271
特発性膵炎　137
ドセタキセル　252
トポイソメラーゼ阻害薬　237
トリプシン　20

な

内頸静脈　17
内肛門括約筋切除術　176
内痔核　91
内視鏡的逆行性胆管膵管造影　211
内視鏡的経鼻胆管ドレナージ　216
内視鏡的止血術　208
内視鏡的切除術　55, 204
内視鏡的胆管ドレナージ　216

内視鏡的胆石除去法　118
内視鏡的胆石切石術　211
内視鏡的胆道ドレナージ　216
内視鏡的乳頭拡張術　213
内視鏡的乳頭括約筋切開術　212
内視鏡的乳頭バルーン拡張術　213
内視鏡的粘膜下層剥離術　46, 204
内視鏡的粘膜下層剥離術　24
内視鏡的粘膜切除術　46, 204
内臓痛　273
内腸骨動脈　14
内分泌　19
内分泌細胞　19
内ヘルニア　78
ナディア　240

に

肉眼分類　44
ニボー像　148
乳頭部　10

ね

粘膜炎　28
粘膜下層　6
粘膜層　6

は

肺合併症　158
敗血症性ショック　147
排泄　274
肺塞栓　159
排尿機能障害　178
バイパス手術　24
排便機能障害　178
排便コントロール　260
パクリタキセル　252
曝露対策　254
バスケットカテーテル　212
発熱性好中球減少症　241
羽ばたき振戦　97
バルーンカテーテル　212
バレット食道　23
反回神経　5
半奇静脈　5
斑紋肝　100

ひ

非ウイルス性肝細胞がん症例　107
皮下埋め込み型ポート　250
非還納性ヘルニア　152
微小管阻害薬　237

非ステロイド抗炎症薬　36
左開胸開腹連続切開術　24, 47
脾動脈　12
ヒト化抗体　252
泌尿器　3
尾部　11
皮膚炎　28
皮膚障害　244
びまん性炎症　62
びまん性非特異炎症性疾患　61
ビリルビンカルシウム石　115
ビリルビン胆石　115
ビルロートⅠ法　47, 165
ビルロートⅡ法　47
疲労　245

ふ

腹腔鏡下胆嚢摘出術　118, 191
腹腔鏡下虫垂切除術　86
腹腔動脈　14, 15
副作用　273
腹部食道　4
腹部大動脈　14
腹壁瘢痕ヘルニア　152
腹膜　2
腹膜疾患　146
ブドウ糖　19
白金製剤　237
フルオロウラシル　27
ブルンベルグ徴候　147
プロトンポンプ阻害薬　32
吻合部狭窄　48
分子標的治療薬　110, 237, 244
噴出性出血　208
噴門　5
噴門側胃切除　47, 167

へ

閉鎖孔ヘルニア　78
閉塞性黄疸　142, 211, 217
ペプシン　20
ヘリコバクター・ピロリ菌　36
ヘルニア嵌頓　78
便秘　242

ほ

縫合不全　48
放射性宿酔　28
放射線療法　27, 55, 110
傍食道型　30
蜂巣性虫垂炎　85

ポリープ　122, 204
ポリペクトミー　204
ホルモン療法薬　237

ま

マーキングディスク　182
マーフィー徴候　116
末梢静脈ライン　249
末梢神経障害　244
マルターゼ　20
慢性肝炎　99
慢性膵炎　136

み

味覚障害　245
右胃大網動静脈　6
看取り　271

め

迷走神経　6

も

盲腸　13
網嚢　3
網嚢孔　3
モノクローナル抗体　252
門脈　7, 12

ゆ

有害事象　239
有害事象共通用語規準　240
湧出性出血　208
幽門　5
幽門前庭部　5
幽門側胃切除　47, 165
幽門輪温存膵頭十二指腸切除　196
遊離ガス像　148
癒着剥離術　80

よ

予期性悪心　241
予期的悲嘆　276

ら

ラクターゼ　20
ラジオ波凝固療法　110, 222
肋間動脈　5
ランゲルハンス島　11, 19

り

リンパ管網　4

る

類洞　8
ルーワイ吻合術　47, 165

れ

レジメン　243

わ

腕頭静脈　5

欧文索引

数字

1群リンパ節　14
2群リンパ節　14
3群リンパ節　14
5HT$_3$　241
5R　251

A

ALTA療法　92
apple core sign　55
A型急性肝炎　95

B

B-I法　47
B-II法　47
B型肝炎ウイルス　107
B型急性肝炎　95
B型慢性肝炎　99

C

Cattel法　196
CINV　241
CRT　236
CTCAE　240
CTZ　241
CVポート　250
C型肝炎ウイルス　107
C型急性肝炎　95
C型慢性肝炎　102

D

DIC　147
D型急性肝炎　95

E

EBD　216
EMR　46, 204
ENBD　216
EPBD　213
EPD　213
ERCP　211
ESD　24, 46, 204
EST　212
ESWL　118
EV　252
E型急性肝炎　95

F

FN　241
Forrest分類　208
free air像　148

H

HAR　175
HBe抗原陽性無症候性キャリア　100
HBV　99, 107
HCV　102, 107
HEN　261
HPN　262

I

IPMN　196, 202
ISR　176
IVR　39

J

JCOG　240
Jパウチ型　176

L

Lap-C　118, 191
LAR　175
LC　118, 191
LTA　24, 47

M

MOF　147

MRCP　117

N

nadir　240
NET　196
NSAIDs　36

P

PD　196
PEIT　223
PN　244
PPI　32, 38
PpPD　196
PS　242, 247
PTBD　217
PTCD　217
PTGBA　221
PTGBD　221

R

RECIST　248
RFA　110, 222
RTBDチューブ　198
R-Y　47

S

S状結腸　13
S状結腸切除　171
S状結腸動脈　14

T

TACE　110, 228
Tチューブドレナージ　118

V

VATS　24

中山書店の出版物に関する情報は，
小社サポートページを御覧ください．
https://www.nakayamashoten.jp/
support.html

消化器看護ケアマニュアル

2014年12月 1 日　初　版第 1 刷発行Ⓒ　〔検印省略〕
2018年 7 月10日　　　　　第 2 刷発行
2021年 8 月20日　　　　　第 3 刷発行

編　集　渡邊五朗　宗村美江子
　　　　わたなべごろう　むねむらみえこ
発行者　平田　直
発行所　株式会社 中山書店
　　　　〒112-0006　東京都文京区小日向 4-2-6
　　　　電話　03-3813-1100（代表）
　　　　振替　00130-5-196565
　　　　https://www.nakayamashoten.jp/

装丁・デザイン・DTP　臼井弘志＋藤塚尚子（公和図書デザイン室）
イラスト　　　　　　株式会社 日本グラフィックス
印刷・製本　　　　　株式会社 シナノ

Published by Nakayama Shoten Co., Ltd. Printed in Japan
ISBN 978-4-521-73971-7

落丁・乱丁の場合はお取り替え致します

・本書の複製権・上映権・譲渡権・公衆送信権（送信可能化権を含む）は株式会社中山書店が保有します．

・ JCOPY ＜（社）出版者著作権管理機構委託出版物＞
本書の無断複写は著作権法上での例外を除き禁じられています．複写される場合は，そのつど事前に，（社）出版者著作権管理機構（TEL 03-5244-5088，FAX 03-5244-5089, e-mail : info@jcopy.or.jp）の許諾を得てください．

本書をスキャン・デジタルデータ化するなどの複製を無許諾で行う行為は，著作権法上での限られた例外（「私的使用のための複製」など）を除き著作権法違反となります．なお，大学・病院・企業などにおいて，内部的に業務上使用する目的で上記の行為を行うことは，私的使用には該当せず違法です．また私的使用のためであっても，代行業者等の第三者に依頼して使用する本人以外の者が上記の行為を行うことは違法です．

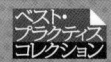

Best Practice Collection

時間軸に沿って,有害事象が生じる時期,必要となるケアを示した「ケアマップ」も掲載

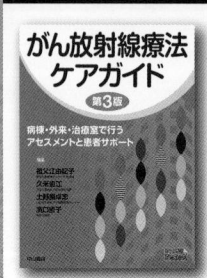

がん放射線療法ケアガイド 第3版
病棟・外来・治療室で行うアセスメントと患者サポート

◉編集
祖父江由紀子（東邦大学医療センター大森病院）
久米恵江（北里大学北里研究所病院）
土器屋卓志（元 埼玉医科大学国際医療センター）
濱口恵子（新東京病院）

B5変形判／並製／328頁
定価3,410円（本体3,100円+税）
ISBN 978-4-521-74769-9

Contents
- 1章 がん放射線療法の看護
- 2章 がん放射線療法の原理と実際
- 3章 放射線治療技術と照射装置
- 4章 主な有害事象とケア
- 5章 全身管理とケア
- 6章 照射部位・対象に応じたケア
- 7章 心理・社会的サポート
- 付録

第3版改訂ポイント
最新の放射線医療機器・技術,チーム連携などを紹介しつつ,長期がんサバイバー,妊孕性,高齢化などの新たな問題にも焦点を当てた.

副作用ごとに,治療開始前から治療終了後まで時間軸に沿ったケアのポイントを解説

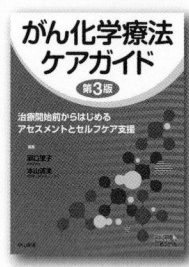

がん化学療法ケアガイド 第3版
治療開始前からはじめるアセスメントとセルフケア支援

◉編集
濱口恵子（新東京病院）
本山清美（静岡県立静岡がんセンター）

B5変形判／並製／392頁
定価3,410円（本体3,100円+税）
ISBN 978-4-521-74770-5

Contents
- 1章 がん化学療法看護の重要性
- 2章 がん化学療法の理解
- 3章 患者の意思決定に対する支援
- 4章 がん化学療法を安全・確実・安楽に行うためのポイント
- 5章 がん化学療法の副作用とケア
- 6章 副作用以外の症状マネジメント
- 7章 外来がん化学療法における看護

第3版改訂ポイント
新薬を加え,メカニズムや薬効,副作用を説明.増加する外来治療・在宅治療のアプローチ法,経口抗がん薬に対するケアなども収載

がん患者が抱えるさまざま痛みの原因を読み解き,苦痛を和らげる

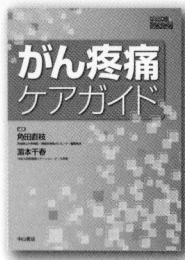

がん疼痛ケアガイド

◉編集
角田直枝（茨木県立中央病院・茨城地域がんセンター）
濱本千春（YMCA訪問看護ステーション・ピース）

B5変形判／並製／240頁
定価3,300円（本体3,000円+税）
ISBN 978-4-521-73493-4

Contents
- 1章 総論
- 2章 身体部位別疼痛アセスメント
- 3章 病態別疼痛アセスメント
- 4章 患者・家族のセルフケア支援
- 5章 痛みの治療・ケア
- 6章 精神的な痛み・スピリチュアルペインへの理解
- 付録

中山書店　〒112-0006 東京都文京区小日向4-2-6　TEL 03-3813-1100　FAX 03-3816-1015
https://www.nakayamashoten.jp/

ドレーン・チューブ管理&ケアガイド

基礎知識に加え，異常時の判断，挿入前・中・後の看護のポイントが学べる！

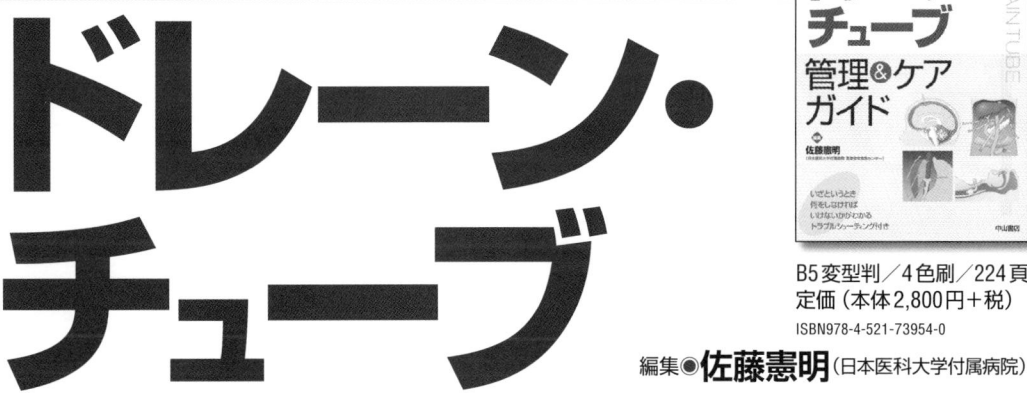

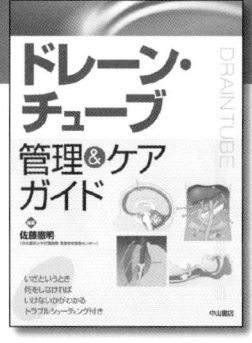

B5変型判／4色刷／224頁
定価（本体2,800円＋税）
ISBN978-4-521-73954-0

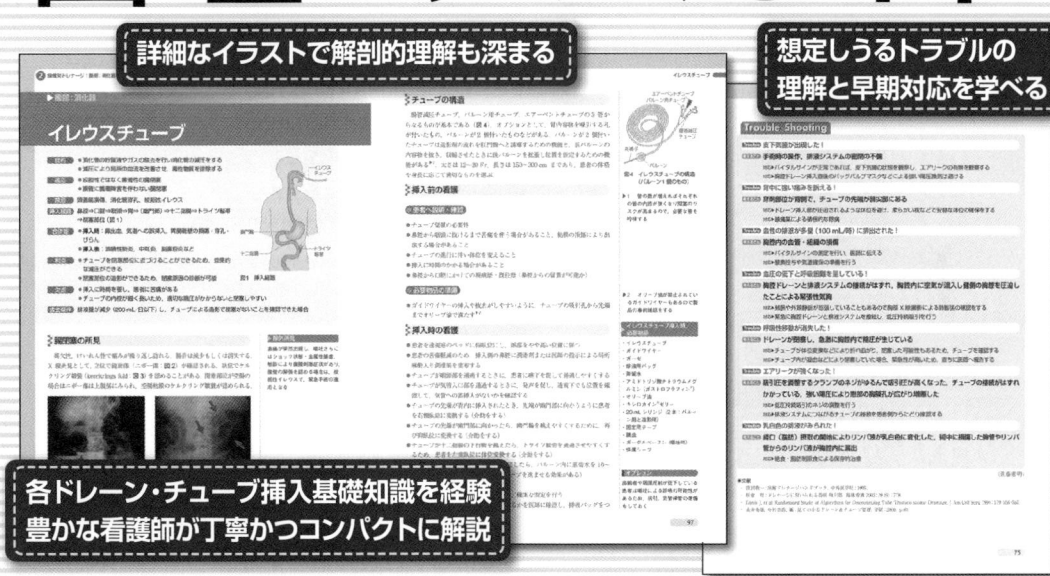

編集●佐藤憲明（日本医科大学付属病院）

- 詳細なイラストで解剖的理解も深まる
- 想定しうるトラブルの理解と早期対応を学べる
- 各ドレーン・チューブ挿入基礎知識を経験豊かな看護師が丁寧かつコンパクトに解説

いざというとき何をしなければいけないかがわかるトラブルシューティング付き

- **気管挿管チューブ**：片肺の呼吸音が消失した
- **気管切開チューブ**：皮下気腫が出現した
- **輪状甲状間膜切開**：SpO_2低下，顔面蒼白
- **経鼻胃管**：チューブが口腔内で曲がってしまい挿入できない
- **経鼻経管栄養チューブ**：チューブから栄養剤が滴下しない
- **尿道カテーテル**：挿入直後，激しい尿道痛を訴えた
- **切開排膿ドレナージ**：ドレーンが抜けた
- **脳室・脳槽ドレナージ**：排液の流出が極端に少ない
- **耳下腺術後ドレナージ**：排液バッグが膨張している
- **胸腔ドレナージ**：皮下気腫が出現した
- **心嚢ドレナージ**：ドレーン内に今までになかった空気が入ってきた
- **乳腺炎ドレナージ**：固定している皮膚に発赤ができた
- **イレウスチューブ**：嘔吐した
- **胆道ドレナージ**：ドレーンが抜けてしまった
- **腎瘻カテーテル（経皮的腎瘻造設術）**：尿混濁や浮遊物がある
- **子宮全摘出術・卵巣嚢腫摘出術後ドレナージ**：排液が減少または消失した
- **関節腔ドレナージ**：挿入されていたドレーンの位置が変わっている
- **局所陰圧閉鎖療法**：リークがあり，上手く吸引できていない

ほか，計218のトラブルシューティングを収載

中山書店 〒112-0006 東京都文京区小日向4-2-6 TEL 03-3813-1100 FAX 03-3816-1015
https://nakayamashoten.jp/

シリーズ ケアマニュアル

病態関連図, 看護の流れが一目でわかるフローチャートなどビジュアル面の充実により理解がより深まる！

循環器看護ケアマニュアル 第2版

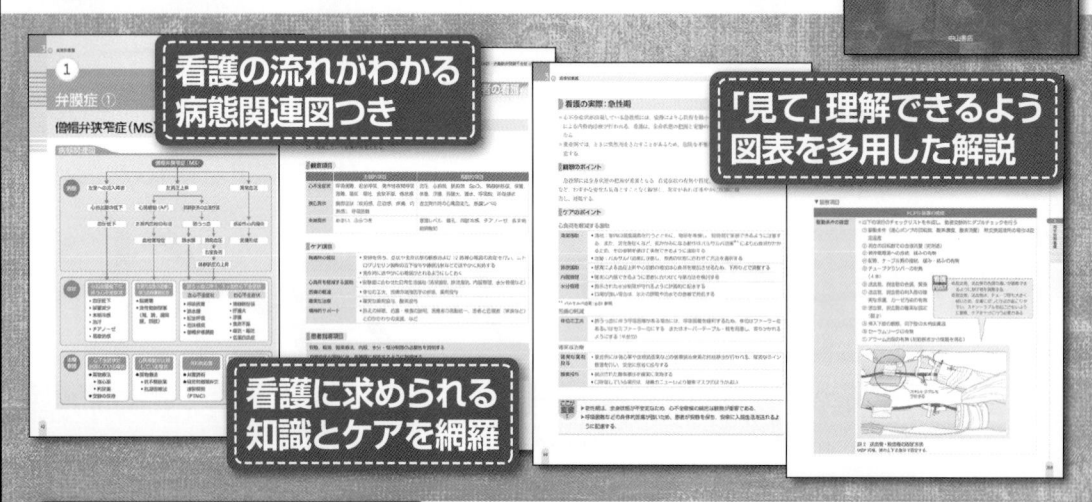

- 看護の流れがわかる病態関連図つき
- 「見て」理解できるよう図表を多用した解説
- 看護に求められる知識とケアを網羅

循環器看護ケアマニュアル 第2版
編　集●**伊藤文代**（国立循環器病研究センター看護部長）
医学監修●**内藤博昭**（国立循環器病研究センター病院長）
B5判／4色刷／368頁／定価4,950円（本体4,500円+税）
ISBN978-4-521-73765-2

呼吸器看護ケアマニュアル
編　集●**石原英樹**（大阪府立呼吸器・アレルギー医療センター呼吸器内科主任部長）
　　　　竹川幸恵（大阪府立呼吸器・アレルギー医療センター慢性疾患看護専門看護師）
　　　　山川幸枝（大阪府立呼吸器・アレルギー医療センターがん看護専門看護師）
B5判／4色刷／320頁／定価5,060円（本体4,600円+税）ISBN978-4-521-73980-9

消化器看護ケアマニュアル
編　集●**渡邊五朗**（虎の門病院副院長　消化器外科部長）
　　　　宗村美江子（虎の門病院副院長　看護部長）
B5判／4色刷／304頁／定価5,060円（本体4,600円+税）
ISBN978-4-521-73971-7

透析看護ケアマニュアル
編　集●**川野良子**（東京女子医科大学統括看護部長）
　　　　大橋信子（東京女子医科大学病院看護師長）
医学監修●**秋葉　隆**（東京女子医科大学腎臓病総合医療センター血液浄化療法科教授）
B5判／4色刷／336頁／定価5,060円（本体4,600円+税）ISBN978-4-521-73970-0

脳卒中看護ケアマニュアル
編　集●**伊藤文代**（国立循環器病研究センター看護部長）
医学監修●**峰松一夫**（国立循環器病研究センター副院長）
B5判／4色刷／336頁／定価5,060円（本体4,600円+税）
ISBN978-4-521-74296-0

小児看護ケアマニュアル
編　集●**国立成育医療研究センター看護部**
医学監修●**五十嵐隆**（国立成育医療研究センター理事長）
B5判／4色刷／376頁／定価5,060円（本体4,600円+税）
ISBN978-4-521-74297-7

中山書店　〒112-0006　東京都文京区小日向4-2-6　TEL 03-3813-1100　FAX 03-3816-1015
https://www.nakayamashoten.jp/